Hidratação em Pediatria

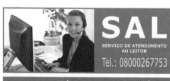

Hidratação em Pediatria

Fernando de Almeida Machado

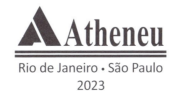

Rio de Janeiro • São Paulo
2023

EDITORA ATHENEU

São Paulo — *Rua Maria Paula, 123 – 18° andar*
Tel.: (11) 2858-8750
E-mail: atheneu@atheneu.com.br

Rio de Janeiro — *Rua Bambina, 74*
Tel.: (21) 3094-1295
E-mail: atheneu@atheneu.com.br

CAPA: Equipe Atheneu
PRODUÇÃO EDITORIAL: Villa

CIP-BRASIL. CATALOGAÇÃO NA PUBLICAÇÃO
SINDICATO NACIONAL DOS EDITORES DE LIVROS, RJ

M131h

Machado, Fernando de Almeida
Hidratação em pediatria / Fernando de Almeida Machado. - 1. ed. - Rio de Janeiro : Atheneu, 2023.
: il. ; 23 cm.

Inclui bibliografia e índice.
ISBN 978-65-5586-656-8

1. Saúde - Medicina. 2. Pediatria - Hidratação. I. Título.

23-81955   CDD: 618.92
              CDU: 616-053.2

Gabriela Faray Ferreira Lopes - Bibliotecária - CRB-7/6643
12/01/2023   16/01/2023

MACHADO, F. A.
Hidratação em Pediatria

©Direitos reservados à EDITORA ATHENEU – Rio de Janeiro, São Paulo, 2023.

Editor

Fernando de Almeida Machado

Pediatra, Gastroenterologista Pediátrico pela Sociedade Brasileira de Pediatria (SBP) e Associação Médica Brasileira (AMB). Formação Profissional (Graduação e Residência) pela Universidade de São Paulo (USP/Ribeirão Preto). Mestrado e Doutorado pela Universidade Estadual de Campinas (Unicamp). Professor do Curso de Medicina da Universidade Federal do Tocantins (UFT).

Colaboradores

Adriana Koliski

Especialista em Terapia Intensiva Pediátrica pela Associação de Medicina Intensiva Brasileira (AMIB). Mestrado em Saúde da Criança e do Adolescente pela Universidade Federal do Paraná (UFPR). Responsável Técnica pela Unidade de Terapia Intensiva Pediátrica Dr. Izrail Cat do Complexo Hospital de Clínicas da UFPR. Intensivista Pediátrica da Unidade de Terapia Intensiva Pediátrica Dr. Izrail Cat e de Serviço de Transplante de Medula Óssea do Complexo Hospital de Clínicas da UFPR. Preceptora do Programa de Residência Médica na Área de Atuação de Terapia Intensiva Pediátrica do Complexo Hospital de Clínicas da UFPR.

Alexandre Viana Frascino

Cirurgião Bucomaxilofacial. Mestre em Ciências Odontológicas – Cirurgia Bucomaxilofacial pela Faculdade de Odontologia da Universidade de São Paulo (FOUSP). Doutor em Ciências Médicas em Pediatria pela Faculdade de Medicina da Universidade de São Paulo (FMUSP).

Ana Carolina de Carvalho Ruela Pires

Pediatra. Mestre em Ensino na Saúde. Professora Adjunta do Curso de Medicina da Universidade Estadual de Ciências da Saúde de Alagoas (UNCISAL). Supervisora dos Programas de Residência Médica em Pediatria da UNCISAL e Secretaria Estadual de Saúde de Alagoas.

Ana Paula de Carvalho Panzeri Carlotti

Professora Associada do Departamento de Puericultura e Pediatria da Faculdade de Medicina de Ribeirão Preto da Universidade de São Paulo (FMRP-USP). Chefe do Centro de Terapia Intensiva Pediátrico do Hospital das Clínicas da FMRP-USP.

Auxiliadora Damianne Pereira Vieira da Costa

Professora Assistente da Disciplina Saúde da Criança e Adolescente II – Urgência da Faculdade de Medicina da Universidade Federal de Alagoas (FAMED/UFAL). Coordenadora do Internato em Emergência em Pediatria da UFAL. Mestre em Saúde da Criança e Adolescente pela Universidade Federal de Pernambuco (UFPE). Doutora em Ciências da Saúde pela UFAL.

Bruna dos Santos Ibiapina Neres

Especialista em Pediatria pela Sociedade Brasileira de Pediatria (SBP). Gastroenterologista e Hepatologista Pediátrica pelo Instituto da Criança e do Adolescente do Hospital das Clínicas da Faculdade de Medicina da Universidade de São Paulo (ICr-HCFMUSP).

Cláudia Lúcia Carneiro

Professora Aposentada do Departamento de Pediatria da Faculdade de Medicina da Universidade Federal de Uberlândia (FAMED/UFU). Médica do Serviço de Neonatologia do Hospital de Clínicas da Universidade Federal de Uberlândia (HC-UFU).

Daniela Marques de Lima Mota Ferreira

Doutora em Ciências da Saúde. Professora do Departamento de Pediatria da Faculdade de Medicina da Universidade Federal de Uberlândia (FAMED/UFU). Chefe do Serviço de Neonatologia do Hospital de Clínicas da Universidade Federal de Uberlândia (HC-UFU).

Emannuelly Juliani Souza Izidoro

Médica pela Universidade Federal do Paraná (UFPR). Pediatra e Intensivista Pediátrica pelo Hospital de Clínicas da Universidade Federal do Paraná (HC-UFPR).

Érica Rodrigues Mariano de Almeida Rezende

Pediatra com Atuação em Gastroenterologia Infantil pela Sociedade Brasileira de Pediatria (SBP). Doutora em Ciências da Saúde pela Universidade Federal de Uberlândia (UFU). Professora do Departamento de Pediatria da UFU.

Flávio Rogério Nader Ferreira

Médico. Residência em Anestesiologia pela Universidade Federal de Uberlândia (UFU). Membro Ativo da Sociedade Brasileira de Anestesiologia (SBA). Especialista em Anestesiologia (TEA) pela Associação Médica Brasileira (AMB). Membro Fundador da Cooperativa de Anestesiologia do Estado do Tocantins (COOPANEST).

Karina Medeiros Bastos

Pediatra. Gastroenterologista e Hepatologista Pediátrica pela Escola Paulista de Medicina da Universidade Federal de São Paulo (EPM-UNIFESP). Assistente

Doutora da Disciplina de Gastroenterologia e Hepatologia Pediátrica do Instituto da Criança e do Adolescente do Hospital das Clínicas da Faculdade de Medicina da Universidade de São Paulo (ICr-HCFMUSP). Chefe da Unidade de Hepatologia Pediátrica da USP. Hepatologista da Equipe de Transplante Hepático Pediátrico da USP. Hepatologista da Equipe de Transplante Hepático Pediátrico da UNIFESP. Médica do Centro de Doenças Raras do Hospital Israelita Albert Einstein. Doutora em Pediatria pela USP.

Lúcia Caetano Pereira

Médica pela Faculdade de Medicina da Universidade Federal de Minas Gerais (UFMG). Membro Titular da Associação Brasileira de Cirurgia Pediátrica (CIPE). Professora Voluntária do Programa de Residência Médica e Internato da Universidade Federal do Tocantins (UFT). Ex *Fellow* da Fundación Puigvert, Barcelona, Espanha.

Ludmilla Renie Oliveira Rachid

Endocrinologista Pediátrica. Especialista em Pediatria e Área de Atuação em Endocrinologia Pediátrica. Médica Voluntária da Unidade de Endocrinologia Pediátrica do Hospital das Clínicas da Faculdade de Medicina da Universidade de São Paulo (HCFMUSP). Preceptora da Disciplina de Pediatria da Faculdade de Medicina Anhembi Morumbi.

Marcelo Augusto Martins Aires

Médico pela Universidade Federal do Tocantins (UFT). Médico-residente em Anestesiologia no Hospital das Clínicas da Faculdade de Medicina da Universidade de São Paulo (HCFMUSP).

Mariana Digiovanni

Especialista em Terapia Intensiva Pediátrica pela Associação de Medicina Intensiva Brasileira (AMIB). Mestrado em Saúde da Criança e do Adolescente pela Universidade Federal do Paraná (UFPR). Coordenadora da Unidade de Terapia Intensiva (UTI) Pediátrica do Hospital Universitário Evangélico Mackenzie (HUEM). Intensivista Pediátrica da UTI Pediátrica Dr. Izrail Cat do Complexo Hospital de Clínicas da UFPR e da UTI Pediátrica do Hospital Universitário Evangélico Mackenzie (HUEM). Professora Assistente na Disciplina de Emergências Pediátricas do Curso de Medicina da UFPR. Preceptora do Programa de Residência Médica na Área de Atuação de Pediatria e de Terapia Intensiva Pediátrica do HUEM.

Paulo Henrique Manso

Professor Doutor do Departamento de Puericultura e Pediatria da Faculdade de Medicina de Ribeirão Preto da Universidade de São Paulo (FMRP-USP). Coordenador de Cardiologia Pediátrica do Hospital das Clínicas da FMRP-USP.

Pedro Eduardo Nader Ferreira

Graduação em Medicina pela Universidade Federal de Uberlândia (UFU). Especialização em Cirurgia Plástica pela UFU. Professor de Técnica Cirúrgica e Bioética da Universidade Federal do Tocantins (UFT). Cirurgião Plástico Atuante no Hospital Geral de Palmas (HGP). Membro Associado da Sociedade Brasileira de Cirurgia Plástica e Queimados.

Rafaella Karen Sousa Monterlei

Graduação em Medicina na Faculdade de Ciências Médicas da Universidade do Estado do Rio de Janeiro (FCM-UERJ). Residência Médica em Pediatria no Hospital das Clínicas da Faculdade de Medicina de Botucatu da Universidade Estadual Paulista (HCFMB-UNESP). Especialista pela Sociedade Brasileira de Pediatra (SBP). Residência Médica em Gastroenterologia e Hepatologia Pediátrica no Instituto da Criança e do Adolescente do Hospital das Clínicas da Faculdade de Medicina da Universidade de São Paulo (ICr-HCFMUSP).

Ricardo Queiroz Gurgel

Pediatra. Professor Titular de Pediatria do Departamento de Medicina e Programa de Pós-Graduação em Ciências da Saúde da Universidade Federal de Sergipe (UFS).

Rosana Cipolotti

Pediatra e Onco-hematologista. Graduação, Mestrado e Doutorado pela Faculdade de Medicina de Ribeirão Preto da Universidade de São Paulo (FMRP-USP). Pós-Doutorado pela University of Liverpool – Reino Unido. Professora Titular do Departamento de Medicina da Universidade Federal de Sergipe (UFS). Docente do Programa de Pós-Graduação em Ciências da Saúde da UFS.

Ruth Rocha Franco

Endocrinologista Pediátrica. Título de Especialista em Pediatria e Área de Atuação em Endocrinologia Pediátrica. Médica da Unidade de Endocrinologia Pediátrica do Instituto da Criança do Hospital das Clínicas da Faculdade de Medicina da Universidade de São Paulo (HCFMUSP).

Sarah Cristina Fontes Vieira

Gastroenterologista Pediátrica. Professora Adjunta de Pediatria do Departamento de Medicina e Programa de Pós-Graduação em Ciências da Saúde da Universidade Federal de Sergipe (UFS).

Sumara Zuanazi Pinto Rigatto

Graduação em Medicina pela Universidade Estadual de Campinas (Unicamp). Pediatra e Nefrologista Pediátrica. Mestre em Saúde da Criança e do

Adolescente pela Unicamp. Doutora em Saúde da Criança e do Adolescente pela Unicamp. Professora Assistente e Doutora da Unicamp. Professora Doutora do Departamento de Pediatria da Faculdade de Ciências Médicas (FMC) da Unicamp no Setor de Nefrologia Pediátrica. Mestre e Doutora em Saúde da Criança e do Adolescente pela FCM/Unicamp.

Tatyana Borges da Cunha Kock

Docente do Departamento de Pediatria da Faculdade de Medicina da Universidade Federal de Uberlândia (UFU). Mestre em Ciências Aplicadas e Pediatria pela Escola Paulista de Medicina da Universidade Federal de São Paulo (EPM-Unifesp). Pediatra com Área de Atuação em Gastroenterologia Pediátrica pela EPM-Unifesp.

Vânia Olivetti Steffen Abdallah

Doutora em Pediatria pela Faculdade de Medicina de Ribeirão Preto da Universidade de São Paulo (FMRP-USP). Professora Aposentada do Departamento de Pediatria da Faculdade de Medicina da Universidade Federal de Uberlândia (FAMED/UFU). Professora do Programa de Pós-Graduação em Ciências da Saúde da FAMED/UFU.

Dedicatória

À minha família, base da minha existência.

Aos meus amigos, essenciais na minha jornada.

Aos docentes e discentes com quem convivo ao longo de minha caminhada, verdadeiros motivadores da produção deste livro.

Aos pacientes, motivo essencial desta produção.

A todos aqueles que contribuem incansavelmente para o desenvolvimento da ciência no Brasil, para a produção acadêmica e formação profissional de seus alunos, essenciais à produção desta obra.

Agradecimentos

A todos os autores que contribuíram na produção de seus respectivos capítulos, trazendo o melhor de suas vivências acadêmicas e experiências clínicas.

À Editora Atheneu, pela oportunidade da publicação desta obra.

Prefácio

Com muito orgulho e alegria, apresento o livro *Hidratação em Pediatria*, capitaneado pelo Dr. Fernando de Almeida Machado, que construiu e concretizou a aspiração de todos os pediatras: o detalhamento necessário a uma das questões básicas na especialidade que lida com crianças e adolescentes – a hidratação, fenômeno de extrema importância em todas as faixas etárias.

O editor traz importantes tópicos, desde a história até os aspectos relacionados com situações específicas da hidratação, a função indispensável da água e dos eletrólitos no organismo, e a reposição de cristaloides e coloides com a contribuição de autores renomados de vários estados, contribuindo, assim, de modo ímpar, para o conhecimento dos pediatras brasileiros e para o aperfeiçoamento de sua assistência.

Enfatizo, pois, que todos leiam e releiam com atenção este livro, pediatras e residentes em pediatria, ao tempo em que parabenizo a todos que contribuíram para esta importante obra!

Luciana Rodrigues Silva
Presidente da Sociedade Brasileira de Pediatria, 2016-2021
Professora Titular da Universidade Federal da Bahia.

Apresentação

A depleção hidrossalina é um problema básico de saúde pública, comprometendo, principalmente, as populações mais vulneráveis, entre elas aquelas que constituem a faixa etária pediátrica. É um assunto de grande importância à medicina geral e às suas diversas especialidades. É também de interesse dos profissionais não médicos que participam da assistência à criança, como enfermeiros e nutricionistas, entre outros.

Estudos recentes vêm mostrando uma evolução rápida em aspectos conceituais e terapêuticos associados à fluidoterapia e à terapia de distúrbios metabólicos. Muitas publicações são feitas cotidianamente abordando as múltiplas possibilidades temáticas sobre o assunto, incluindo diferentes protocolos internacionais sobre determinadas terapêuticas, nem sempre totalmente concordantes entre si, discussões sobre terminologia, propostas diferentes de como abordar um paciente com distúrbio hidrossalino, discussões sobre o uso de diferentes soluções e concentrações e outros temas. A literatura é farta de publicações bastante interessantes, incluindo as editadas pela Organização Mundial da Saúde (OMS). Mas, ao longo do meu exercício profissional como docente universitário, concentrado essencialmente em Pediatria, em Gastroenterologia Pediátrica e durante muito tempo com atividade de assistência médica e acadêmica em pronto-socorro universitário, pude constatar que havia uma lacuna: a falta de uma obra única que reunisse as informações mais relevantes sobre fluidoterapia. Com a evolução dos conhecimentos mais recentemente, essa lacuna ficou ainda mais nítida. Grandes obras sobre hidratação são merecedoras de elogios e são destaques na história da medicina nacional e internacional, mas não comportam os tópicos mais atualizados. Além disso, também se percebe carência de uma única obra que comporte a discussão da hidratação em diferentes e específicas morbidades.

A proposta deste livro, *Hidratação em Pediatria*, portanto, é reunir e simplificar para o leitor a busca sobre os diferentes aspectos da hidratação e do manuseio dos distúrbios eletrolíticos e acidobásicos, dentro de uma linguagem acessível, prática e atualizada. Destina-se a um público diverso, incluindo estudantes da área médica e paramédica, médicos que trabalham em atenção primária, pediatras gerais e de diferentes subespecialidades, intensivistas, médicos que trabalham com saúde da família e a todos os profissionais que queiram ler ou atualizar seus conhecimentos no assunto.

Para a elaboração deste livro, pude contar com um conjunto de profissionais com atividades acadêmicas que abordam de maneira clara, objetiva e atualizada, as diversas situações em que se impõe a hidratação, desde seus aspectos gerais até situações mais específicas. Nos capítulos iniciais são apresentados alguns aspectos bioquímicos de interesse à prática da hidratação, assim como considerações fundamentais da fisiologia, da fisiopatologia e da clínica. Nos capítulos sequenciais, o livro apresenta discussões mais específicas em diferentes morbidades, as quais requerem uma boa prática na hidratação, adequada a cada situação, contribuindo para melhor prognóstico do problema. E, ao final, um capítulo voltado a aspectos históricos e evolutivos da fluidoterapia.

Na criação deste livro, também houve um cuidado para se manter uma uniformidade tanto de estilo como de conceitos. Mais recentemente, a literatura científica mundial tem trazido à tona muitas discussões conceituais, fisiopatológicas e terapêuticas, produzindo debates a respeito da terminologia, das múltiplas possibilidades de classificação das patologias, da aplicabilidade e da utilidade de diferentes tipos de fluidos e em suas diferentes concentrações de soluto e velocidade de infusão. Há não muito tempo as recomendações de infusão em fase rápida em Pediatria priorizavam uma solução hipotônica, atualmente a literatura recomenda, de maneira consistente, a infusão de solução isotônica. Ainda para ilustrar, hoje se discute se o termo "desidratação" é aplicado de forma correta em muitas situações patológicas em que se comporta melhor o termo "depleção de volume". Essas e outras mudanças conceituais e de conduta são respeitadas neste livro e trazidas, inclusive, à discussão.

Registro aqui meus profundos agradecimentos a todos os colaboradores que muito honrosamente aceitaram o convite para participar da obra, mesmo tendo uma grande demanda de trabalho em suas atividades cotidianas. Foram convidados levando-se em conta a seriedade na vida acadêmica e o conhecimento na área em que trabalham. O livro só pôde ser construído graças à colaboração de cada um.

Creio que um livro como esse atenda a uma necessidade verdadeira e real dos profissionais da área de saúde, no exercício de suas diversas atividades, e do corpo discente das diferentes instituições de ensino superior.

Boa leitura.

Fernando de Almeida Machado

Sumário

Capítulo 1 | **A Água na Saúde Humana, 1**
Fernando de Almeida Machado

Capítulo 2 | **Compartimentos Hídricos, 13**
Fernando de Almeida Machado

Capítulo 3 | **Conceitos Essenciais em Fluidoterapia, 25**
Fernando de Almeida Machado

Capítulo 4 | **Depleção de Volume (Desidratação), 47**
Fernando de Almeida Machado

Capítulo 5 | **Correção da Depleção de Volume – Fase de Expansão, 63**
Fernando de Almeida Machado

Capítulo 6 | **Soroterapia de Hidratação Oral –
Usos em Prevenções Primária e Secundária, 79**
Ricardo Queiroz Gurgel • Sarah Cristina Fontes Vieira

Capítulo 7 | **Fluidoterapia de Manutenção e Reposição, 91**
Fernando de Almeida Machado

Capítulo 8 | **Soluções Utilizadas em Fluidoterapia Endovenosa – I. Soluções Cristaloides, 101**
Fernando de Almeida Machado

Capítulo 9 | **Soluções Utilizadas em Fluidoterapia Endovenosa – II. Soluções Coloides, 111**
Fernando de Almeida Machado

Capítulo 10 | **Distúrbios do Sódio, 123**
Adriana Koliski • Mariana Digiovanni

Capítulo 11 | **Distúrbios do Potássio, 137**
Adriana Koliski • Mariana Digiovanni

Capítulo 12 | **Acidose Metabólica, 145**
Ana Paula de Carvalho Panzeri Carlotti

Capítulo 13 | **Diabetes Insípido e a Síndrome de Secreção Inapropriada do Hormônio Antidiurético, 159**
Ludmilla Renie Oliveira Rachid • Alexandre Viana Frascino
Ruth Rocha Franco

Capítulo 14 | **Hidratação e Manejo Eletrolítico no Período Neonatal, 167**
Daniela Marques de Lima Mota Ferreira • Cláudia Lúcia Carneiro
Vânia Olivetti Steffen Abdallah

Capítulo 15 | Hidratação na Criança com
Desnutrição Moderada ou Grave, **179**
Érica Rodrigues Mariano de Almeida Rezende
Tatyana Borges da Cunha Kock

Capítulo 16 | Hidratação na Criança com Cetoacidose Diabética, **193**
Ana Carolina de Carvalho Ruela Pires
Auxiliadora Damianne Pereira Vieira da Costa

Capítulo 17 | Hidratação na Criança com Queimadura, **203**
Pedro Eduardo Nader Ferreira

Capítulo 18 | Hidratação da Criança no Período Perioperatório, **213**
Marcelo Augusto Martins Aires • Flávio Rogério Nader Ferreira
Lúcia Caetano Pereira

Capítulo 19 | Hidratação na Criança com Cirrose Hepática, **225**
Bruna dos Santos Ibiapina Neres • Rafaella Karen Sousa Monterlei
Karina Medeiros Bastos

Capítulo 20 | Hidratação na Criança com Glomerulopatias, **239**
Sumara Zuanazi Pinto Rigatto

Capítulo 21 | Hidratação na Criança com Cardiopatia, **257**
Paulo Henrique Manso

Capítulo 22 | Hidratação na Criança com Doença Falciforme, **261**
Rosana Cipolotti

Capítulo 23 | Hidratação na Criança com Doença Oncológica, **265**
Rosana Cipolotti

Capítulo 24 | História da Fluidoterapia, **273**
Fernando de Almeida Machado • Emannuelly Juliani Souza Izidoro

Índice Remissivo, **287**

A Água na Saúde Humana

Fernando de Almeida Machado

A água é o principal componente de todos os organismos vivos. É o principal constituinte celular, tecidual e orgânico e sem ela não há vida. Mesmo assim, profissionais de saúde nem sempre estão atentos para quantificar a necessidade de ingestão hídrica e muitas vezes negligenciam a água em suas orientações e prescrições, o que contribui para o seu baixo consumo, principalmente em indivíduos vulneráveis à desidratação.[1,2] Entre estes, destacam-se crianças, idosos e pessoas que, independentemente da faixa etária, não têm condições de expressar sua sede.[3-5]

A água faz parte das recomendações nutricionais e tem a quantidade a ser ingerida estimada e recomendada de acordo com cada fase da vida, conforme apresentado mais adiante. Participa de todas as reações hidrolíticas, inclusive as que envolvem os clássicos macronutrientes carboidratos, lipídeos e proteínas. Desempenha papéis bioquímicos fundamentais: é uma molécula que atua enfraquecendo forças eletrostáticas e ligações de hidrogênio entre outras moléculas polares e é um solvente para substâncias orgânicas e inorgânicas, permitindo o livre fluxo desses solutos. Desempenha papéis biológicos fundamentais: é o meio no qual todos os sistemas de transporte funcionam, permitindo trocas essenciais entre os diferentes compartimentos orgânicos e entre células, interstício e capilares. Todos os sistemas orgânicos são dependentes da água e têm sua homeostase comprometida em caso de desidratação ou intoxicação hídrica.[6,7] É o principal solvente para a eliminação de produtos derivados do catabolismo, participa da termorregulação por meio do controle da perda de calor, influencia o desempenho físico e cognitivo; atua nos processos fisiológicos de todos os sistemas orgânicos e funciona como um lubrificante e secretor no trato gastrointestinal, no sistema respiratório, geniturinário, nas estruturas oftalmológicas e auditivas; age como amortecedor de atritos, papel desempenhado pelos líquidos cefalorraquidiano (LCR) e amniótico e nas cavidades peritoneal, pericárdica, oculares, articulares e no deslizamento adequado entre as pleuras visceral e parietal.[1,5]

Hidratação em Pediatria

■ Composição corporal

O corpo humano é formado por uma solução aquosa que representa 50% a 90% do peso corporal. Esta ampla variação depende da idade, inclusive respeitando a vida intrauterina em suas diferentes fases evolutivas, o gênero, a composição corporal e o estado nutricional do indivíduo. Com o processo de crescimento e maturação, as quantidades de água sofrem variações, caracterizadas por um processo de desidratação tecidual progressiva. Na vida intrauterina, o conteúdo de água pode representar até 90% do peso.[8,9] Em um neonato, a água corresponde a aproximadamente 70% a 75% do seu peso, chegando a 80% no recém-nascido (RN) prematuro. Na 1ª semana de vida, o RN já apresenta redução do seu peso em função da perda corporal fisiológica de água. Com 1 ano de idade, a água representa 60% a 65% do peso corporal e, na adolescência, representa 55% e 60% do peso para os sexos feminino e masculino, respectivamente, oscilando também de acordo com o estágio evolutivo da puberdade. Esse percentual praticamente mantém-se na vida adulta. Para fins práticos, considera-se que a água total represente 60% do peso corporal de um adulto. Indivíduos com maior quantidade de gordura corporal têm menos água, visto que a gordura neutra apresenta um conteúdo hídrico muito baixo. Fibra muscular retém água. Assim, pessoas com boa massa muscular têm maior percentual de água do que aqueles que têm carência nesse tecido. Isso explica o maior percentual de água em relação ao peso corporal observado em homens adultos comparativamente às mulheres adultas.[8] Crianças com desnutrição proteicocalórica têm aumento da água corporal total e, pela sua incapacidade em manter a composição corporal, frequentemente cursam com alterações também na distribuição de água e íons entre os compartimentos intracelular e extracelular, o que deve ser considerado na sua programação terapêutica hídrica e nutricional, abordada neste livro no capítulo 15 – "Hidratação na Criança com Desnutrição Moderada ou Grave". A Tabela 1.1 apresenta o percentual do peso corporal relativo à água corporal total nas diferentes faixas etárias e por gênero.

Tabela 1.1 Água corporal total (ACT) como porcentagem do peso corporal em diferentes idades e gêneros.

População (faixa etária)	ACT em % do peso corporal (média, variação)
RN a 6 meses	74 (64 a 84)
6 meses a 1 ano	60 (57 a 64)
1 ano a 12 anos	60 (49 a 75)
12 anos a 18 anos M	59 (52 a 66)
12 anos a 18 anos F	56 (49 a 63)
19 anos a 50 anos M	59 (43 a 73)
19 anos a 50 anos F	50 (41 a 60)
51 anos ou mais M	56 (47 a 67)
51 anos ou mais F	47 (39 a 57)

F: feminino; M: masculino.

Fonte: Adaptada de Grandjean AC, Campbell SM, 2004.

A Água na Saúde Humana

■ Necessidades hídricas

Em condições ambientais adequadas, temperatura do ambiente em torno de 20 °C e sem esforço físico significativo, a quantidade de água corporal no ser humano permanece constante, oscilando em torno de 0,2% do peso ao longo do dia.[10] O teor de água corporal total é mantido sem significativas variações por meio dos diferentes mecanismos fisiológicos que determinam o balanço hídrico. O equilíbrio do volume de água corporal é conseguido pelo balanço finamente controlado entre o ganho de água (ingestão + produção metabólica) e as perdas (Figura 1.1). Este equilíbrio mantém a osmolalidade plasmática rigorosamente estável em um valor próximo a 285 mOsm/kgH$_2$O.[11,12] A ingestão de água é determinada parcialmente pela sede. Esta é desencadeada diretamente pelo aumento da osmolalidade plasmática, pela ação do hormônio antidiurético (ADH) e pela diminuição do volume plasmático. Um aumento tão pequeno quanto 1% a 2% na osmolalidade plasmática já é suficiente para estimular a sede. Quanto à diminuição do volume plasmático, 1% a 3% de perda ponderal por deficiência hídrica também já a desencadeia.[1,13] Embora o mecanismo da sede seja desencadeado pelo estímulo de osmorreceptores periféricos e centrais, a decisão de interromper a ingestão hídrica se faz antes mesmo que o volume líquido ingerido tenha atingido e expandido os compartimentos intra ou extracelulares, fenômeno conhecido como "reflexo antecipatório", com aferência a partir da mucosa oral e do trato gastrointestinal.[5]

A excreção hídrica renal tem um papel fundamental na regulação do volume de água corporal, regulada principalmente pela secreção de ADH (ou também denominado "arginina vasopressina" (AVP)), hormônio secretado por grandes células neuronais dos núcleos supraópticos e paraventriculares do hipotálamo e armazenado na neuro-hipófise. Antes mesmo de os osmorreceptores periféricos serem estimulados e desencadearem o mecanismo de sede, já ocorreu o estímulo à secreção de AVP. Na presença de AVP, há aumento da área de absorção hídrica pelos túbulos e ductos coletores renais. Esse hormônio estimula a absorção renal de água e não de solutos, tornando a urina mais hipertônica. Com a diminuição da osmolalidade plasmática, a secreção de AVP é inibida, e a urina torna-se menos concentrada. Portanto, os rins podem mudar a pressão osmótica e a densidade urinária dentro de uma grande variação em resposta a pequenas flutuações na osmolalidade plasmática. Esta competência é menos identificada na criança de baixa idade pela imaturidade da função renal e, possivelmente, pela secreção fisiológica mais baixa de AVP.[14-18]

A produção de urina mais concentrada pelos rins com o objetivo de reter água para o organismo requer um maior gasto energético, e isso deve ser valorizado principalmente nas situações em que os rins estão sob estresse de qualquer natureza e com grande carga de soluto a ser eliminada, como nas situações infecciosas e catabolizantes de qualquer natureza.[5]

Quando o volume sanguíneo é sutilmente diminuído, há redução dos estímulos aos receptores de estiramento atrial, o que desencadeia aferência de informações sensitivas ao sistema nervoso central (SNC) e estimulação autonômica simpática, com consequente diminuição do fluxo sanguíneo renal, diminuição da taxa de filtração glomerular (TGF) e estímulo ao sistema renina angiotensina aldosterona (SRAA). Essa condição promove aumento da reabsorção de Na pelos rins, vasoconstrição arteriolar e elevação da pressão arterial. Esses eventos fisiológicos estão sumarizados na Figura 1.1.

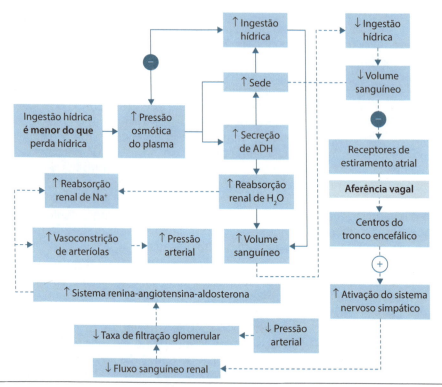

Figura 1.1 Fluxograma do balanço hídrico. Balanço hídrico é finamente controlado. Quando ingestão hídrica está reduzida em relação às perdas, aumenta a osmolalidade sérica, com consequente estímulo à sede e à secreção de hormônio antidiurético (ADH), o que resulta na ingestão de água e na maior reabsorção hídrica pelos rins, com manutenção da osmolalidade plasmática em níveis de adequada homeostase. Todos esses passos fisiológicos mostram respostas induzidas por osmorreceptores e estão representados por linhas contínuas. Com a diminuição do volume plasmático, mesmo em baixos percentuais, estimulam-se outras vias, para manter o equilíbrio hídrico, não diretamente ligadas a receptores osmóticos (representadas por tracejado pontilhado). Detalhes sobre esses eventos estão no corpo do texto.

Fonte: Adaptada de Jequier E, Constant F, 2010.

As fontes hídricas são as ingeridas no consumo líquido e alimentar e a água produzida pelo metabolismo oxidativo. O percentual de contribuição de cada um dos três componentes varia de acordo com as condições climáticas, características da dieta, gênero, idade, metabolismo individual e atividade física. Em média, diz-se que a contribuição dos alimentos para o total de água in-

A Água na Saúde Humana

gerida em 24 horas é de 20% a 30% e o consumo diretamente de líquidos é de 70% a 80%. A água originada do metabolismo oxidativo de um adulto durante o repouso tem um volume estimado médio de apenas 300 mL a 400 mL/dia.[1,15,19] O metabolismo de cada substrato participa diferentemente na produção de água. Exemplificando, para cada grama de glicose, ácido palmítico e albumina metabolizados são produzidos, respectivamente, 0,6 mL, 1,12 mL e 0,37 mL de água, em valores aproximados. Se a referência não for peso (grama), mas o teor calórico, os valores produzidos de água para cada 100 kcal de energia resultantes do metabolismo da glicose, do ácido palmítico e da albumina são, respectivamente, 15 mL, 13 mL e 9 mL.[1]

A Tabela 1.2 apresenta o conteúdo aproximado de água em alguns alimentos de consumo habitual.

Tabela 1.2 Variações no conteúdo de água em alguns alimentos.	
Alimentos	**Percentual de água**
Abóbora cozida, alface, espinafre, repolho, frutas cítricas, melão, morango, leite desnatado, chás, café	90% a 99%
Abacaxi, laranja, maçã, uva, brócolis cozido, cenoura, iogurte	80% a 89%
Abacate, banana, batata (assada), camarão, queijo ricota, iogurte, milho cozido, peixe e frutos do mar	70% a 79%
Legumes, peito de frango, salmão	60% a 69%
Carne moída, lombo cozido, queijo feta	50% a 59%
Pizzas, em geral	40% a 49%
Pães e roscas, em geral, queijo *cheddar*	30% a 39%
Bolos, biscoitos, algumas linguiças	20% a 29%
Manteiga, margarina	10% a 19%
Amendoim, pasta de amendoim, alguns biscoitos recheados	1% a 9%

Fonte: Adaptada de Popkin BM, D'Anci KE, Rosenberg IH, 2010; Benelam B, Wyness L, 2010.

Em repouso relativo, a ingesta hídrica diária de um adulto é, em média, 1,5 L a 2,5 L. Mulheres gestantes e lactantes podem requerer de 3 L a 3,8 L de água total por dia, resultado da sua necessidade em época fora da gestação ou lactação acrescidos do aumento proporcional à maior demanda energética imposta pela atual condição.[1,15] Para crianças, os volumes recomendados de ingestão, baseados em suas necessidades hídricas, são mais difíceis de serem estabelecidos. Crianças, em geral, têm necessidade hídrica proporcionalmente maior do que os adultos. Crianças que recebem aleitamento materno exclusivo têm suas necessidades hídricas e nutricionais satisfeitas, sem necessidade de que se ofereça a elas água pura suplementar. Se em uso de fórmulas lácteas de partida, a suplementação com água é necessária apenas se o ambiente for muito quente.[20] O volume ingerido de leite humano pelos lactentes varia de acordo com seu peso, idade, capacidade gástrica e outras variáveis, ficando em torno

Hidratação em Pediatria

de 20 a 30 mL/kg de peso/mamada.[15,20] Foi com base nesse conhecimento que os autores Malcolm Holliday e William Segar propuseram suas clássicas orientações, publicadas em 1957, sobre hidratação endovenosa na criança. Eles estimaram que a demanda hídrica das crianças pudesse ser igualada com o gasto calórico, de modo que, para cada 100 Kcal utilizadas no metabolismo, 100 mL de fluido seriam necessários para suprir a demanda hídrica.[21] Mas essas recomendações de Holliday e Segar aplicam-se para hidratação endovenosa em crianças, não fazendo referência às recomendações hídricas cotidianas na população pediátrica. Em aleitamento materno exclusivo, ou mesmo com uso associado ou exclusivo de fórmulas lácteas, a criança chega a receber de 100 a 150 mL/kg/dia, a depender da idade e de características individuais. Se uma criança de 5 kg tomar 150 mL de leite (30 mL/kg, compatíveis com sua capacidade gástrica), com cinco mamadas ao dia, receberá 750 mL ao dia, o que significa 150 mL/kg no período. Hipoteticamente, se um homem de 70 kg mantivesse a ingesta hídrica na mesma proporção, ele receberia 10 L de água por dia, o que não é natural. Isso deixa claro que a criança tem, relativamente ao seu peso, maior demanda hídrica do que o adulto. Quando os lactentes começam a consumir alimentos não lácteos, em geral, aos 6 meses de idade, relativamente o aporte hídrico na forma de água livre diminui um pouco e essa queda é vista com o progredir da alimentação sólida.

Estudos elaborados independentemente por grupos americanos e europeus mostram resultados concordantes, segundo os quais as crianças requerem uma demanda hídrica total (ingerida como líquidos somada à água contida na dieta) de 700 mL na faixa etária de 0 a 6 meses, 800 mL de 7 a 12 meses, 1.300 mL de 1 a 3 anos e 1.700 mL de 4 a 8 anos. Em nenhuma dessas faixas etárias, os estudos mostram diferenças quantitativas de acordo com o sexo, ambos requerem a mesma demanda hídrica. É de se considerar também que as informações são definidas a partir de observações populacionais e generalizam-se por faixa etária, não se levando em conta a relação com o peso da criança. A partir dos 9 anos é que a maior demanda hídrica do sexo masculino em relação ao feminino passa a ser identificada. Adolescentes masculinos dos 9 aos 18 anos necessitam de volumes diários que variam de 2,4 L a 3,3 L e as adolescentes do sexo feminino, de 1,9 L a 2,3 L.[1,19,22]

A ingestão hídrica adequada é importante para a manutenção da saúde e, por isso, é preciso que se adquira o hábito de tomar água com frequência desde a infância, levando-se em conta que as crianças são completamente dependentes de seus cuidadores para adquirirem esse hábito. Além disso, demonstra-se que os pais ou responsáveis são capazes de influenciar positivamente seus filhos a tomarem água com frequência se eles próprios tiverem esse hábito.[23,24]

■ Perdas hídricas

Compostas pelas perdas renais, pela sudorese, pela via respiratória e pela eliminação fecal. Esta última, exceto nas situações de doenças diarreicas, respondem por uma pequena parcela, em torno de 100 a 200 mL ao dia, o que representa aproximadamente 5% do total eliminado.[1,25] A difusão transepidérmica e as perdas pelas vias respiratórias são insensíveis, correlacionam-se com dissipação metabólica do calor, por isso variam muito mais em crianças do que em adultos. Há grande variação na quantificação das perdas insensíveis entre crianças mesmo com demandas calóricas e área de superfície corporal equivalentes. Essas perdas são influenciadas pela umidade relativa do ar, temperatura ambiente, altitude, volume de ar inspirado, circulação sanguínea cutânea, período de vida (neonato a adolescentes), prematuridade e conteúdo de água corporal. A perda hídrica insensível pode atingir valores tão altos quanto 150 mL/kg/dia em situações de prematuridade extrema, elevada frequência respiratória, temperatura ambiental e corporal elevadas, soluções de continuidade na pele, uso de aquecedores radiantes e fototerapia, mas estima-se que na população de prematuros esse valor oscile de 25 a 80 mL/kg/dia, aproximadamente, ao nascer.[25,26] A perda insensível pela respiração em um adulto totaliza cerca de 300 mL/dia, variando de acordo com as características climáticas, atividade física e outras variáveis, e a perda pela pele é próxima de 450 mL/dia, valores relativos a adultos expostos à temperatura ambiente. A sudorese é o único mecanismo que possibilita aumentar a perda de calor, fundamental na termorregulação: para cada grama de água evaporado, são perdidos 2,2 kJ (1 KJ corresponde a aproximadamente 0,2389 Kcal). Demonstra-se que a secreção de suor pode atingir 3 L a 4 L por hora em indivíduos adultos fisicamente ativos, evidentemente influenciada por diferentes variáveis climáticas e pessoais.[15] Por ser uma perda hipotônica (o suor contém 20 a 50 mEq de Na/L), em situações de febre alta persistente ou exercícios físicos extenuantes pode ocorrer desidratação hiperosmolar.[27,28]

O maior volume de perdas é pela via urinária, representando aproximadamente 60% do total, enquanto as perdas cutâneas e respiratórias totalizam aproximadamente 35%. A quantidade mínima de água que tem de ser perdida denomina-se "perda mínima obrigatória", pois é necessária para eliminar a carga de solutos que deve ser removida e esse volume não pode ser determinado, pois depende de muitas variáveis, inclusive a capacidade máxima de concentração urinária, característica fisiológica dependente da idade.[5,19]

O volume da diurese aumenta rapidamente após o nascimento. Nos primeiros 12 a 15 dias, o volume urinário diário pode chegar de 100 mL a 300 mL; de 15 dias a 2 meses, valor chega a 450 mL/dia, subindo para até 600 mL no 2º semestre de vida. Dos 2 aos 4 anos de idade, o volume da diurese varia de 500 mL a 750 mL, dos 6 a 7 anos, os valores ficam entre 650 mL e 1.000 mL e, a partir daí e incluindo a adolescência, os valores chegam a 1.500 mL. Evidentemente, esses valores são estimados, e há uma ampla variação nos valores, a depender de muitas variáveis ligadas tanto ao indivíduo como às condições ambientais. Adolescentes e adultos eliminam aproximadamente 1 L a 2 L de urina por dia.[29]

A principal atenção que se dedica ao volume urinário do neonato decorre de sua incapacidade de concentrar a urina como o fazem crianças maiores ou adultos. Esta habilidade limitada para diluir e concentrar urina deixa o neonato mais vulnerável às desidratações e impõe séria adequação na administração fluídica.[14,18,30]

Hidratação em Pediatria

■ Vulnerabilidade à desidratação

Crianças, sobretudo RN e lactentes, são especialmente vulneráveis à desidratação. Quanto mais baixa a idade da criança, maior é a probabilidade de apresentar desidratação. Há vários motivos para isso, conforme apresentado no Quadro 1.1. O primeiro deles, já apresentado, é pela composição corporal relativamente maior de água. Além de as crianças apresentarem um maior teor relativo de água corporal total do que os adultos, também é preciso considerar que grande parte dessa água está no compartimento extracelular, perdida muito mais rapidamente do que a água intracelular (ver capítulo 2 – "Compartimentos Hídricos").[9,31] Além disso, as crianças apresentam uma relação maior entre a superfície corporal (SC) e o seu peso. A superfície corporal pode ser obtida por uma fórmula mais complexa (1), mas com cálculo automatizado por ferramentas apropriadas, ou por uma fórmula mais simplificada (2), que são as seguintes:

$$SC\ (m^2) = 0,007184 \times (\text{estatura em cm})^{0,725} \times (\text{peso em kg})^{0,425} \qquad (1)$$

$$SC\ (m^2) = (\text{peso em kg} \times 4) + [7 \div \text{peso (kg)}] + 90 \qquad (2)$$

Essa maior relação SC/peso propicia maior perda hídrica pela pele e maior suscetibilidade às alterações de temperatura. Outras variáveis que também respondem pela maior vulnerabilidade das crianças pequenas à desidratação são a alta taxa metabólica que elas apresentam, a frequência respiratória mais alta, a menor sensibilidade à sede e a imaturidade da função renal.[24]

Quadro 1.1 Principais variáveis associadas à vulnerabilidade à desidratação observada em neonatos e lactentes.

Maior teor relativo de água corporal total do que o adulto
Volume extracelular maior do que o volume intracelular no começo da vida
Relação superfície corporal total/peso maior que no adulto
Menor sensibilidade à sede
Alta taxa metabólica em relação a adultos
Frequência respiratória mais elevada (maior perda insensível)

Fonte: Adaptado de Bottin JH *et al.*, 2019.

O papel da função renal na vulnerabilidade da desidratação no início da vida merece mais discussão. A fisiologia renal nos primeiros meses de vida está de acordo com a evolução filogenética do ser humano. Ao nascimento, pode-se dizer que a taxa de filtração glomerular (TFG) é baixa, o que traz algumas implicações na homeostase de água e de eletrólitos e alguns determinantes na excreção de solutos. Crianças pequenas têm menor capacidade de concentrar urina e isso, mesmo em caso de depleção hídrica, permite que a

8

Capítulo 1

A Água na Saúde Humana

criança elimine urina pouco concentrada como seria desejável para a situação. A osmolaridade urinária máxima fica em torno de 400 a 500 mosm/L, em prematuros, e até 700 a 800 mosm/L nos nascidos a termo. Ao nascimento, a pressão arterial é baixa e a resistência vascular é elevada. A consequência disso é a baixa perfusão renal. Essa baixa perfusão e a reduzida área de superfície de filtração resultam na baixa TFG, por volta de 20 mL/min/1,73 m^2 no RN a termo e até a metade desse valor em prematuros. Embora a TFG se eleve no 1° mês de vida (a resistência vascular cai e a pressão se eleva), não chega a passar do dobro do valor inicial. A capacidade da TFG de se autorregular mantendo a filtração glomerular permanece deficiente durante os primeiros meses de vida, tornando os RN e lactentes mais vulneráveis às situações de hipovolemia. Aos 2 anos de idade, a excreção urinária diária está em torno de 40 a 100 mL/kg, a TFG atinge 90 a 110 mL/min/1,73 m^2 e a osmolalidade urinária máxima sobe para 1.200 a 1.400 mOsm/kg H_2O. Portanto, como a criança de baixa idade tem menor capacidade de concentrar a urina, a quantidade de água para eliminar determinada carga de solutos passa a ser relativamente maior. A função tubular amadurece mais rapidamente. Como os mecanismos de concentração renal amadurecem no 2° mês de vida, a capacidade de concentrar urina permanece baixa, deixando o RN e jovem lactente muito vulnerável à desidratação por episódios de vômitos, diarreia e até mesmo pela fototerapia. Da mesma forma, os RN e jovens lactentes também são incompetentes para eliminar grande carga de água livre.[14,17,30-33] A implicação prática para isso é com a cuidadosa fluidoterapia nessa faixa etária (ver capítulo 14 – "Hidratação e Manejo Eletrolítico no Período Neonatal"). Após o nascimento a termo, não há aumento no número de néfrons, mas hipertrofia e alterações adaptativas de modo que o glomérulo apresenta a morfologia comparável à do adulto por volta dos 3 anos e meio.[34,35]

Crianças pequenas têm uma taxa metabólica muito elevada: mais que triplicam o peso de nascimento nos primeiros 12 meses de vida e aumentam em 50%, em média, a estatura nesse período. E, mesmo depois, continuam com o crescimento progressivo até o final da adolescência. Em associação a esse crescimento rápido, compreende-se que a frequência respiratória também seja elevada, o que aumenta a perda de água pela expiração.

As primeiras estimativas do teor de água corporal no ser humano foram obtidas pela dissecção de cadáveres, com resultados muito variados. Com a evolução histórica, ainda na primeira metade do século XX, a determinação da água corporal total passou a ser feita pela técnica da diluição, que basicamente consiste em dissolver uma quantidade conhecida de um soluto em um volume desconhecido de solvente, determinando-se a concentração final do soluto. Posteriormente, a determinação da quantidade de água *in vivo* passou a ser feita injetando-se formas isotópicas da água, como o óxido de deutério, forma estável, e o trítio, que é a forma radioativa.[11,36,37] O volume de líquido extracelular é medido pela distribuição de alguns solutos, como brometo de sódio e a inulina.[38] Todas essas substâncias apresentam limitações e não podem ser consideradas ideais, pois variam em sua capacidade de penetração celular, resultando em significativas variações nos resultados da determinação do volume extracelular (VEC), que podem chegar a 28%.[39]

Ainda referente ao VEC, o volume plasmático, que corresponde a 4,5% do peso corporal, é obtido por meio de substâncias que ficam restritas ao leito vascular, como a albumina marcada, embora um pouco da proteína escape para o líquido intersticial. Por sua vez, o volume do líquido intersticial é determinado indiretamente, subtraindo-se o volume plasmático do volume extracelular. O volume dos líquidos transcelulares (sinovial, pleural, peritoneal, cefalorraquidiano, lacrimal, salivar e outras glândulas do sistema digestório, dentre outros) é obtido pela soma das várias secreções fisiológicas conhecidas. O conteúdo de água intracelular é estimado indiretamente por meio da diferença entre a água corporal total e o conteúdo do espaço extracelular.

Outros métodos alternativos para avaliar a água corporal total e seus compartimentos são propostos, com vantagens de serem menos onerosos, mais rápidos e de boa validade. A bioimpedância elétrica é um método não invasivo e de baixo custo, adequado para a avaliação da composição corporal e de mais fácil aplicabilidade.[40-44]

■ Referências bibliográficas

1. Jéquier E, Constant F. Water as an essential nutrient: the physiological basis of hydration. Eur J Clin Nutr. 2010;64:115-23.
2. Özen AE, Bibiloni MM, Pons A, Tur JA. Fluid intake from beverages across age groups: a systematic review. J Hum Nutr Diet. 2015;28(5):417-42.
3. Phillips PA, Rolls BJ, Ledingham JG, Forsling ML, Morton JJ, Crowe MJ, et al. Reduced thirst after water deprivation in healthy elderly men. N Engl J Med. 1984;311:753-9.
4. D'Anci KE, Constant F, Rosenberg IH. Hydration and cognitive function in children. Nutr Rev. 2006;64:457-64.
5. Popkin BM, D'Anci KE, Rosenberg IH. Water, hydration, and health. Nutr Ver. 2010;68(8):439-58. doi:10.1111/j.1753-4887.2010.00304.x
6. Manz F. Hydration and disease. J Am Coll Nutr. 2007;26(5):535S-41S.
7. Szinnai G, Schachinger H, Arnaud MJ, Linder L, Keller U. Effect of water deprivation on cognitive-motor performance in healthy men and women. Am J Physiol Regul Integr Comp Physiol. 2005;289(1):R275-R80.
8. Jain A. Body fluid composition. Pediatrics in Review. 2015;36(4):141-52.
9. Blackmer AB. Fluids and electrolytes. American College of Clinical Pharmacy. 2018; p. 7-26. ISBN: 978-939862-71-6.
10. Grandjean AC, Reimers KJ, Buyckx ME. Hydration: issues for the 21st century. Nutrition Reviews. 2003;61(8):261-71.
11. Hays RM. Dinâmica da água e eletrólitos orgânicos. In: Maxwell MH, Kleeman CR. Clínica das Alterações Hidroeletrolíticas. 3. ed. Rio de Janeiro: Guanabara Koogan. 1972; p.1-26.
12. Faria DK, Mendes ME, Sumita NM. The measurement of serum osmolality and its application to clinical practice and laboratory: literature review. J Bras Patol Med Lab. 2017;53(1):38-45.
13. Fuchs GJ. Fluid and electrolyte homeostasis in infants and children. In: Farthing MJG, Mahalanabis D. The control of foodand fluid intake in health and disease; Nestlé Nutrition Workshop Series, Pediatric Program, 51. ed. Philadelphia: Nestec Ltd, Vevey/Lippincott Williams & Wilkins, 2003.

14. Arant Jr, BS. Postnatal development of renal function during the first year of life. Pediatr Nephrol. 1987;1(3):308-13. doi.org/10.1007/BF00849229.
15. Grandjean A, Campbell S. Hydration: fluids for life. A monograph by the North American Branch of the International Life Sciences Institute. ILSI North America. 2004.
16. Kelly LK, Seri I. Renal developmental physiology: relevance to clinical care. NeoReviews. 2008;9:e150-e161 doi:10.1542/neo.9-4-e150.
17. Saint-Faust M, Boubred F, Simeoni U. Renal development and neonatal adaptation. Am J Perinatol. 2014;31(9):773-80.
18. Boubred F, Simeoni U. Pathophysiology of fetal and neonatal kidneys. In: Buonocore G, Bracci R, Weindling M. Neonatology. Springer, Cham. 2018. doi.org/10.1007/978-3-319-18159-2_261-2.
19. European Food Safety Authority (EFSA), Panel on Dietetic Products, Nutrition, and Allergies (NDA). Scientific Opinion on Dietary Reference Values for water. EFSA Journal. 2010;8(3):1459-1507. doi:10.2903/j.efsa.2010.1459.
20. Benelam B, Wyness L. Hydration and health: a review. Nutrition Bulletin. 2010;35:3-25.
21. Holliday MA, Segar WE. The maintenance need for water in parenteral fluid therapy. Pediatrics. 1957;19:823-32.
22. Weffort VRS, Patin RV, Souza FIS, Sarni ROS. Alimentação: do lactente à adolescência. In: Burns DAR, Campos Jr D, Silva LR. Tratado de pediatria da SBP. 4. ed. Barueri: Manole, 2017; p.2:1407-19.
23. Derbyshire E. "Drink as I do": the influence of parents' drink choices on children. Natural Hydration Council. 2016.
24. Bottin JH, Morin C, Guelinckx I, Perrier ET. Hydration in children: what do we know and why does it matter? Annals of Nutrition & Metabolism. 2019;74(3):11-8.
25. Grandjean A. Water requirements, impinging factors, and recommended intakes. Rolling Revision of the WHO Guidelines for Drinking Water Quality. World Health Organization. 2004.
26. Doherty EG. Manejo hidreletrolítico. In: Cloherty JP, Eichenwald EC, Hansen AR, Stark AR. Manual de neonatologia. 7. ed. Rio de Janeiro: Guanabara Koogan, 2015.
27. Sawka MN, Cheuvront SN, Carter III R. Human water needs. Nutr Rev. 2005;63:S30-S9.
28. Murray B. Hydration and physical performance. J Am Coll Nutr. 2007;26(5): 542S-48S.
29. Francisco T. Função tubular e equilíbrio hidroeletrolítico. Curso de nefrologia pediátrica. A criança com doença nefrourológica. Sociedade Portuguesa de Nefrologia Pediátrica. 2017. [2022 Out. 25]. Disponível em: www.spp.pt/UserFiles/file/Seccao_Nefrologia/14-Funcao%20tubular%20e%20equilibrio%20hidroeletrolitico_Telma%20Francisco.pdf.
30. Modi N. Clinical implications of postnatal alterations in body water distribution. Seminars in Neonatology. 2003;8:301-06.
31. Marcondes E. Quadro clínico da desidratação. In: Marcondes E (coord.). São Paulo: Sarvier, 1976; p.85-111.
32. Bitsori M. The development of renal function. Essencials in Pediatric Urology. 2012:9-20. ISBN:978-81-308-0511-5.

33. Chevalier RL, Charlton JR. The Human kidney at birth: structure and function in transition. In: Faa G, Fanos V. Kidney development in renal pathology. Current Clinical Pathology. Humana Press: New York, 2014. doi.org/10.1007/978-1-4939-0947-6_5.
34. Rosenblum ND. Developmental biology of the human kidney. Seminars in Fetal & Neonatal Medicine. 2008;13:125-32.
35. Chevalier RL. Evolutionary nephrology. Kidney Int Rep. 2017;2:302-17. doi.org/10.1016/j.ekir.2017.01.012.
36. Moore FD. Determination of total body water and solids with isotopes. Science. 1946;104(2694):157-60.
37. Steele JM, Berger EY, Dunning MF Brodie BB. Total body water in man. Am J Physiol. 1950;162(2):313-7.
38. Berger EY, Dunning MF, Murray Steele J, Jackenthal R, Brodie BB. Estimation of intracelular water in man. Am J Physiol. 1950;162(2):318-25.
39. Roumelioti ME, Glew RH, Khitan ZJ, Rondon-Berrios H, Argyropoulos CP, Malhotra D, et al. Fluid balance concepts in medicine: Principles and practice. World J Nephrol. 2018;7(1):1-28. doi:10.5527/wjn.v7.i1.1
40. Presta E, Casullo AM, Costa R, Slonim A, Van Itallie TB. Body composition in adolescents: estimation by total body electrical conductivity. Am J Physiol. 1987;63(3):937-41.
41. Schoeller DA. Bioelectrical impedance analysis. What does it measure? Ann NY Acad Sci. 2000;904:159-62.
42. Westerterp KR. Composição corporal e sua mensuração. In: Sobotka L. Bases na nutrição clínica. 3. ed. Rio de Janeiro: Editora Rubio, 2008.
43. Noujeimi FA. Avaliação da água corporal total e seus compartimentos em atletas de elite por espectrometria de impedância. Dissertação de Mestrado. Faculdade de Desportos da Universidade do Porto, Portugal, 2012.
44. Silva MM, Carvalho RSM, Freitas MB. Bioimpedância para avaliação da composição corporal: uma proposta didático-experimental para estudantes da área da saúde. Rev Bras Ensino Fisica. 2019;41(2): e20180271. doi.org/10.1590/1806-9126-RBEF-2018-0271.

2

Compartimentos Hídricos

Fernando de Almeida Machado

A água corporal total é classicamente distribuída em dois compartimentos corporais, anatomicamente separados pelo endotélio capilar: o intracelular; e o extracelular. O volume de líquido que ocupa o espaço intracelular (VIC) constitui dois terços (67%) do volume total e o volume do extracelular (VEC) corresponde a aproximadamente um terço (33%). Este último é dividido em duas partes: o volume intravascular; e o volume intersticial (extravascular). O líquido intersticial corresponde a três quartos (75%) do VEC e o intravascular corresponde a um quarto (25%). Sendo assim, vê-se que o volume sanguíneo (intravascular) corresponde a aproximadamente 8% da água corporal total ou a 5% do peso corporal, o componente de menor volume. Incluído como volume extracelular ou considerado por alguns como um terceiro compartimento, há o fluido transcelular, que representa um percentual muito baixo da água corporal total (aproximadamente 1% a 2%) e que não contribui significativamente para as perdas hídricas. Incluem-se aí os líquidos cefalorraquidiano (LCR), sinovial, pleural, pericárdico, linfático, humor vítreo, peritoneal e outros.[1-3] A composição química e as propriedades físicas dos diferentes ambientes transcelulares diferem entre si e diferem dos ambientes vascular e intersticial.[4] A Figura 2.1 representa a distribuição de água corporal nos espaços intracelular e extracelular e, neste último, nos seus subcompartimentos, considerando que a água corporal total corresponda a 60% do peso.[5]

Para fins de exemplificação, um adolescente de 40 kg tem aproximadamente 24 litros de água corporal total (60% do seu peso), sendo 16 litros (dois terços dos 24 litros) correspondentes ao espaço intracelular, 6 litros de água intersticial e 2 litros no espaço intravascular. O volume transcelular corresponderia a algo em torno de 250 mL a 500 mL.

A composição percentual de água corporal total (ACT), de líquido extracelular (LEC) e intracelular (LIC) em relação ao peso corporal, em diferentes fases da vida humana, estão apresentados de forma resumida na Tabela 2.1.[2,6,7]

Capítulo 2

Hidratação em Pediatria

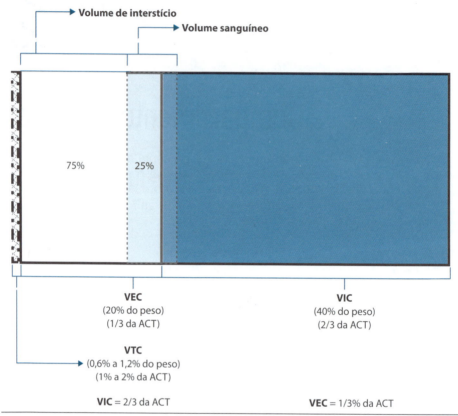

Figura 2.1 Representação esquemática da distribuição da água corporal total. VIC: volume intracelular (corresponde a 40% do peso corporal); VEC: volume extracelular (20% do peso corporal). O VEC é constituído por volume sanguíneo (VS = 25% do VEC), volume intersticial (VI = 75% do VEC). Ainda como participante do VEC, o volume transcelular (VTC) representa aproximadamente 1% a 2% da ACT. O VS é constituído pelo volume plasmático e pelo volume das células hemáticas. Essas células também contêm água no seu interior, contribuindo para o VIC.
Fonte: Adaptada de Bahve G, Neilson EG, 2011.

Tabela 2.1 Composição percentual em relação ao peso corporal de água corporal total (ACT de líquido extracelular e intracelular em diferentes fases da vida humana).

	24 sem. de gestação (% do peso)	RN (% do peso)	Lactentes e crianças (% do peso)	Adultos Masc./Fem. (% do peso)
ACT	80 a 90	70 a 75	60 a 70	60 a 55
LEC	60 a 70	40	20 a 30	20
LIC	30 a 40	35	40	40
Transcelular	± 2,5	± 2	± 1,8	± 1,7

ACT: água corporal total; LEC: líquido extracelular; LIC: líquido intracelular; RN: recém-nascido.
Fonte: Adaptada de Blackmer AB, 2018; Schmidt GL, 2010; O'Brien F, Walker IA, 2014.

A distribuição de água nos diferentes compartimentos varia de acordo com a idade. Na vida fetal e no 1º mês de vida após nascimento, o VEC predomina em relação ao VIC. A partir dessa idade, em virtude de acentuada contração do volume intersticial e crescimento celular, a relação VEC/VIC diminui e acaba por se inverter. Por volta dos 3 anos de idade, a relação VEC/VIC passa a se estabilizar em valores próximos aos constatados na vida adulta, aproximadamente 0,5 (20% e 40%, respectivamente), conforme pode ser visto na Tabela 2.2. Existem variações nos percentuais de água em cada compartimento na dependência do gênero masculino ou feminino a partir da puberdade, na dependência do crescimento da massa muscular (maior conteúdo de água) e do tecido conjuntivo denso. A massa muscular representa aproximadamente 27% do peso corporal do lactente, correspondendo a mais ou menos 29% da água corpórea, enquanto no adulto, a massa muscular representa quase 50% do seu peso, equivalendo a 55% da água corporal.[8]

Tabela 2.2 Percentual do peso corporal, segundo idade, relativo à ACT, ao volume extracelular, volume intracelular e à proporcionalidade entre os dois compartimentos.

Idade	ACT (%)	VEC (%)	VIC (%)	VEC/VIC
0 a 1 dia	79	43,9	35,1	1,25
1 a 10 dias	74	39,7	34,3	1,14
1 a 3 meses	72,3	32,2	40,1	0,80
3 a 6 meses	70,1	30,1	40	0,75
6 a 12 meses	60,4	27,4	33	0,83
1 a 2 anos	58,7	25,6	33,1	0,77
2 a 3 anos	63,5	26,7	36,8	0,73
3 a 5 anos	62,2	21,4	40,8	0,52
5 a 10 anos	61,5	22	39,5	0,56
10 a 16 anos	58	18,7	39,3	0,48

ACT: água corporal total; VEC: volume extracelular; VIC: volume intracelular.

Fonte: Adaptada de Hill LL, 1990.

A interface entre o espaço vascular e o interstício vem sendo motivo de grande quantidade de estudos e ricas publicações recentes de tal modo que há quem considere que os compartimentos poderiam ser mais bem classificados em três, diferenciando-se e separando-se os espaços vascular e intersticial. Esses dois espaços, intravascular e intersticial, são separados por uma membrana altamente permeável e suas composições iônicas são semelhantes, mas não iguais.[4,9-11]

■ Composição química dos compartimentos

O sódio é o principal cátion e o cloro e o bicarbonato os principais ânions do LEC; no LIC, prevalecem o potássio como cátion e o fosfato, proteínas e

Hidratação em Pediatria

ácidos orgânicos como ânions. O gradiente de concentração do Na e do K nos dois espaços é mantido predominantemente por mecanismo ativo por meio da bomba Na-K ATPase, localizada na membrana celular. Com isso, a concentração elevada de Na no extracelular é a principal determinante da osmolalidade sérica e a concentração elevada de K no intracelular, juntamente com outros solutos osmoticamente ativos, são os principais determinantes da osmolalidade intracelular. A diferença na concentração aniônica é mantida pela relativa impermeabilidade da membrana celular. Assim, canais iônicos transmembrana e gradientes eletroquímicos mantém a distribuição de íons entre os dois espaços. A osmolalidade dos diferentes compartimentos é a mesma, pois a água move-se livremente de um espaço a outro de acordo com as forças osmóticas.[1,2,4] A distribuição dos principais solutos nos espaços intra e extracelular (plasma e interstício) está apresentada na Tabela 2.3.

Tabela 2.3 Distribuição de diferentes componentes nos espaços extracelular (plasmático e intersticial) e intracelular.

Eletrólitos (mEq/L)	Plasma (mEq/L)	Interstício (mEq/L)	Intracelular (mEq/Kg H_2O)
Sódio	140	139 a 143	10 a 13
Potássio	3 a 5	4	140 a 160
Cálcio ionizável	1,3	1,2 a 1,5	3,3
Magnésio	1,5 a 4	0,5 a 0,7	7 a 26
Cloro	104 a 107	108 a 114	2 a 3
Bicarbonato	24 a 27	29	8 a 10
Fostato	2 a 3	0,6	95 a 107
Proteínas	14	7 a 11	40 a 55
Lactato	1,2	1,2	
Sulfato	1		20

Fonte: Adaptada de Jain A, 2015; Hill LL, 1990; Ebah LM, 2012.

Existem muitas variações nos valores correspondentes ao compartimento intracelular já que este ambiente é muito heterogêneo e as células variam de acordo com suas características anatômicas e funcionais. Mesmo no interior da célula, entende-se que o teor de fluido varie em diferentes espaços e diferentes organelas.[8]

Embora o ambiente intersticial seja visto como um ultrafiltrado do plasma, há diferenças na composição entre os dois ambientes. Diferentes técnicas utilizadas mostram que o conteúdo iônico intersticial é semelhante ao do plasma, embora os valores de Na e K sejam ligeiramente inferiores no interstício e o cloro um pouco mais abundante neste ambiente. O conteúdo de proteína é de 50% a 80% menor no interstício que no plasma[10] (Tabela 2.3).

As mensurações séricas dos diferentes íons nem sempre guardam relação com o conteúdo corporal total de determinado íon. Assim, a dosagem sérica de

Compartimentos Hídricos

sódio pode estar dentro da faixa de normalidade em uma situação de depleção corporal de Na. Em situações de desnutrição infantil, os níveis séricos de sódio podem estar baixos, sem representar exatamente uma deficiência no teor de sódio corporal total. Um segundo exemplo prático é o deslocamento de potássio do compartimento intracelular para o extracelular durante a acidose metabólica. Como os níveis intracelulares desse íon superam em mais de 30 vezes os do extracelular, o deslocamento no sentido do intracelular para o extracelular ocorre facilmente, mantendo os níveis séricos adequados, embora com uma depleção do potássio corporal total.[1]

A regulação do balanço hídrico corporal envolve a compreensão de alguns aspectos biológicos essenciais. O principal deles é a tonicidade dos fluidos corporais, que é a relação entre a água corporal total e o total de solutos efetivos. Os solutos que são distribuídos prevalentemente em um determinado compartimento, como o Na no espaço extracelular e o K no intracelular, são os principais determinantes da osmolalidade de cada compartimento. Distúrbios na tonicidade são os principais responsáveis pelas alterações no volume celular, afetando suas funções e trazendo consequências de impacto na morbidade ou mortalidade. A tonicidade dos fluidos corporais é fundamental na regulação do volume das células do corpo. Dessa forma, situações de baixa osmolalidade sérica por queda verdadeira da concentração de sódio produzem um deslocamento de água decorrente das forças osmóticas para dentro das células, aumentando o volume celular (edema celular). Em contrapartida, situações de aumento da osmolalidade sérica, seja por hipernatremia ou mesmo aumento excessivo de glicemia em uma descompensação diabética, deslocam água do compartimento intracelular para o extracelular, mantendo os dois espaços com mesma osmolalidade.[12]

Recentemente, a literatura tem revisto alguns conceitos com base em conhecimento da fisiopatologia, de características bioquímicas, da apresentação clínica e até de estratégias terapêuticas e proposto conceitos mais adequados. Entre esses temas revistos, citam-se os conceitos de desidratação em comparação ao de depleção de volume e também conceitos relativos aos balanços de água e de sódio. Em relação ao balanço hídrico, o que melhor caracteriza seus distúrbios são a hiponatremia e a hipernatremia enquanto distúrbios do balanço metabólico do sódio manifestam-se por comprometimento do volume extracelular. Em uma definição mais rigorosa, desidratação significa perda de água livre, que reduz o espaço de distribuição do Na, resultando, a princípio, em uma hipernatremia, rapidamente compensada pelo movimento da água a partir da célula para o espaço extracelular. Portanto, o que ocorre é uma contração proporcional de todos os compartimentos hídricos corporais. Assim, como o compartimento intravascular representa apenas 8% da água corporal total, ele contribuirá pouco na depleção de água. Deduz-se que a perda de água pura raramente compromete o volume circulante efetivo, diferentemente da depleção de volume, a rigor entendida como déficit do volume extracelular decorrente da perda tanto de Na como de água. Nesse caso, o comprometimento do volume circulante efetivo é evidente.[4] A depleção de volume é o que ocorre mais na prática médica pediátrica ou de adultos, como na decorrente de

Capítulo 2

Hidratação em Pediatria

síndromes diarreicas. Esse assunto é retomado no capítulo 4 – "Depleção de Volume – Desidratação".

Na prática médica e mesmo na área investigativa, pode ser difícil diferenciar um balanço hídrico normal de um balanço inadequado, principalmente pela dinâmica diferente de cada situação clínica, de seus momentos evolutivos e das muitas variáveis que agem sobre esse equilíbrio hídrico. Igualmente, estimar o volume extracelular é mais complexo do que avaliar a água corporal total. Considerando que 8% da água corporal total de um indivíduo corresponde ao volume plasmático, a maior parte desse volume (85%) encontra-se no compartimento venoso e os 15% restantes, no compartimento arterial. Este volume arterial é o responsável pela perfusão tecidual, pela pressão arterial e pela regulação do balanço hídrico e salino do indivíduo.[4] Mas é preciso lembrar que esse volume é influenciado por muitas variáveis, como débito cardíaco, qualidade dos eventos ligados à relação volume plasmático-interstício-intracelular (em última instância, a qualidade da força de Starling), o bom desempenho do sistema vascular, todos de interesse clínico e que interferem na avaliação clínica.[12]

Nas situações de queda do volume intravascular ocorrem diferentes estímulos para normalizar a condição homeostática, com respostas biológicas no metabolismo da água e do sódio. A queda de volume estimula barorreceptores aferentes desencadeando a sede, considerado um mecanismo de defesa orgânica. Por sua vez, o aumento da osmolalidade plasmática provoca saída de água do intracelular para o extracelular por estímulo osmótico. Nessa situação de hiperosmolalidade, ocorre estímulo de osmorreceptores localizados no hipotálamo anterior, igualmente desencadeando a sede. O estímulo da osmolalidade é mais efetivo do que o estímulo dado pela queda de volume para desencadear a sede. A ingestão de água é importante para satisfazer as necessidades hídricas e manter a homeostase, mas o balanço hídrico é regulado também pela excreção de água, lançando mão, principalmente, do hormônio arginina vasopressina (AVP), também conhecido por hormônio antidiurético (ADH), conforme visto no Capítulo 1. Quando existe um estímulo, osmótico ou volêmico, o AVP é lançado na circulação, com consequente aumento da permeabilidade à água, ocasionando o aumento de sua reabsorção tubular renal. Tanto a queda da volemia como o aumento da osmolalidade funcionam como estímulo para a secreção de AVP, mas este último é muito mais vigoroso do que o volêmico, bastando pequenas flutuações da osmolalidade sérica para que o estímulo ocorra. Somente hipovolemias moderadas causam estímulo direto na secreção de AVP.[1,2,13]

As respostas biológicas frente às flutuações do volume extracelular também são analisadas à luz do metabolismo do sódio. Como este íon é o principal componente osmótico do compartimento extracelular, sua concentração deve ser mantida em níveis normais para manter o volume extracelular. A massa de sais de sódio determina o volume extracelular, estando este diretamente relacionado ao balanço de sódio. Variações no volume extracelular desencadeiam mecanismos homeostáticos de retroalimentação no sentido de manter o conteúdo de sódio normal, estimulando ou inibindo a sua excreção. A ingestão de sódio tem um papel fisiológico bem menos importante na manutenção da natremia do que os mecanismos metabólicos que controlam a sua excreção.[1,14]

18

Capítulo 2

Na contração do volume extracelular, ocorre estimulação de barorreceptores cardiopulmonares, situados nos átrios, ventrículos e interstício pulmonar, os quais aferem informação ao sistema nervoso central (SNC), e também são estimulados receptores localizados no aparelho justaglomerular e no interstício renal. Já nas situações de aumento do volume extracelular ou da pressão, estimulam-se barorreceptores aferentes aórticos e carotídeos.

A resposta à contração de volume extracelular provoca estimulação do sistema renina-angiotensina-aldosterona (SRAA), conforme esquematizado na Figura 2.2.

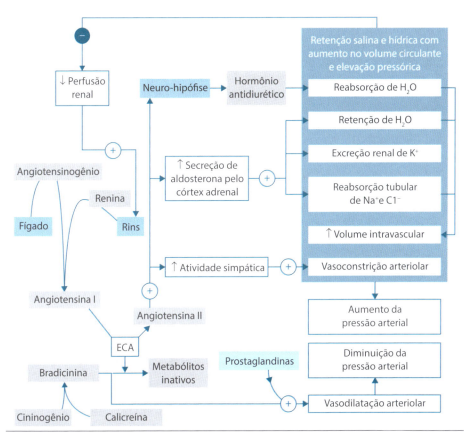

Figura 2.2 Representação esquemática do sistema renina angiotensina aldosterona (SRAA) e sua relação com o sistema cinina-calicreína. O efeito hipertensivo do SRAA inicia-se na conversão do angiotensinogênio em angiotensina I por ação da renina que, por sua vez, é clivada pela angiotensina II por ação da enzima conversora de angiotensina (ECA). Seguem-se as diferentes vias estimuladas pela angiotensina II, promovendo retenção hidrossalina com expansão do volume intravascular e vasoconstrição arteriolar. A mesma enzima ECA tem papel fisiológico em passos metabólicos envolvendo o sistema cinina-calicreína, participando do metabolismo da bradicinina em metabólitos inativos. Os efeitos vasodilatador e hipotensivo da bradicinina são potencializados por ação das prostaglandinas, e dependentes da taxa de degradação imposta pela ECA.

Fonte: Desenvolvida pela autora. Ilustração de Dr. Bruno Garcia Favaretto.

Hidratação em Pediatria

O angiotensinogênio, molécula sintetizada predominantemente pelo hepatócito e menos por outros tecidos, é ativado pela angiotensina I por ação da renina, protease estimulada pela baixa perfusão renal, alterações na pressão arterial e balanço salino. A enzima conversora da angiotensina (ECA) participa da conversão da angiotensina I para angiotensina II. Angiotensina II é um potente vasoconstritor, que promove aumento da reabsorção de sódio no túbulo contornado proximal e também estimula a síntese de aldosterona pelo córtex adrenal, a qual aumenta a reabsorção de sódio no ducto coletor.[1,14] Entre outros papéis fisiológicos, a angiotensina II estimula a atividade simpática e a secreção de ADH. Todas essas ações resultam em retenção hidrossalina, com consequente aumento do volume circulante efetivo, o que retroalimentará negativamente a secreção de renina.

Hiperpotassemia e hormônio adenocorticotrófico também estimulam a aldosterona.[15] Absorção do sódio ao longo dos ductos coletores corticais e medulares ocorre em sentido contrário ao do potássio e íon hidrogênio, secretados. Além do SRAA, outros mecanismos eferentes hormonais participam do processo homeostático de manutenção do volume extracelular por meio do metabolismo do sódio, como prostaglandinas, hormônio natriurético e calicreina-cinina (Figura 2.2). Esses sistemas não são independentes em suas ações e inter-relacionam-se fisiologicamente.[8,16,17]

Hoje, sabe-se que o SRAA é um sistema hormonal circulante que tem um papel fisiológico muito mais complexo do que o seu clássico reconhecimento no controle do equilíbrio hidroeletrolítico e da pressão arterial. Os componentes do SRAA são expressos localmente em vários órgãos e tecidos (fígado, cérebro, pulmões e rins) e são caracterizados por dois eixos funcionais, com papéis aparentemente antagônicos, um mediando processos proinflamatórios, protrombóticos e profibróticos, e o outro eixo tendo um papel protetor ao se opor à ação da angiotensina II, sendo matéria de estudo na patogênese de algumas situações clínicas extrarrenais.[18-20]

Como o Na é o principal componente osmótico do espaço extracelular, a sua concentração sérica não pode variar muito. Esse controle do metabolismo do Na é determinante na adequação do volume do líquido extracelular. Todo o Na ingerido ao longo de um período é reabsorvido e transferido para o compartimento extracelular e, juntamente com a água, deve ser rigorosamente excretado. Esse controle é feito essencialmente pelos rins. As perdas de Na por outros sistemas são pouco relevantes. Uma grande demanda de volume hídrico e de Na passa constantemente pelos rins e grande parte é reabsorvida pelas diferentes regiões do nefron. O evento fisiológico mais associado à natriurese é a reabsorção tubular do sódio. A TFG e a reabsorção tubular são controladas com bastante precisão. Mesmo nas condições que ocasionam a alteração da TFG, as alterações da excreção urinária são minimizadas por mecanismos compensatórios, aumentando ou diminuindo a reabsorção tubular de sódio. Fisiologicamente, a grande maioria da reabsorção do sódio ocorre no túbulo contornado proximal (60%), seguido do ramo espesso ascendente da alça de Henle (25%). O restante é reabsorvido ao longo do néfron distal. O néfron distal é considerado o segmento que vai da parte espessa da alça de Henle até

20

Compartimentos Hídricos

o ducto coletor medular interno, local que comporta muitos transportadores de Na e, assim, uma região envolvida no ajuste fino da excreção de sódio.[17]

A água é reabsorvida passivamente no túbulo proximal, seguindo o transporte de Na. A alça de Henle e o túbulo distal são relativamente impermeáveis à água, o que confere ao ducto coletor uma demanda de urina hipotônica. Esse segmento do néfron é o local primário na regulação da absorção de água, sob influência da AVP e determinando a funcionalidade de poros de água (aquaporina 2). Esses poros, localizados na membrana apical das células do ducto coletor, permitem a passagem de água do lúmen para o interstício medular de acordo com o gradiente osmolar. Portanto, a tonicidade do interstício medular tem papel fisiológico significativo na determinação desta passagem hídrica.[21,22]

O sódio é reabsorvido tanto pelas células epiteliais tubulares renais como por passagens paracelulares. A primeira, mais importante do ponto de vista fisiológico, ocorre ativamente por meio da enzima Na-K-ATPase tanto no néfron proximal como distal e utilizando-se de diferentes transportadores; portanto, esse processo fisiológico depende da maturação do complexo sistema enzimático e hormonal e de transportadores envolvidos. Quanto mais imaturo o concepto, maior a demanda de Na filtrado que é excretado na urina. A excreção fracionada de Na (FE_{Na}), expresso como a porcentagem de Na filtrado excretado na urina, cai de 13% na vida fetal para 1% no RN a termo.[21] Por sua vez, o processo absortivo passivo do NaCl por via paracelular no RN é desprezível.[23]

Conforme já visto, o VEC é determinado primariamente pelo conteúdo de Na e, obviamente, o VEC influencia o volume plasmático circulante e o fluxo sanguíneo renal. Nos primeiros dias após o nascimento, ocorre uma rápida contração do VEC (ver Tabela 2.2), período caracterizado por uma elevada concentração de renina e prorrenina e outras substâncias hormonais interessantes para o desenvolvimento renal pré-natal e para a fase de transição dos compartimentos hídricos corporais.[21,24] Os níveis de renina não persistem altos na infância, ao contrário, são mais baixos do que na vida adulta até a idade de 12 anos, aproximadamente, quando aumentam com a idade, mantendo correlação com níveis de ECA solúvel.[25]

Apesar do clássico papel do Na em manter a tonicidade e volume do VEC graças ao seu poder osmótico, recentemente vem se mostrando a existência de uma grande quantidade de Na osmoticamente inativo, servindo de reservatório corporal. Essa reserva salina encontra-se associada ao glicosaminoglicano na matriz do interstício, podendo atingir concentrações três vezes superiores à concentração de Na no plasma. A liberação de Na desse reservatório osmoticamente inativo para a circulação resulta nos papéis fisiológicos já conhecidos do íon, como na modulação hemodinâmica, função vascular, osmorregulação e consequentemente volume extracelular. Esse armazenamento de Na em uma forma osmoticamente inativa está presente mesmo na vida fetal, aumentando conforme aumenta a idade gestacional.[26]

É preciso chamar a atenção para o desenvolvimento da função renal em recém-nascidos e pequenos lactentes. Na vida fetal, a homeostase hidrossalina é feita pela placenta. Logo após o nascimento e nos primeiros dias de

Capítulo 2

Hidratação em Pediatria

vida, há um estado fisiológico caracterizado por balanço negativo de água, constatado em aproximadamente 1% a 2% de perda de peso corporal por dia nos primeiros 5 dias nos RN a termo. Essa perda hídrica provém do VEC, sem comprometer o volume plasmático. Outra característica fisiológica reconhecida nas primeiras semanas de vida é a baixa capacidade de concentrar a urina. Ao nascer, o RN consegue concentrar a urina até 430 mOsm/kg H_2O, aumentando para aproximadamente 630 a 800 mOsm/kg H_2O nas primeiras 4 a 6 semanas, enquanto adultos concentram até 1.400 mOsm/kg H_2O.[21] O lactente só atingirá a capacidade de concentração urinária nos valores do adulto ao final do 1º ano de vida.[23]

O Quadro 2.1 apresenta as características do recém-nascido relacionadas à sua função renal.

Quadro 2.1 Características próprias do recém-nascido que prejudicam a capacidade de concentrar urina.

O rim do RN é pouco responsivo às concentrações séricas de AVP

A imaturidade da medula renal resultando em baixo gradiente osmótico:

• alça de Henle menor

• alça ascendente fina de Henle pouco diferenciada

Menor produção de aldoserredutase, enzima que gera condições celulares apropriadas para sobreviverem em meio hipertônico medular

Maior utilização anabólica da proteína ingerida, menor síntese de ureia

Em prematuros: nefrogênese incompleta antes de 34 a 36 semanas de gestação

Desenvolvimento tubular ainda em processo

RN a termo tem baixa concentração de solutos osmoticamente ativos na urina

Em parte, influência das características da composição do leite humano

Fonte: Adaptado de Kelly LK, Seri I, 2008; Piscione TD, 2011.

É bem complexo determinar quais são os volumes ideais dos fluidos corporais, principalmente em estados mórbidos. Doenças graves ficam muito submetidas ao desempenho da bomba cardíaca, da integridade ou instabilidade do glicocálice (ver capítulo 3 – "Conceitos Essenciais em Fluidoterapia") e outras variáveis que modificam o volume extracelular ideal. Um volume de líquido extracelular ideal não é o mesmo em situações patológicas e de normalidade e deve ser adaptado às diferentes condições clínicas. Ilustrando, um volume extracelular ideal para uma situação de insuficiência cardíaca congestiva, em doenças hepáticas crônicas graves descompensadas, em síndrome nefrótica, em síndromes diarreicas com diferentes fisiopatologias e em septicemia não é o mesmo entre essas condições e difere, evidentemente, do volume ideal em situações de normalidade.[12]

Referências bibliográficas

1. Jain A. Body fluid composition. Pediatr Rev. 2015;36(4):141-52.
2. Blackmer AB. Fluids and electrolytes. In: Buck L, Manasco KB. PedSAP 2018 Book 2 Fluids/Electrolytes/Nutrition. American College of Clinical Pharmacy. 2018,7-26. ISBN: 978-939862-71-6.
3. Kaur GP, Fry RR, Chhikara N, Bali A, Garg R. Fluid and electrolyte homeostasis: facts based comprehensive study. International Journal of Medical and Health Research. 2018;4(1):128-32.
4. Assim M, Alkadi MM, Assim H, Ghaffar A. Dehydration and volume depletion: how to handle the misconceptions. World J Nephrol. 2019;8(1):23-32.
5. Bahve G, Neilson EG. Volume depletion versus dehydration: how understanding the difference can guide therapy. Am J Kidney Dis. 2011;58(2):302-9.
6. Schmidt GL. Fluids and electrolytes. In: Corkins M. The A.S.P.E.N pediatric nutrition support core curriculum. Silver Spring. MD: American Society for Parenteral and Enteral Nutrition. 2010,87-102.
7. O'Brien F, Walker IA. Fluid homeostasis in the neonate. Pediatr Anesth. 2014;24(1):49-59.
8. Hill LL. body composition, normal electrolyte concentration, and the maintenance of normal volume, tonicity, and acid-base metabolism. Ped Clin N Am. 1990;37(2):241.
9. Alphonsus CS, Rodseth RN. The endothelial glycocalyx: a review of the vascular barrier. Anaesthesia. 2014;69(7):777-84.
10. Ebah LM. Extraction and analysis of interstitial fluid, and characterization of the interstitial compartment in kidney disease. 2012. [Tese de Doutorado]. Universidade de Manchester. [2022 Out. 26]. Disponível em: http://research.manchester.ac.uk/portal/files/54522761/FULL_TEXT.PDF.
11. Uchimido R, Schmidt EP, Shapiro NI. The glycocalyx: a novel diagnostic and therapeutic target in sepsis. Crit Care. 2019;23(1):16.
12. Rouelioti ME, Glew RH, Khitan ZJ, Rondon-Berrios H, Argyropoulos CP, Malhotra D, et al. Fluid Balance concepts in medicine: principles and practice. World J Nephrol. 2018;7(1):1-28.
13. Anigilaje EA. Management of diarrhoeal dehydration in chilhood: a review for clinicians in developing countries. Front Pediatr. 2018;6:28. doi:10.3389/fped.2018.00028.
14. Sparks MA, Crowley SD, Gurley SB, Mirotsou M, Coffman TM. Classical renin-angiotensin system in kidney physiology. Compr Physiol. 2014;4(3):1201-28. doi:10.1002/cphy.c130040.
15. Poulsen SB, Fenton RA. K+ and the renin-angiotensin-aldosterone system: new insights into their role in blood pressure control and hypertension treatment. J Physiol. 2019;597(17):4451-64. doi:10.1113/JP276844.
16. Carretero OA. Vascular remodeling and kallikrein-kinin system. J Clin Investig. 2005;115(3):588-91. doi:10.1172/JCI200524567.
17. Morla L, Edwards A, Crambert G. New insights into sodium transport regulation in the distal nephron: role of G-protein coupled receptors. World J Biol Chem. 2016;7(1):44-63. doi:10.4331/wjbc.v7.i1.44.
18. Paul M, Poyan Mehr A, Kreutz R. Fisiologia de sistemas renina-angiotensina locais. Physiol Rev. 2006;86(3):747-803.

19. Miranda AS, Simões e Silva AC. Níveis séricos da enzima de conversão da angiotensina como biomarcador de fibrose hepática. World J Gastroenterol. 2017;23(48):8439-42.

20. Cosardereioglu C, Nidadavolu LS, George CJ, Oh ES, Bennett DA, Walston JD, et al. Brain renin-angiotensin system at the intersect of physical and cognitive frailty. Front Neurosci. 2020;14:586314. doi:10.3389/fnins.2020.586314.

21. Kelly LK, Seri I. Renal developmental physiology: relevance to clinical care. Neoreviews. 2008;9;e150-e61. doi:10.1542/neo.9-4-e150.

22. Knepper MA, Kwon TH, Nielsen S. Molecular physiology of water balance. N Engl J Med. 2015;372(14):1349-58. doi:10.1056/NEJMra1404726.

23. Piscione TD. Development of renal function. In: Rudolph CD, Rudolph AM, Lister GE, First LR, Gershon AA. Rudolph's Pediatrics. 22. ed. McGraw Hill Medical, c.465, 2011. [2022 Out. 25]. Disponível em: accesspediatrics.mhmedical.com/book.aspx?bookid=455#40310311.

24. Terada T, Urushihara M, Saijo T, Nakagawa R, Kagami S. (Pro)renin and (pro) renin receptor expression during kidney development in neonates. Eur J Pediatr. 2017;176(2):183-9. doi:10.1007/s00431-016-2820-9. PMID: 27995362.

25. Jehpsson L, Sun J, Nilsson PM, Edsfeldt A, Swärd P. Serum renin levels increase with age in boys resulting in higher renin levels in young men compared to young women, and soluble angiotensin-converting enzyme 2 correlates with renin and body mass index. Front Physiol. 2021;11:622179. doi:10.3389/fphys.2020.622179. PMID: 33519526; PMCID: PMC7844344.

26. Segar JL, Grobe CC, Grobe JL. Fetal storage of osmotically inactive sodium. Am J Physiol Regul Integr Comp Physiol. 2020;318(3):R512-R4. doi:10.1152/ajpregu.00336.2019.

3

Conceitos Essenciais em Fluidoterapia

Fernando de Almeida Machado

Profissionais da área da saúde frequentemente confundem-se com conceitos relacionados direta ou indiretamente à temática da hidratação ou se deparam com outros aspectos igualmente importantes na compreensão dos distúrbios hídricos, eletrolíticos e acidobásicos, mas nem sempre apresentados bem contextualizados dentro da ótica e da expectativa do clínico. Desde os conceitos mais básicos, incluindo os da área química, até as discussões mais elaboradas do contexto da fisiologia atual, este capítulo objetiva, principalmente, facilitar ao leitor um acesso a essas discussões de modo a contribuir para a compreensão dos diferentes aspectos relativos à homeostase hidrossalina e acidobásica.

■ Peso atômico (PA)

É conceitualmente o peso total de um átomo ou a média das massas de um isótopo natural de um elemento químico. Os números são atribuídos aos elementos químicos a partir da referência, que é o oxigênio. A este elemento, atribuiu-se o peso de 16 (PA = 16) como padrão e, a partir dele, foram estabelecidos os pesos de outros átomos. Portanto, os pesos atômicos são, na realidade, um padrão relativo utilizado para referência. Uma vez conhecidos os pesos atômicos dos diferentes elementos químicos, a proporção de cada um deles em um composto pode ser calculada. Exemplificando, 74,56 g de KCl tem 39,1 g de potássio e 35,46 g de cloro. Os valores do PA podem ser arredondados, e habitualmente o são, para a primeira casa decimal mais próxima. Sendo assim, pode-se dizer que o PA do cloro é 35,5, aproximação consagrada.[1]

■ Peso molecular (PM)

Soma dos pesos atômicos de todos os elementos químicos que compõem a molécula. Peso molecular do NaCl é 58,5, somatória de 23 (PA do Na) com 35,5 (PA do Cl), já com os valores de PA arredondados. KCl tem PM igual a

Hidratação em Pediatria

74,5, $CaCl_2$ igual a 111, gluconato de cálcio ($C_{12}H_{22}CaO_{14}$) igual a 430,5, $MgSO_4$ anidro de 120,4 e glicose ($C_6H_{12}O_6$) tem PM igual a 180.[1] A Tabela 3.1 apresenta os PM de algumas moléculas mais comuns.

■ Mol (M)

1 mol de uma substância é o seu peso molecular expresso em gramas. Evidentemente, 1 milimol (mM) é 1 milésimo desse valor, ou seja, o PM expresso em miligramas (mg). Assim, como a molécula de glicose tem um peso molecular de 180, 1 mol de glicose corresponde a 180 g (e 1 mM corresponde a 180 mg). Como nos fluidos corporais, as substâncias estão presentes em baixas concentrações, o termo mM é mais usado do que Mol. Na prática clínica laboratorial, uma glicemia de 90 mg de glicose por 100 mL (90 mg%), um resultado comum, dentro da faixa de normalidade, indica que em 1.000 mL há 900 mg de glicose. Portanto, se há 900 mg de glicose em 1 L, isso corresponde a 5 mM/L (900/180). Se o soluto não se dissocia em uma solução, caso da glicose, 1 mM é igual a 1 mOsm (o seu poder de provocar a osmolaridade). Por outro lado, se o soluto se dissocia em uma solução (p. ex., NaCl dissociando-se em Na^+ e Cl^-), 1 mM promove uma força osmolar de 2 mOsm.[1,2] Os conceitos de osmolaridade e de osmolalidade são apresentados mais adiante. O Mol (ou mMol) é independente da valência.

■ Equivalentes (Eq) e miliequivalentes (mEq)

Indicam o poder de combinação elétrica de uma substância. Os eletrólitos combinam uns com os outros em proporção à sua valência iônica, e não em proporção aos seus pesos ou tamanhos. Define-se equivalência ao mol de uma substância dividido pela sua valência. Evidentemente, miliequivalente (mEq) é o mol da substância expresso em miligramas dividido pela sua valência. O equivalente é a quantidade de um íon que pode ser substituído ou combinado com um átomo de hidrogênio (PA = 1). A palavra "equivalente" vem daí: a quantidade de um íon que "equivale" a um grama de H^+.[1] É sempre mais adequado expressar a concentração das substâncias em miliequivalentes pois as concentrações químicas nos líquidos orgânicos são geralmente baixas. No caso de íons monovalentes, 1 mmol é igual a 1 mEq; um íon divalente reage com dois íons monovalentes; portanto, 1 mmol corresponde a 2 mEq; se for de valência 3, um mmol fornece 3 mEq. O melhor exemplo para mostrar que as reações não são peso a peso está no soro humano: aí há aproximadamente 3.500 mg/L de cátions e 75.000 mg/L de ânions, o que corresponde a 150 mEq de cátions e 150 mEq de ânions, tornando as soluções eletricamente neutras (princípio da eletroneutralidade).[1,3] Alguns eletrólitos, como o cálcio e o fósforo, devem ser preferencialmente registrados em milimoles por litro (mM/L) e não em miliequivalentes por litro (mEq/L). O fósforo está distribuído no soro na forma de sais de diferentes valências (não hidrogenado, mono-hidrogenado e di-hidrogenado); portanto, não se pode atribuir a ele uma única valência.[1]

Para converter de mg/L (p/v) para mEq por litro, é preciso dividir o valor em mg pelo peso atômico e multiplicar pela valência. Ao contrário, se o objetivo é saber quantos mg há em 1 litro, cuja unidade de concentração está em mEq,

26

Capítulo 3

divide-se a miliequivalência em 1 L (valor de mEq/L) pela valência e multiplica-se pelo peso atômico.

$$mg/L \rightarrow mEq/L: [mg/L \div PA] \times \text{Valência}$$

$$mEq/L \rightarrow mg/L: [mEq/L \div \text{Valência}] \times PA$$

Os exemplos a seguir tornam os cálculos mais práticos:

1. A natremia de um paciente é 136 mEq/L. Isso corresponde a quantos mg de Na? Nesse caso, não há necessidade de dividir a miliequivalência pela valência porque esta é uma unidade; multiplica-se por 23, que resulta em 3.128 mg/L ou 3,13 g/L.

2. Uma solução tem 2,4 mg de Mg++ /100 mL. Quantos mEq de Mg++ há na solução? Como há 24 mg/L, esse valor dividido pelo PA do íon (= 24) resulta em 1, que, multiplicado pela valência do Mg, totaliza 2 mEq/L.

3. O soro fisiológico (SF) tem quantos mEq de Na/L? No SF, o Na está na forma de NaCl, que se dissocia em Na^+ e Cl^- (1 mMol = 2 mOsm). Juntos, o Na e o Cl, têm uma massa molar de 58,5 (PA do sódio = 23 + PA do cloro = 35,5). Quanto há de Na, em mEq/L? No SF, há 9000 mg de Na em 1 L (SF 0,9%). Esse valor dividido pela massa molar do NaCl, que é 58,5, e multiplicado pela valência do Na, que é 1, resulta em 154 mEq/L.

4. Solução de KCl 19,1% tem quantos mEq de potássio, sabendo-se que o PA do potássio = 39 e do Cloro = 35,4? A divisão de 191 g/L pela massa molar do KCl (74,4) resulta em 2,5 mEq/mL.

■ Osmolalidade x osmolaridade

São expressões da concentração de solutos, respectivamente, por peso (kg) de água ou por volume da solução (L). Medem o número de osmoles de soluto pela massa de água ou pelo volume. Essas medidas não dependem da natureza da partícula, mas sim do número de partículas dispersas. Uma solução de maior osmolalidade tem mais partículas e menos água por unidade de volume em relação a uma solução de osmolalidade mais baixa. A osmolalidade sérica é um parâmetro biológico que colabora muito para a análise e a condução de diversos distúrbios do estado de hidratação, eletrolíticos e intoxicações exógenas. Nos fluidos corporais, a diferença entre osmolaridade e osmolalidade é desprezível. A proporção de água nos diferentes compartimentos corporais varia grandemente em decorrência de suas respectivas composições, em especial de proteínas, iônica e de lipídeos; a água perfaz aproximadamente 75% do volume celular e 94% do volume plasmático. Por essa variabilidade, o volume não é uma forma tão precisa de indicar a atividade osmótica. Como a osmolalidade expressa o número de osmoles por kg de água, ela é teoricamente preferível ao termo "osmolaridade" (Osmoles por L), pois o volume real de água é menos de 1 L, descontando-se a parte ocupada pelos solutos. Porém,

Hidratação em Pediatria

como a concentração de solutos no compartimento extracelular é baixa, a diferença de osmolaridade e osmolalidade na prática clínica é desprezível.[2,4] Outro aspecto a ser considerado leva em conta o fato de o volume ser uma variável dependente da temperatura; em temperaturas altas, o volume de líquido se expande, e, ao contrário, o volume se contrai com a queda da temperatura. Isso cria uma vantagem para a osmolalidade, por estar relacionada com a massa de água, e não com o volume. Essa vantagem pode ser valorizada mais no âmbito de experimentos laboratoriais que guardam resultados em uma faixa estreita de variação, e não para o uso clínico, nos compartimentos biológicos.

Tanto a osmolalidade como a osmolaridade informam sobre a concentração de solutos, cada qual por suas respectivas unidades e, portanto, são informações relacionadas à pressão osmótica da solução. Esses solutos incluem os que são difusíveis e os não difusíveis. A pressão osmótica de uma solução é a determinante de como um solvente se difundirá por meio de uma membrana semipermeável (movimento osmótico) que separa dois ambientes com concentrações osmóticas diferentes. A água se desloca de um compartimento de osmolalidade mais baixa para uma de osmolalidade mais elevada, conforme apresentado à frente deste capítulo. O movimento de água entre dois compartimentos é determinado por forças osmóticas e por forças hidrostáticas. A pressão osmótica é derivada da osmolaridade. E a osmolaridade é proporcional à concentração molar do soluto, do número de partículas dissociadas e ao coeficiente osmótico. Este último é próximo da unidade (1) para a maioria dos solutos fisiológicos em baixas concentrações e maior para proteínas. A Tabela 3.1 apresenta os coeficientes osmóticos de alguns solutos.

Tabela 3.1 Peso molecular (PM) e coeficiente osmótico de alguns solutos em condições fisiológicas.		
Substância	**PM**	**Coeficiente osmótico**
NaCl	58,5	0,93
KCl	74,5	0,92
$NaHCO_3$	84	0,96
$CaCl_2$	111	0,86
$MgCl_2$	95,2	0,89
$MgSO_4$	120	0,58
HCl	36,6	0,95
NH_4Cl	53,5	0,92
$NaNO_3$	85	0,90
Albumina	66.000 a 69.000	$\approx 1,5$
Glicose	180	≈ 1
Sacarose	342	≈ 1
Maltose	342	≈ 1
Lactose	342	≈ 1

$\approx$: aproximadamente.

Fonte: Adaptada de Delatorre P, 2015.

Especula-se que a osmometria possa produzir resultados diferentes entre a osmolalidade obtida do sangue total em comparação ao plasma. O sangue total tem um caráter mais heterogêneo do que o plasma, com uma viscosidade maior do que a plasmática, e contém partículas, como xenobióticos, que podem reduzir o ponto de congelamento, com consequente aumento na determinação da osmolalidade. Isso se faz ainda mais evidente quando o volume da amostra de sangue obtida é pequeno.[5-7]

Osmolalidade efetiva e osmolalidade calculada

Pode-se dizer que a osmolalidade e a osmolaridade são propriedades da solução unicamente, pois consideram o número de partículas por massa de água (ou de volume), enquanto a osmolalidade efetiva (também denominada "tonicidade") considera a capacidade de desenvolver pressão osmótica efetiva, e, portanto, é propriedade do sistema solutomembrana. A osmolalidade efetiva é a medida do gradiente da pressão osmótica entre duas soluções ou dois compartimentos biológicos separados por uma membrana semipermeável. Assim, a tonicidade é a pressão determinante da direção e do grau de difusão da solução.[8,9] São osmóis efetivos os solutos que têm a capacidade de exercer uma força osmótica na membrana celular, provocando um movimento de água para dentro ou para fora das células. Os principais osmóis efetivos do espaço extracelular são o sódio (Na), o cloro (Cl), a glicose e o nitrogênio ureico (BUN = *blood urea nitrogen*). Em concentrações séricas normais, a glicose é ineficaz para promover desvios de água de um compartimento para outro por ser captada pela célula por mecanismo de transporte ativo; mas em situações patológicas de hiperglicemia, exerce um poder osmótico importante. Se houver uma correção indevidamente rápida da cetoacidose diabética, por exemplo, com queda abrupta da glicemia, pode haver desvio de água do extracelular para o intracelular, com consequente edema celular (cerebral).[8] Todavia, alguns solutos passam a membrana celular de acordo com seu gradiente de concentração e acabam não exercendo força osmótica efetiva. São exemplos, a ureia e o etanol.

Com isso, há uma possibilidade prática de se calcular a pressão osmótica plasmática utilizando-se de uma fórmula clássica, conhecida como fórmula de Weisberg:

$$PmOsm (kg\ H_2O) = 2 \times [Na]_{plasm} + glicose/18 + BUN/2,8$$

ou

$$PmOsm (kg\ H_2O) = 2 \times [Na]_{plasm} + glicose/18 + Ureia/6$$

O valor do Na é expresso em mEq e é multiplicado por dois por sua ligação com os ânions. A glicose é habitualmente apresentada por sua concentração em mg% e, por isso, dividido por 1/10 de seu peso molecular (18 em vez de 180). O BUN também é dividido pelo décimo do peso atômico de seus dois átomos de nitrogênio. Facilitando ainda mais, considera-se que a glicose e o BUN juntos contribuam com aproximadamente 10 mOsm/Kg de água.[4] Embora a ureia participe da osmolalidade em seu valor absoluto, não tem papel na osmolalidade efetiva, pois passa livremente pela membrana celular. Dessa forma, em situações de normalidade dos valores das respectivas substâncias, a fórmula pode ser resumida a:

$$PmOsm \ (kg \ H_2O) = 2 \times [Na]_{plasm} + 10$$

Assim, fica evidente que o Na e seus respectivos ânions são os grandes representantes dos osmóis efetivos plasmáticos. A osmolalidade média do plasma de um indivíduo normal é 285 mOsm/kg de água (de 280 a 295), que é igual à soma das osmolalidades de todos os solutos plasmáticos.[2,8,10]

Reforçando a ideia de que, na prática clínica, a diferença dos valores da osmolaridade e da osmolalidade é mínima a ponto de ser possível usar as medidas indistintamente, cabe aqui ressaltar que, nas fórmulas apresentadas anteriormente, há imprecisões. No cálculo da osmolalidade (em mOsm/kg água), o valor usado do sódio é a sua concentração por volume sérico, e não por volume de água plasmática. A concentração real do sódio na água plasmática é 6% maior, pois o soro é constituído por 94% de água e o Na se difunde apenas na fase aquosa do plasma. Outro dado que interessa teoricamente é que a multiplicação do Na por 2 na fórmula é um artifício, pois não considera o real coeficiente de dissociação do NaCl, que não é total. Como nem todo NaCl está dissociado, seria mais correto usar um outro valor para multiplicar. Têm sido propostos valores de 1,75, 1,86, 1,89 e 1,90. Além disso, na equação não constam os valores de K^+, Ca^{++}, Mg^{++} e moléculas orgânicas (creatinina, ácido úrico, aminoácidos), mas suas participações contribuem pouco para o resultado final da osmolalidade calculada.[11]

No sentido de minimizar essas imprecisões, muitas equações para osmolalidade são propostas. As duas fórmulas supramencionadas são bem consagradas e adequadas para uso. Mas há estudos que não as consideram as de melhor acurácia. A equação que mostra menor desvio entre a osmolalidade medida e a calculada (menor *gap* osmolar) é a proposta por Khajuria e Krahn:[12]

$$1,86 \ (Na + K) + 1,15 \ (Glicose/18) + (Ureia/6) + 14$$

Outras fórmulas também são adequadas para cálculo,[13] mostrando excelente acurácia. Entre elas, estão:

$$2 \ (Na + K) + (Glicose/18) + (Ureia/6)$$

$$2 \ Na + 1,15 \ (Glicose/18) + (Ureia/6)$$

Uma diferença entre a osmolalidade plasmática calculada e a osmolalidade plasmática medida (denominada "*gap* osmolar"), que supere 10 mOsm/Kg de água (algumas publicações consideram valores maiores, entre 10 e 20 mOsm/kg de água), sugere a presença de um agente adicional osmoticamente ativo, como o manitol, ou levanta a possibilidade de hiperlipidemia bem como situações graves de choque, com acidose lática.[14,15] Portanto, a demonstração de um *gap* osmolar alto pode ser útil como um meio de reconhecer intoxicação por ingestão de diferentes álcoois (etanol, etilenoglicol, metanol).[8,16]

Pressão osmótica (π)

Passagem de um solvente puro de uma solução para outra por meio de uma membrana semipermeável (ou seja, que não permite a passagem do soluto). Este fenômeno ocorre por uma diferença energética entre a solução e o solvente puro em busca de uma situação de equilíbrio de energia mínima. Em outros termos, o fluxo do solvente tenta igualar as concentrações das duas soluções separadas pela membrana semipermeável. A π é a pressão que deve ser aplicada à solução para impedir o fluxo do solvente da solução menos concentrada para a mais concentrada. Ela depende do potencial químico e da capacidade de fluxo do solvente (água) entre dois compartimentos hídricos. À medida que o potencial químico das moléculas de água encontra o equilíbrio entre dois compartimentos justapostos e separados pela membrana semipermeável, não há um volume resultante que flua de um lado para o outro. Encontrou-se o equilíbrio, pois a osmolalidade dos dois compartimentos é a mesma. No organismo humano, se a concentração sérica do sódio ou da glicose aumentarem, a água passará do compartimento intracelular para o extracelular; ao contrário, em uma situação de hiponatremia, a água fluirá do espaço extracelular para o intracelular, até atingir o equilíbrio osmótico.

A determinação da π é um procedimento essencial no estudo dos sistemas de membrana. A pressão osmótica para soluções eletrolíticas mais simplificadas do que as dos compartimentos biológicos pode ser calculada por meio da equação de Van't Hoff, que é a seguinte:

$$\pi = v.c.RT$$

Onde: π = pressão osmótica; v = número de íons em sais dissociados (p. ex., NaCl = 2, $CaCl_2$ = 3); c = concentração molar do soluto; R = constante do gás; T = temperatura.

Como a constante gasosa e a temperatura não sofrem alterações em condições determinadas, π é proporcional à concentração molar.[16]

A rigor, a pressão osmótica é essencialmente a mais importante informação biológica e bioquímica de um processo mais abrangente que se pode denominar "processo osmótico", mas é preciso entender que, além da pressão osmótica, esse processo envolve outras variáveis também. Uma dessas variáveis é a força exercida sobre a membrana. Essa discussão propiciou que outros estudos se voltassem para compreender o processo osmótico como resultante de uma rede mais complexa de determinantes.[2,17]

Hidratação em Pediatria

Pressão coloidosmótica (π_p)

Pressão osmótica exercida pelas proteínas plasmáticas. A pressão osmótica absoluta exercida pelas proteínas plasmáticas é baixa em relação à pressão osmótica total (aproximadamente 22 a 28 mmHg e 5.500 mmHg, respectivamente).[18,19] Esse valor de normalidade aplica-se tanto para adultos como para crianças saudáveis, inclusive as menores de 1 ano. Entretanto, há de se considerar que recém-nascidos pré-termos saudáveis ou doentes podem ter um valor mais baixo de π_p.[20]

A π_p desempenha um papel importante no balanço hídrico transcapilar. A albumina é a principal determinante da π_p, mas as globulinas e o fibrinogênio também desempenham papel significativo. A albumina é a proteína mais abundante no plasma humano e, do ponto de vista fisiológico, a manutenção da pressão oncótica e a proteção da integridade da barreira endotelial pela sua interação com o glicocálice (ver adiante, neste capítulo) podem ser consideradas suas principais funções, já que têm um papel fundamental na distribuição fluídica entre os compartimentos vascular e extravascular. O interstício comporta aproximadamente 60% do teor total de albumina, e os restantes 40% estão no espaço vascular. Apesar de sua concentração plasmática ser de aproximadamente 40 g/L, o que corresponde a aproximadamente 50% a 60% do total proteico, ela é responsável por 75% a 80% da π_p por ter uma massa molecular relativamente baixa.[21] O peso molecular da albumina é de 66,5 kD, menos da metade da gamaglobulina (160 kD), por isso a atividade osmótica da albumina por unidade de peso é aproximadamente 2,3 vezes maior do que a da gamaglobulina.[22] Além desse efeito direto na π_p pelas suas características moleculares, a albumina retém íons Na de acordo com o efeito de Donnan, visto a seguir neste capítulo, incrementando a sua atividade osmótica em até 50%. A π_p imposta pelas globulinas depende do peso molecular das moléculas.

Fibrinogênio é uma proteína de adesão ao plasma de alto peso molecular e, por isso, influencia a π_p menos do que a gamaglobulina e a albumina. Concentrações plasmáticas mais elevadas de fibrinogênio são encontradas em situações patológicas diversas e os produtos de sua degradação também se associam a processos inflamatórios. Demonstra-se que tanto o fibrinogênio não degradado como seus produtos de degradação e sua interação com a trombina aumentam a permeabilidade vascular, o que é visto em muitas doenças. Em níveis patologicamente elevados, o fibrinogênio aumenta a permeabilidade das células endoteliais pela formação de lacunas nos espaços intercelulares. Uma das consequências de interesse para o contexto atual é que essas alterações conformacionais na junção firme (*tight junction*) e na *zona ocludens* entre as células endoteliais contribuem para o vazamento da albumina da região da microvasculatura para o interstício.[23,24] A consequência desse aumento da permeabilidade à albumina em muitas situações clínicas é justamente a queda da π_p.

A determinação da π_p não é realizada na prática clínica habitualmente. Como a concentração de albumina é a principal determinante da π_p em condições fisiológicas, assume-se que as alterações da concentração dessa proteína,

Capítulo 3

frequentemente vistas em diversas doenças, expliquem a baixa π_p. Mas, conforme π_p cai por queda da albumina, muitas vezes os aumentos de outras frações proteicas, como gama e alfaglobulinas, conseguem manter a pressão oncótica.

Pode-se, por fim, dizer que a π_p é uma variável dependente da molaridade ou molalidade da proteína, do efeito Donnan (atração iônica pelas proteínas não permeáveis), de interações proteicas e do pH.[25]

Equilíbrio de Gibbs Donnan

Fenômeno que se relaciona com a distribuição desigual de partículas carregadas em cada lado de uma membrana semipermeável. Essas partículas carregadas não se distribuem de maneira uniforme. Há uma distribuição assimétrica de cátions e ânions entre os espaços extracelular e intracelular. O equilíbrio de Donnan é obtido quando duas soluções com diferentes concentrações separadas por uma membrana semipermeável atingem um equilíbrio de suas concentrações, o que não significa concentrações iguais de cada soluto. Se um soluto for permeável à membrana (p. ex., NaCl), este se difundirá do compartimento de maior concentração para o de menor concentração e o equilíbrio será encontrado quando os dois ambientes tiverem a mesma concentração. Mas nem todos os solutos são permeáveis. O acréscimo de um soluto impermeável e com carga elétrica em um dos lados da membrana determinará um novo estado de equilíbrio. Após se estabelecer um equilíbrio termodinâmico, os íons serão desigualmente distribuídos em cada lado da membrana. Portanto, na presença de um soluto impermeável, a concentração de cada soluto na solução não ficará igual.[26] A concentração do soluto com carga negativa (um ânion), impermeável na solução, segurará íons com carga positiva (cátions) nesse compartimento e diminuirá a entrada de ânions. Por isso, haverá desigualdades iônicas mesmo de elementos difusíveis, no estado de equilíbrio. Um exemplo clássico de soluto não difusível é o das proteínas (Figura 3.1). A soma das concentrações de íons difusíveis em um compartimento que contém ânions proteicos é maior do que no outro compartimento. Esse processo fisiológico que considera a distribuição assimétrica de cátions e ânions é denominado "equilíbrio de Donnan" ou "fenômeno de Donnan". Assim, o equilíbrio de Donnan é o equilíbrio obtido entre os íons que atravessam a membrana semipermeável e os solutos que não a atravessam; as composições no equilíbrio são determinadas tanto pelas concentrações dos íons como por suas cargas.[27]

Considere-se um determinado cátion permeável X^{n+} em uma solução A que está separada de outra solução B por uma membrana semipermeável. Estabeleceu-se um equilíbrio pela difusão do referido íon da solução A para a B. Na presença de uma substância não permeável na solução A, a concentração de X^{n+} será desigual nas duas soluções. A razão das concentrações de X^{n+} nas soluções A e B é igual à razão inversa das concentrações dos ânions permeáveis, representados por Y^{n-}. O coeficiente de distribuição (λ) pode ser determinado pela seguinte fórmula:[26]

$$\lambda = \{ [X^{n+}]_A \div [X^{n+}]_B \}^{1/n} = \{ [Y^{n-}]_B \div [Y^{n-}]_A \}^{1/n}$$

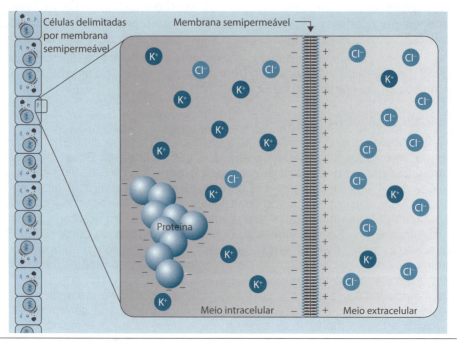

Figura 3.1 Representação esquemática simplificada do equilíbrio de Donnan. No meio intracelular, a presença de um soluto impermeável à membrana celular (proteína), com carga negativa, retém cátions (K$^+$) e limita a entrada de ânions (Cl$^-$), resultando em um equilíbrio mesmo com concentrações assimétricas dos íons nos ambientes intra e extracelular.

Fonte: Desenvolvida pela autoria. Ilustração de Bruno Garcia S. Favaretto.

O equilíbrio de Donnan regula o fluxo de solutos (íons e moléculas) entre os espaços intracelular e extracelular. Considere uma célula com uma determinada concentração de uma molécula negativamente carregada (p. ex., uma proteína específica) não transportada pela membrana celular. Isso gera um ambiente com carga elétrica negativa, que buscará um equilíbrio de carga elétrica entre os dois compartimentos, intracelular e extracelular. A concentração do soluto aniônico impermeável mais elevada em um compartimento provoca uma retenção de cátions difusíveis e gera uma pressão osmótica, referida como pressão oncótica. A osmolalidade é maior no ambiente com solução contendo mais íons impermeáveis. Quando todos os íons permeáveis estiverem em equilíbrio, o equilíbrio de Donnan é obtido, ou seja, em um momento em que o fluxo iônico é nulo. Não se pode dizer que não existe corrente elétrica, pois esta é sempre mantida. Porém, a resultante de todas as densidades de corrente elétrica é nula, o que gera o potencial de repouso da membrana celular.

Lei da eletroneutralidade

Não há acúmulo de quantidades significativas de cargas elétricas nos sistemas biológicos orgânicos, pois isso acarretaria diferenças muito altas de potencial elétrico nos tecidos. Sendo assim, sempre que um cátion é absorvido, outro deve ser eliminado ou um ânion ser reabsorvido. A soma das cargas negativas dos ânions é igual à soma das cargas positivas dos cátions. O plasma tem 154 mEq/L de cátions e 154 mEq/L de ânions. A dinâmica imposta nas concentrações iônicas necessária ao equilíbrio da eletroneutralidade resulta em padrões eletrolíticos que permitem a classificação das acidoses metabólicas, por meio dos chamados "ânions *gap*" (ver adiante neste capítulo e também no capítulo 12 – "Acidose Metabólica").[28] A lei da eletroneutralidade foi aplicada no conceito da diferença de íons fortes.

Diferença de íons fortes (frequentemente abreviado como SID, das iniciais em inglês *strong ion difference*)

Esse conceito tem por base a lei da eletroneutralidade. É a diferença entre ânions e cátions totalmente dissociáveis. Para fins práticos, os constituintes que entram na equação são o Na, K, Ca e Mg (cátions) e o Cl e lactato (representantes aniônicos). Cargas de cátions fortes excedem a de ânions fortes, de modo que o valor obtido com essa diferença (cátions – ânions) é de 40 a 42 mEq/L. Essa diferença denomina-se "diferença de íons fortes" ou, mais rigorosamente, de "diferença de íons fortes aparente" (SIDa), pois há alguns ânions presentes que não estão medidos.[29,30] Respeitando-se o princípio da eletroneutralidade, os constituintes que preenchem a diferença de ânions não mensuráveis são principalmente bicarbonato, a quantidade total de ácidos fracos e, destes, a albumina é a mais representativa. O valor da diferença de íons fortes deve ser contrabalanceado por uma carga de igual intensidade, porém oposta (portanto, -40 mEq/L), ao qual se denomina "diferença de íons fortes efetivos" (SIDe). O percentual de participação nessa diferença é determinado principalmente pelas proteínas dissociadas, como a albumina (que representa ± 78%) e fosfato (± 20%).[29] No equilíbrio acidobásico, com pH = 7,4 e PCO_2 = 40 mmHg, entende-se que SIDa e SIDe tenham o mesmo valor. À medida que o SIDa diminui, há acúmulo de ânions e, portanto, redução relativa da carga positiva. O efeito fisiológico imediato é a geração de prótons para restabelecer o equilíbrio de carga, o que gera aumento da acidez.[29,31]

Em situações normais, a diferença [SIDa – SIDe] é zero. Quando existe uma diferença, diz-se que há um *gap*. Portanto, reconhece-se que na presença de um *gap* de íons fortes (*strong ion gap*, SIG), devem estar presentes ânions não mensurados, como o sulfato, citrato, piruvato, gluconato, acetato, cetoácidos, entre outros. Portanto, o SIG reflete a contribuição de ânions não identificados para o SID. A pressão parcial de CO_2, a concentração sérica dos ácidos fracos e o SID são variáveis independentes que participam da determinação do pH sanguíneo, de acordo com a teoria proposta por Peter Stewart, em 1983, a respeito do equilíbrio acidobásico. Mas os papéis prognósticos do SID e do SIG não estão bem estabelecidos.[32]

Ânion *gap*

O conhecimento do que é ânion *gap* (também dito como hiato ou intervalo iônico) e a importância de sua interpretação são essenciais à prática médica no

Hidratação em Pediatria

que se relaciona à abordagem dos distúrbios hidroeletrolíticos e acidobásicos. Ânion *gap* é um valor que reflete o acúmulo de ânions habitualmente não mensurados no soro (albumina, ácidos orgânicos) e isso se consegue obtendo-se a diferença entre um cátion rotineiramente medido (Na^+) e os ânions rotineiramente medidos (Cl^- e $HCO3^-$), conforme esquematizado na fórmula a seguir.

$$AG = [Na^+] - [Cl^- + HCO_3^-]$$

A necessidade de se manter a eletroneutralidade torna a carga elétrica fornecida pelos cátions no plasma igual à de ânions. Os cátions são representados pelo sódio (o potássio e outros cátions não são habitualmente incluídos no cálculo, pois suas interferências são muito pequenas), e os ânions são representados, principalmente, pelo cloro e bicarbonato. Porém, há outros ânions, que não são dosados habitualmente, mas que contribuem para a fração aniônica do plasma: proteínas; fosfato; sulfato; e os ácidos orgânicos lactato, urato e citrato. Quando se subtrai a somatória de Cl com HCO_3^- do valor do Na, não há satisfação da lei da eletroneutralidade. Ou seja, a subtração não resulta em zero. Conclui-se que há uma quantidade de cargas negativas não mensuradas, que são as determinantes do ânion *gap*. Como exemplo, uma situação de Na sérico igual a 140 mEq/L, um cloro de 106 mEq/L e bicarbonato de 24 mEq/L. A equação final resultaria em 10. Essas 10 unidades são compostas por ânions não quantificados nos exames de sangue rotineiros. A variação normal do ânion *gap* é, em geral, aceita como de 12 ± 2,[28,33] embora outros valores de normalidade sejam apresentados.[15,34] É preciso chamar a atenção para o fato de que diferentes técnicas analíticas utilizadas em variados serviços possam resultar em faixa normal diferente.[14,35-37]

Em situação em que ocorre queda da concentração de bicarbonato e a concentração de cloro permanece constante, a eletroneutralidade será mantida graças ao aumento de algum outro ânion que, em condições normais, não está presente no plasma ou está em quantidades mínimas. Os fosfatos e as proteínas não podem ser responsabilizados pela compensação da eletroneutralidade porque não sofrem variações importantes em curto prazo. Os ânions que mais se destacam nessa situação são o lactato (acidose lática), beta-hidroxibutirato (aumenta em cetoacidose), ácidos orgânicos e outros menos frequentes, como oxalato, glicolato e ácido fórmico. Esta situação em que a concentração de cloro permanece inalterada junto à queda de bicarbonato e a eletroneutralidade é mantida às custas de outros ânions é denominada "acidose normoclorêmica" e o ânion *gap* aumenta. Por sua vez, nas situações em que há perda de bicarbonato, não há retenção de ânions anômalos e a eletroneutralidade é mantida pelo aumento da reabsorção renal do cloro. Portanto, a acidose é hiperclorêmica, e o *gap* aniônico fica normal. O exemplo mais clássico desta situação é a acidose metabólica por perda entérica de bicarbonato nas síndromes diarreicas. Mas ocorre também em alguns tipos de acidoses tubulares renais, situação que apresenta perda de bicarbonato pela urina por falha de sua reabsorção nos túbulos renais.[38] Em uma breve revisão, o processo fisiológico

Capítulo 3

de reabsorção do cloro envolve genes SLC24 e SLC26, expressos em células intercaladas dos tipos A e B (alfa e beta); as células B, presentes em túbulos contornados proximal e distal, secretam bicarbonato e reabsorvem Cl. Mas o cloro é reabsorvido também por mecanismo passivo (via paracelular) e transporte ativo nas membranas apical e basolateral das células, mecanismos fisiológicos influenciados pela diferença de íons fortes e pela pressão parcial de CO_2.[39,40]

Uma acidose metabólica com um ânion *gap* elevado significa que há aumento na produção de ânions não mensurados (ácidos orgânicos), e não do cloro. Não reflete exatamente uma perda real de bicarbonato, mas essa base está consumida por se combinar com os ácidos orgânicos formados. A redução do bicarbonato sérico não se acompanha de elevação do cloro. Portanto, o ânion *gap* se eleva. Com isso, pode-se concluir que existe uma correlação entre a elevação do ânion *gap* e o acúmulo de ácidos orgânicos. São exemplos, a acidose lática, a cetoacidose diabética e, com menor incidência, as intoxicações por ácido salicílico, intoxicação alcoólica e doenças metabólicas que cursam com acúmulo de ácidos orgânicos. Acidose metabólica com ânion *gap* elevado acompanhado de hiperamonemia é um achado característico de erro inato do metabolismo envolvendo os ácidos orgânicos.[41,42] Há de se destacar que, no âmbito clínico, algumas vezes pode haver sobreposição de causas que resultam em ânion *gap* normal e aumentado. Exemplo mais clássico é a acidose metabólica decorrente de perda entérica de bicarbonato pela síndrome diarreica secretora (ânion *gap* normal) em um paciente que evoluiu para septicemia e hipoperfusão, com acidose lática associada.

Dois aspectos merecem consideração. O primeiro refere-se à inclusão ou não do potássio no cálculo do ânion *gap*. Esse íon era incluído no cálculo algum tempo atrás, mas pelo seu pouco impacto no resultado final, acabou sendo excluído. Entretanto, pode proporcionar uma variação importante no resultado do ânion *gap* em casos de hiperpotassemia considerável, superior a 6 mEq/L. Como essa situação não se mostra frequente, o íon acabou por ser excluído do cálculo. O segundo aspecto diz respeito às situações de hipoalbuminemia. A albumina sérica é o principal componente dos chamados "ânions não mensuráveis"; portanto, condições clínicas que ocasionam sua redução ou elevação séricas podem comprometer o resultado do ânion gap. A hipoalbuminemia diminui o ânion *gap* em até 2,5 mEq/L para cada grama a menos na concentração de albumina e a hiperalbuminemia o aumenta na mesma proporção.[36] O ânion *gap* corrigido pode ser calculado pela equação proposta por Figge *et al.*,[43] em 1998, apresentada a seguir:

AGc = AG + 0,25 × (albumina normal – albumina medida g/L)

AGc = ânion gap *corrigido. Nota: se albumina estiver em g%, usar o fator multiplicador igual a 2,5.*

Idealmente, essa correção deveria ser feita pelo próprio laboratório e não pelo médico-assistente, pois o fator de multiplicação (0,25) sofre modificações com as alterações do pH e a consequente alteração da carga elétrica da albumina circulante. Mas a fórmula é bem satisfatória para fins clínicos e aumenta a sensibilidade de se diagnosticar uma acidemia lática.[36]

Mais informações sobre ânion *gap* e ânion *gap* corrigido são publicadas no capítulo 12 – "Acidose Metabólica". A Tabela 12.1, no mesmo capítulo, apresenta as principais causas de acidoses metabólicas com ânion *gap* normal ou elevado.

Teoria de Starling clássica e revista

Descrita pelo fisiologista inglês Ernest H. Starling, publicada em 1896,[44] referente às forças envolvidas no movimento dos fluidos entre os espaços intravascular e extravascular, ao nível dos capilares sanguíneos. De acordo com esta teoria, os fluidos deixam o espaço intravascular na terminação arteriolar do leito capilar, pois aí a pressão hidrostática supera o gradiente osmótico, e os fluidos retornam à rede vascular na região venosa do leito capilar, onde a pressão hidrostática capilar é baixa e as forças osmóticas se sobrepõem, puxando o líquido para essa região. Assim, a taxa de filtração é função de duas forças oponentes: a pressão hidrostática; e a pressão osmótica ao longo dos capilares terminais.[45-46] A teoria de Starling, em sua forma clássica, pode ser representada pela seguinte equação:

$$Ff = CHm \times [(PHcap - PHint) - \sigma (POcap - POint)]$$

Onde: Ff: força de filtração capilar ou fluxo do fluido através da membrana capilar ou força resultante de filtração para uma determinada área; CHm: condutividade hídrica da membrana endotelial; PHcap: pressão hidrostática do capilar; PHint: pressão hidrostática do interstício; σ: coeficiente de reflexão macromolecular da membrana, correspondente ao papel do glicocálice; POcap: pressão osmótica capilar; POint: pressão osmótica intersticial.

A condutividade hidráulica (CHm), também dito "coeficiente de filtração da parede capilar" ou "permeabilidade da parede capilar", é a taxa de filtração imposta por uma determinada mudança na pressão transendotelial e pode ser entendida como a facilidade com a qual a água passa através da parede vascular. É o produto da área da membrana capilar pela permeabilidade à água. É influenciada pelo glicocálice endotelial e pelo próprio endotélio e por forças físicas sobre a parede vascular. Glicocálice, apresentado na sequência neste mesmo capítulo, impõe resistência ao fluxo e assim reduz a CHm, mas também emite sinais para as células endoteliais subjacentes, as quais liberam mediadores que alteram estruturalmente as proteínas juncionais e aumentam a CHm. No conhecimento hoje prevalente, diz-se que o glicocálice é "a chave determinante da permeabilidade da membrana".[47]

A clássica teoria de Starling considera, portanto, que após o fluido ser filtrado na parte final do capilar arterial (↑ PH), ele retorna à região venosa influenciado pela força osmótica e pela baixa pressão hidrostática nesta região, com consequente fluxo hídrico no sentido do interstício para o compartimento vascular (Figura 3.2 A).

Hoje, essa teoria tem sido revista. O melhor conhecimento da ultraestrutura do glicocálice e de sua área subjacente, conhecida como "subglicocálice" (neste capítulo, abreviada como sg), uma zona de baixa concentração de

Conceitos Essenciais em Fluidoterapia

proteína livre (entre o glicocálice e as células endoteliais), foi o que mais contribuiu para a teoria de Starling ser atualizada. Atualmente, reconhece-se que o espaço subglicocálice é o principal determinante do fluxo hídrico transcapilar (Figura 3.2 B).[47,48]

Pelo menos duas considerações são feitas à clássica teoria de Starling. Primeiro, não há reabsorção venosa de fluidos a partir do interstício, exceto em alguns órgãos específicos, como o intestino e os rins, e o fluxo transcapilar que hoje se demonstra é menor do que o previamente sugerido, mesmo levando-se em conta o retorno venoso por via linfática.[46,49] Segundo, a teoria clássica assume que a pressão osmótica intersticial é bem mais baixa do que a pressão osmótica vascular, afirmação não sustentada pelo conhecimento atual. Hoje, sabe-se que a pressão osmótica do interstício aproxima-se à do capilar, pois proteínas plasmáticas difundem-se para o interstício por meio de grandes poros presentes no segmento venular do capilar. A concentração de proteínas no interstício influi no movimento hídrico bem menos do que previamente se admitia.[47,50] Portanto, demonstra-se que a filtração é relativamente independente da pressão coloidosmótica do interstício. Os estudos mais recentes documentam discrepâncias entre as taxas de filtração previstas e as taxas medidas, e essas diferenças foram resolvidas substituindo-se a POint pela POsg, esta última referente à região sg.[47,51] A área sg tem uma concentração proteica baixa e, assim, uma baixa pressão osmótica, o que faz com que a filtração de fluido a partir dos capilares seja baixa.[47]

De acordo com os novos conhecimentos dessa área da fisiologia, a equação foi adaptada da seguinte forma.

$$Ff = CHm\,(PHcap - PHint) - \sigma\,(POcap - POsg)$$

Onde: Ff: força de filtração capilar; POsg: pressão osmótica na área subglicocálice (sg); σ: coeficiente de reflexão osmótica do glicocálice.

A primeira parte da equação (PHcap – PHint) evidencia o papel da força hidrostática resultante das forças hidrostáticas oponentes entre o capilar e o interstício. A segunda parte [σ (POcap – POsg)] refere-se às pressões osmóticas do capilar e do espaço subglicocálice; como esta última é muito baixa, grosseiramente o resultado final desta segunda parte da equação fica igual ao valor da POcap. Ainda mais, o valor do coeficiente de reflexão osmótica do glicocálice é praticamente 1 (0,75 a 0,95), graças ao baixo nível de ligação proteica na barreira endotelial, o que confere à segunda parte da equação um valor próximo ao da POcap.[46]

O aumento da PHint ou da POcap relaciona-se com aumento do volume intravascular. Nesta situação, mais fluidos podem ser infundidos e, em geral, soluções cristaloides e coloides teriam os mesmos efeitos expansores. Por sua vez, o aumento da PO na região sg traz uma situação em que a expansão volumétrica é prejudicial, pois o fluido se move para o interstício mesmo em uma baixa PH luminal, com piora ou instalação de edema. Na primeira situação, o glicocálice endotelial está intacto e a PO da região subglicocálice é mínima; neste caso, os coloides infundidos permanecem no espaço intraluminal, propiciando uma expansão volumétrica sustentada; as soluções cristaloides também expandem o vascular, mas pode-se atribuir a desvantagem de diminuir a pressão oncótica pela diluição das proteínas séricas, mas somente nas situações de euvolemia. Em baixa pressão capilar (p. ex., hipovolemia), expansão com soluções cristaloides é bem efetiva.[52] Na segunda situação, a POsg aumentou porque houve dano do glicocálice (traumas, sepse, hemorragias) e a PO intersticial aumenta (e aumenta a POsg). A eficácia de qualquer fluido para expandir volume plasmático diminui. A PO elevada do interstício impede que expansores coloidais permaneçam no intravascular por mais tempo, pois essas partículas infundidas estão livres para se deslocar para o interstício, agravando a já elevada PO intersticial.

A discussão e o melhor conhecimento das forças de Starling ganham importância principalmente ao se abordarem os efeitos nas medidas de ressuscitação volêmica utilizando-se de soluções coloides e cristaloides, conforme apresentado neste livro, nos capítulos 8 – "Soluções Utilizadas em Fluidoterapia Endovenosa: I. Soluções Cristaloides" e 9 – "Soluções Utilizadas em Fluidoterapia Endovenosa: II. Soluções Coloides", nos quais se discutem as soluções utilizadas em hidratação venosa.

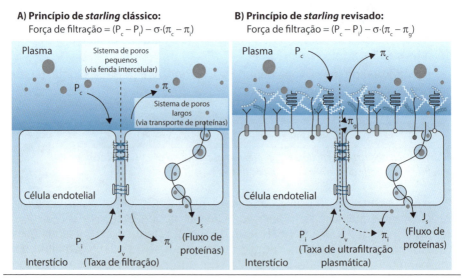

Figura 3.2 Representação esquemática do princípio de Starling clássico (A) e revisado (B). Mecanismos fisiológicos são explicados no corpo do capítulo.

Pc: pressão capilar; Pi: pressão intersticial; π_c: pressão osmótica capilar; π_i: pressão osmótica intersticial; π_g: pressão osmótica da região subglicocálice.

Fonte: Adaptada de Levick JR; Michel CC, 2010. Ilustração de Bruno Garcia S. Favaretto.

Glicocálice

Rede de proteoglicanos, glicosaminoglicanos (GAG), glicoproteínas e proteínas plasmáticas aderentes ligada à face luminal da membrana das células endoteliais vasculares, com penetração na parede vascular, em uma espessura que varia de 0,2 a 2 μm. O glicocálice é carregado negativamente e considera-se que sua estrutura seja frágil, pois pode ser danificada por vários estímulos infecciosos, volumétricos e metabólicos. É uma estrutura essencial à homeostase vascular, já que constitui uma barreira endotelial imunológica e mecânica, inibe a adesão plaquetária e leucocitária na parede vascular e tem um importante papel fisiológico em controlar o desvio de fluidos, conforme apresentado no item anterior neste capítulo (teoria de Starling clássica e revista). A sua espessura e a sua estrutura não são uniformes em todos os territórios orgânicos: variam entre os diferentes órgãos ou regiões orgânicas e entre as diferentes localizações vasculares.[53,54]

Os proteoglicanos são um grupo de proteínas de diferentes tipos, destacando-se o syndecan (subtipo 1), com configuração que perpassa a membrana apical da célula endotelial, e o glypican (glicosilfosfatidilinositol), aderido à membrana. O Syndecan-1 merece destaque porque é o produto mais utilizado nas pesquisas científicas que avaliam a degradação do glicocálice.

Os GAG são constituídos por heparan sulfato (pelo menos 50% do total de glicosaminoglicanos do glicocálice), sulfato de condroitina, sulfato de dermatan, sulfato de queratan e ácido hialurônico. Com exceção deste último, as demais cadeias de glicosaminoglicanos são aderidas aos proteoglicanos em uma ligação covalente, formando uma rede. O ácido hialurônico liga-se a outras GAG e não se apresenta na forma sulfatada e, portanto, não tem carga eletrostática. E tem um papel importante em se ligar a receptores CD44 das membranas celulares, reter água no glicocálice e estabilizar a estrutura da rede.

Glicoproteínas são moléculas de adesão endotelial com funções variadas que incluem o papel de receptores na sinalização intercelular, na fibrinólise e na coagulação.

As proteínas plasmáticas interagem com os GAG e, entre elas, estão a albumina, o fibrinogênio, a fibronectina e a antitrombina III (inibidor da trombina). A albumina, embora apresente uma carga total negativa em pH de 7,4, tem uma natureza anfotérica, o que lhe permite ligação firme com o glicocálice (Figura 3.3).[54]

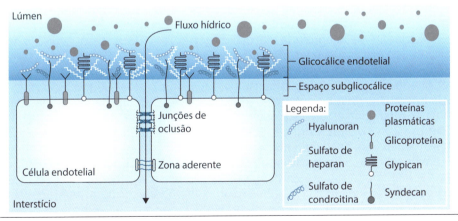

Figura 3.3 Representação esquemática do glicocálice endotelial e de alguns de seus componentes e da região subglicocálice.
Fonte: Adaptada de Milford EM; Reade MC, 2019. Ilustração de Bruno Garcia S. Favaretto.

Hidratação em Pediatria

De maneira geral, as principais funções hoje reconhecidas e atribuídas ao glicocálice são sua participação fundamental na homeostase vascular e na regulação da permeabilidade vascular, sua influência na interação entre as células sanguíneas e a parede vascular e controlar o microambiente. Exerce proteção das células endoteliais das desvantagens do atrito provocado pelo fluxo sanguíneo e repelem as hemácias para não aderirem às células endoteliais; promove a ligação com diferentes substâncias e enzimas, com variados papéis fisiológicos, como algumas que são sinalizadoras celulares, protegendo o endotélio da ação deletéria de radicais oxidativos como a superoxidodismutase; liga-se a várias substâncias anticoagulantes, e a atividade anticoagulante é ainda estimulada pela participação da heparan sulfato, do sulfato de dermatan e do sulfato de condroitina em diferentes passagens da cascata de coagulação; o glicocálice atenua interação de plaquetas e leucócitos com o endotélio, pela repulsão eletrostática e pela presença de moléculas de adesão de monócitos e polimorfonucleares, principalmente no processo inflamatório.[46] O glicocálice, como já apresentado anteriormente neste capítulo, é um importante determinante da condutividade hidráulica no endotélio, controlando-a diretamente por meio de uma resistência mecânica e indiretamente por meio de ativação de fatores metabólicos (p. ex., óxido nítrico).[55] Entretanto, a superfície endotelial é frágil e pode ser comprometida por muitos estímulos patogênicos. Destruição do glicocálice pode ocasionar extravasamento capilar, edema, agregação plaquetária, exacerbação do processo inflamatório, aumento do processo de coagulação e falha na resposta vascular. É a base para compreender aspectos relacionados à patogênese da septicemia, da síndrome inflamatória sistêmica, do traumatismo e de distúrbios volêmicos e metabólicos e, consequentemente, essencial para a discussão do uso de expansores coloides e cristaloides.[46-47,56] Na sepse, o glicocálice degradado torna-se mais fino e mais esparso, conforme demonstrado em estudos clínicos e experimentais.[53,57] Embora os mecanismos de degradação do glicocálice não estejam bem determinados, estabelece-se que os níveis urinários e plasmáticos de seus produtos de degradação quando elevados podem servir como marcadores de prognóstico.[53,58]

Avaliação da integridade do glicocálice é limitada a pesquisas e ainda muito pouco disponível na prática clínica. O recurso mais utilizado é a determinação de produtos de degradação do glicocálice no plasma e, mesmo assim, o significado clínico da elevação desses produtos não está validado. São usadas mais frequentemente as determinações plasmáticas do syndecan-1, mas também são avaliados os níveis plasmáticos do sulfato de heparan e o sulfato de condroitina.[47,53] Muitos estudos mostram que níveis plasmáticos aumentados de syndecan-1 se associam com quadros sépticos e descompensação hemodinâmica (choque). Da mesma forma, heparan sulfato tem níveis aumentados em pacientes cirúrgicos, sépticos ou com ventilação mecânica em relação aos controles. Derivados do ácido hialurônico podem ser demonstrados tanto no plasma como na urina e revelam-se aumentados em pacientes com quadro séptico e não em pacientes com traumatismo grave.[59]

Capítulo 3

Referências bibliográficas

1. Hays RM. Dinâmica da água e eletrólitos orgânicos. In: Maxwell MH, Kleeman CR. Clínica das alterações hidroeletrolíticas: 3. ed. R. Janeiro: Guanabara Koogan, 1981; p.1-26.
2. Hill LL. Body composition, normal electrolyte concentrations, and the maintenance of normal volume, tonicity, and acid-base metabolism. Pediatr Clin N Am. 1990;37(2):241-56.
3. Marcondes E. Desidratação. São Paulo: Sarvier, 1976; p.333.
4. Humes HD. Disorders of water metabolism. In: Kokko JP, Tannen RL. Fluids and electrolytes. W.B. Saunders Company: Philadelphia, 1986; p.118-49.
5. Cheuvront SN, Kenefick RW, Heavens KR, Spitz MG. A comparison of whole blood and plasma osmolality and osmolarity. J Clin Lab Anal. 2014;28(5):368-73. doi:10.1002/jcla.21695.
6. Sollanek KJ, Kenefick RW, Cheuvront SN. Importance of sample volume to the measurement and interpretation of plasma osmolality.J Clin Lab Anal. 2019;33(3):e22727. doi:10.1002/jcla.22727.
7. Delatorre P. Biofísica para ciências biológicas. João Pessoa: Editora da UFPB, 2015; p.105. ISBN:978-85-237-1010-1.
8. Jain A. Body fluid composition. Pediatrics in Review. 2015;36(40):141-52.
9. Weinberg L, Collins N, van Mourik K, Tan C, Bellomo R. Plasma-lyte 148: a clinical review. World J Crit Care Med. 2016;5(4):235-50.
10. Blackmer AB. Fluids and electrolytes. In: Buck ML, Manasco KB. PedSap 2018 Book 2. Fluids/Electrolytes/Nutrition. American College of Clinical Pharmacy. 2018;7-26.
11. Saxton CR, Seldin DW. Clinical interpretation of laboratory values. In: Kokko JP, Tannen RL. Fluids and electrolytes. W.B. Saunders Company: Philadelphia, 1986;3-62.
12. Khajuria A, Krahn J. Osmolality revisited – deriving and validating the best formula for calculated osmolality. Clin Biochem. 2005;38(6):514-9.
13. Martín-Calderón JL, Bustos F, Tuesta-Reina LR, Varona JM, Caballero L, Solano F. Choice of the best equation for plasma osmolality calculation: Comparison of fourteen formulae. Clinical Biochemistry. 2015;48(7-8):529-33.
14. Carlotti APCP. Abordagem clínica dos distúrbios do equilíbrio ácido-base. Medicina: Ribeirão Preto. 2012;45(2);244-262.
15. Sociedade Brasileira de Pediatria, Departamento Científico de Terapia Intensiva. Distúrbios Acidobásicos. Guia Prático de Atualização. 2018;4:1-10.
16. Faria DK, Mendes ME, Sumita NM. The measurement of serum osmolality and its application to clinical practice and laboratory: literature review. J Bras Patol Med Lab. 2017;53(1):38-45.
17. Grattoni A, Merlo M, Ferrari M. Osmotic pressure beyond concentration restrictions. J Phys Chem B. 2007;111(40):11770-5.
18. Guyton AC, Hall JE. Tratado de fisiologia médica. 10. ed. Rio de Janeiro: Guanabara Koogan, 2002.
19. Guthe HJT, Indrebe M, Nedrebe T, Norgård G, Wiig H, Berg A. Intersticial fluid colloid osmotic pressure in healthy children. PLoS One. 2015;10(4):e0122779. doi:10.1371/jornal.pone.0122779.

Hidratação em Pediatria

20. Sussmane JB, Soto M, Torbati D. Plasma colloid osmotic pressure in healthy infants. Crit Care. 2001;5(5):261-4.

21. Michelis R, Sela S, Zeitun T, Geron R, Kristal B. Unexpected normal colloid osmotic pressure in clinical states with low serum albumin. PLoS One. 2016;11(7):e0159839. doi:10.1371/journal.pone.0159839.

22. Levitt DG, Levitt MD. Human serum albumin homeostasis: a new look at the roles of synthesis, catabolism, renal and gastrointestinal excretion, and the clinical value of serum albumin measurements. Intern J Gen Med. 2016:9:229-55.

23. Tyagi N, Roberts AM, Dean WL, Tyagi SC, Lominadze D. Fibrinogen induces endothelial cell permeability. Mol Cell Biochem. 2008;307(1-2):13-22. doi:10.1007/s11010-007-9579-2.

24. Patibandla PK, Tyagi N, Dean WL, Tyagi SC, Roberts AM, Lominadze D. Fibrinogen induces alterations of endothelial cell tight junction proteins. J Cell Physiol. 2009;221(1):195-203. doi:10.1002/jcp.21845.

25. Alqvist J. Equation for osmotic pressure of serum protein (fractions). J Appl Physiol. 2004;96(2):762-4. Doi:10.1152/japplphysiol.00880.2003.

26. Karakhim SO, Zhuk PF, Kosterin SO. Kinetics simulation of transmembrane transport of ions and molecules through a semipermeable membrane. J Bioenerg Biomembr. 2020;52(1)47-60. doi. org/10.1007/s10863-019-09821-8.

27. Philipse A, Vrij A. The Donnan equilibrium: I. On the thermodynamic foundation of the Donnan equation of state. J Phys Condens Matter. 2011;23(19):194106. doi:10.1088/0953-8984/23/19/194106.

28. Évora PRB, Garcia LV. Equilíbrio ácido-base. Medicina, Ribeirão Preto 2008;41(3):301-311

29. Kaplan LJ, Frangos S. Clinical review: acid-base abnormalities in the intensive care unit. Crit Care. 2005;9(2):198-203.

30. Morgan TJ. The ideal crystalloid – what is "balanced"? Curr Opin Crit Care. 2013;19(4):299-307.

31. Castilho JB, Oliveira GP. Avaliação da acidose metabólica em cirurgia de grande porte. Rev Med Minas Gerais. 2010;20(2 Supl 3): S3-S11.

32. Rinaldi S, De Gaudio AR. Strong ion difference and strong anion gap: the Stewart approach to acid base disturbances. Current Anaesthesia & Critical Care. 2005;16(6):395-402. doi.org/10.1016/j.cacc.2006.03.007.

33. Andrade OVB, Ihara FO, Troster EJ. Acidose metabólica na infância: por que, quando e como tratá-la? J Pediatr (Rio J). 2007;83(2):S11-21.

34. Sharma S, Hashmi MF, Aggarwal S. Hyperchloremic acidosis. In: StatPearls [Internet]. Treasure Island (FL): StatPearls Publishing; 2020. [2022 Out. 26]. Disponível em: https://www.ncbi.nlm.nih.gov/books/NBK482340/.

35. Lee S, Kang KP, Kang SK. Clinical usefulness of the serum anion gap. Electrolyte & Blood Press. 2006;4(1):44-46.

36. Kraut JA, Nagami GT. The serum anion gap in the evaluation of acid-base disorders: what are its limitations and can its effectiveness be improved? Clin J Am Soc Nephrol. 2013;8(11):2018-14.

37. Berend K. Review of the diagnostic evaluation of normal anion gap metabolic acidosis. Kidney Dis (Basel). 2017;3(4):149-59.

38. Mustaqeem R, Arif A. Renal tubular acidosis. [2022 Out. 26]. Disponível em: https://www.ncbi.nlm.nih.gov/books/NBK519044/.

39. Sindic A, Chang MH, Mount DB, Romero MF. Renal Physiology of SLC26 anion exchangers. Curr Opin Nephrol Hypertens. 2007;16(5):484-90.
40. Yunes NM, Bellomo R, Story D, Kellum J. Bench-to-beside review: chloride in critical illness. Crit Care. 2010;14(4):226-235.
41. Rocha PN. Uso de Bicarbonato de sódio na acidose metabólica do paciente gravemente enfermo. J Bras Nefrol. 2009;31(4):297-306.
42. Ramsay J, Morton J, Norris M, Kamungo S. Organic acid disorders. Ann Transl Med. 2018;6(24):472-82. doi:10.21037/atm.2018.12.39.
43. Figge J, Jabor A, Kazda A, Fencl V. Anion gap and hypoalbuminemia. Crit Care Med. 1998;26(11):1807-10.
44. Starling EH. On the absorption of fluids from the connective tissue spaces. J Physiol. 1896;19(4):312-26.
45. Woodcock TE, Woodcock TM. Revised starling equation and the glycocalyx model of transvascular fluid exchange: an improved paradigm for prescribing intravenous fluid therapy. Br J Anaesth. 2012;108(3):384-94.
46. Alphonsus CS, Rodseth RN. The endotelial glycocalyx: a review of the vascular barrier. Anaesthesia. 2014,69(7):777-84.
47. Milford EM, Reade MC. Resuscitation fluid choices to preserve the endothelial glycolalyx. Crit Care. 2019;23(1):77. doi:10.1186/s13054-019-2369-x.
48. Finfer S, Myburgh J, Bellomo R. Intravenous fluid therapy in critically ill adults. Nature Reviews Nephrol. 2018;14(9):541-57.
49. Levick JR, Michel CC. Microvascular fluid exchange and the revised Starling principle. Cardiovascular Research. 2010;87(2):198-210.
50. Adamson RH, Lenz JF, Zhang X, Adamson GN, Weinbaum S, Curry FE. Oncotic pressures opposing filtration across non-fenestrated rat microvessels. J. Physiol 2004;557:889-907.
51. Boer C, Bossers SM, Koning NJ. Choice of fluid type: physiological concepts and perioperative indications. Brit J Anesth. 2018;120(2):384-96.
52. Raghunathan K, Shaw AD, Bagshaw SM. Fluids are drugs: type, dose and toxicity. Curr Opin Crit Care. 2013;19(4):290-8.
53. Uchimido R, Schmidt EP, Shapiro NI. The glycocalyx: a novel diagnostic and therapeutic target in sepsis. Crit Care. 2019;23(1):16. doi:10.1186/s13054-018-2292-6.
54. Jedlicka J, Becker BF, Chappell D. Endothelial glycocalyx. Crit Care Clin. 2020. [2022 Out. 25]. Disponível em: https://doi.org/10.1016/j.ccc.2019.12.007.
55. Yen W, Cai B, Yan J, Zhang L, Zeng M, Tarbell JM, Endothelial surfasse glycocalyx can regulate flow-induced nitric oxide production in microvessels in vivo. PLoS One. 2015;10(1):e0117133.
56. Dogné S, Flamion B. Endothelial glycocalyx impairment in disease: focus on hyaluronan shedding. Am J Pathol. 2020;190(4):768-80. doi:10.1016/j.ajpath.2019.11.016. Epub 2020. Feb 6. PMID: 32035885.
57. Wiesinger A, Peters W, Chappell D, Kentrup D, Reuter S, Pavenstädt H, et al. Nanomechanics of the endothelial glycocalyx in experimental sepsis. PLoS One. 2013;8(11):e80905. doi:10.1371/journal.pone.0080905. PMID: 24278345; PMCID: PMC3835794.
58. Welling H, Henriksen HH, Gonzalez-Rodriguez ER, Stensballe J, Huzar TF, Johansson PI, et al. Endothelial glycocalyx shedding in patients with burns.

Burns. 2020;46(2):386-93. doi:10.1016/j.burns.2019.05.009. Epub 2019. Dec 20. PMID: 31866179.

59. Schmidt EP, Overdier KH, Sun X, Lin L, Liu X, Yang Y, et al. Urinary glycosaminoglycans predict outcomes in septic shock and acute respiratory distress syndrome. Am J Respir Crit Care Med. 2016;194(4):439-49.

Depleção de Volume – Desidratação

Fernando de Almeida Machado

Desidratação é sempre uma urgência médica, com impacto na morbimortalidade infantil; assim, merece tratamento imediato.[1,2] Lactentes e crianças pequenas são especialmente suscetíveis à desidratação, sendo as síndromes diarreicas agudas e persistentes suas causas frequentes e, por isso, são enfatizadas neste capítulo.

A diarreia aguda ou persistente ainda tem uma alta incidência na população mundial, principalmente nos países menos desenvolvidos e com condições inadequadas de saneamento, apesar dos inegáveis avanços mais recentemente registrados por essas populações.[3-5] A diarreia pode ser classificada em sua fisiopatologia como secretora, enteroinvasiva, osmótica, decorrente de distúrbio de motilidade ou por associação entre esses diferentes mecanismos. Diarreia osmótica é caracterizada pela presença de solutos intraluminais não absorvíveis que resultam na passagem de água para o intestino pelos seus efeitos osmóticos. Embora bem documentadas na teoria, poucas são as situações práticas de mecanismo osmótico isolado. Geralmente, são prevalentes as diarreias secretoras. Elas são as principais determinantes da depleção de volume do paciente, pois se caracterizam por uma secreção críptica ativa de água e de eletrólitos no sentido do plasma para a luz intestinal determinada por mecanismos complexos. Isso provoca perda fecal com espoliação hidrossalina considerável.[6-8] Os agentes etiológicos envolvidos com um processo secretor são diversos, incluindo diferentes tipos de vírus, protozoários e bactérias, sendo a *Escherichia coli* enterotoxigênica e o vibrião colérico os mais expressivos representantes dos agentes secretores.[7,9-11] Mesmo alguns agentes com ação predominantemente enteroinvasiva podem estimular o processo secretor por meio de toxinas produzidas, como a Salmonella sp, a Shigella sp e outras bactérias. O mecanismo inflamatório ou enteroinvasivo determina eliminação fecal geralmente não tão abundante em água e eletrólitos como no mecanismo secretor, mas essa perda também deve ser considerada no manejo terapêutico.[12-14]

Outras causas, além da diarreia, podem provocar desidratação na infância. A descompensação diabética, o diabetes insípido, gengivoestomatites, estenose hipertrófica de piloro, perdas excessivas pelo suor, queimaduras, baixa ingestão de fluidos, comum em crianças com algumas doenças de base, crises na doença falciforme, infecções bacterianas focais e também sequestro de líquido em grande volume para o chamado "terceiro espaço" são determinantes relativamente frequentes.[15,16] Também são descritos casos de desidratação em recém-nascidos com aleitamento materno exclusivo com técnica inadequada na amamentação.[16-20] Algumas dessas situações estão apresentadas em capítulos específicos deste livro.

Uma questão que não é somente semântica, mas que promove discussões na literatura científica, diz respeito aos termos "desidratação" e "depleção de volume". Quase universalmente, os dois termos são usados como equivalentes ou sinônimos. A rigor, o termo "desidratação" associa-se, *strictu sensu*, à perda de água pura. Isso implica menor espaço de distribuição do Na com consequente hipernatremia, o que promove saída de água do intracelular. Há contração proporcional de todos os compartimentos hídricos corporais. Sendo assim, o volume circulante é o que sofre menos impacto em perda de volume, pois representa apenas 8% da água corporal total. Em uma perda hipotética de 1.000 mL, o intravascular contribuiria com 80 mL. Mais raramente, portanto, a perda de água pura causa instabilidade hemodinâmica. A perda de água pura desencadeia fortemente o mecanismo da sede e a secreção do hormônio antidiurético no sentido de restabelecer a homeostase.[21,22] O termo "depleção de volume" implica um déficit de volume extracelular decorrente de perdas anormais de água e de sódio. Como o Na é o responsável por segurar a água dentro do espaço extracelular, sua perda acarreta redução de volume circulante efetivo no espaço intravascular com todas as suas implicações, incluindo os distúrbios iônicos associados.[8,22-24] Embora o termo "desidratação" seja usado na literatura em geral como equivalente à expressão depleção de volume por estar consagrado pela ciência médica, neste capítulo opta-se por diferenciar as duas expressões, seguindo a tendência atual da literatura científica. Em outros capítulos, entretanto, aceita-se a expressão "desidratação" no lugar de "depleção de volume" por considerar que o termo ainda está muito incorporado à linguagem médica.

A desidratação e a depleção de volume podem ser classificadas em aguda e crônica, tendo por base o tempo de evolução. De acordo com a sua gravidade, são descritos três níveis: o leve; o moderado; e o grave. A depleção de volume também é classificada de acordo com as suas características fisiopatológicas, sobretudo em relação às implicações nos compartimentos intra e extracelulares.

A gravidade da depleção de volume pode ser reconhecida de duas maneiras, as quais, juntas, caracterizam o padrão-ouro para diagnóstico: a avaliação precisa da perda de peso corporal decorrente da perda hídrica e o conjunto de sinais clínicos obtidos durante o exame físico.[3,25-27] Quase nunca é possível estabelecer com precisão o peso que uma criança perdeu, pois isso exigiria o conhecimento exato do seu valor logo antes de sofrer depleção hídrica (ou

Depleção de Volume – Desidratação

desidratação) e o obtido após a instalação do quadro, ainda levando-se em conta as diferenças intra ou interprofissionais na aferência do peso nos dois momentos e a influência de outras variáveis que possam enviesar a informação, como aceitação ocasional da dieta previamente a uma das pesagens, não ter evacuado logo antes de ser pesada, entre outras. É possível muitas vezes, por informação, estabelecer-se um valor próximo do que seria real. Mesmo com essas limitações, considera-se a importância da perda ponderal para se estimar a intensidade do desequilíbrio hídrico.[25,27-29] Entretanto, a acurácia na determinação da intensidade da depleção de volume aumenta com o exame clínico completo. Os achados clínicos feitos na vigência desse distúrbio refletem tanto o comprometimento tecidual como as reações compensatórias do organismo para manter a perfusão.

Existem várias escalas desenvolvidas e publicadas que apresentam uma combinação dos achados clínicos úteis para se estimar o grau de comprometimento hídrico do paciente. Algumas das escalas mais apresentadas na literatura são as da Organização Mundial da Saúde (OMS),[13,30] a escala proposta por Gorelick[25] e a escala de desidratação clínica de Freedman (CDS, do inglês *clinical dehydration scales*).[31] Essas escalas, à exceção da primeira, não são muito utilizadas na prática pediátrica, mas podem ser adotadas, pois são propostas como método não invasivo e de fácil aplicação, inclusive na atenção primária à saúde de países pobres, onde são oferecidos cursos de treinamento aos médicos ou paramédicos para melhorar a possibilidade de diagnóstico.[27,30] Uma das principais críticas a essas tabelas é o baixo número de critérios clínicos apresentados por algumas delas e a classificação final permitindo muita subjetividade. Para exemplificar, a escala de Gorelick agrupa os pacientes em apenas dois conjuntos, o primeiro com crianças sem perda de volume hídrico com crianças levemente comprometidas na hidratação, e o segundo grupo é constituído por crianças moderada e gravemente comprometidas.[25] Embora úteis, algumas escalas não apresentam acurácia muito elevada.[27] Seja qual for o critério utilizado ou as diferentes escalas, não se deve levar em consideração apenas um sinal clínico individual, mas a combinação desses sinais.[3,16,25,32]

Na prática médica, são utilizadas tabelas mais abrangentes e amplamente publicadas nos livros textos, o que permite a avaliação de mais dados clínicos e possibilita um diagnóstico mais próximo do real quanto à intensidade da depleção volumétrica.[3,32] A Tabela 4.1 sumariza os achados clínicos dentro das respectivas classificações. Combinando-se o valor obtido sobre a perda de peso com o conjunto de sinais clínicos constatados no exame físico, classifica-se o grau da depleção de volume. A combinação de três ou mais sinais clínicos permite uma elevada validação diagnóstica para os graus moderado ou severo de comprometimento hídrico.[16,25] É importante ressaltar que o conjunto de dados clínicos deve ser analisado com senso crítico e é passível de subjetividade. Nem sempre uma criança com leve depleção de volume demonstra sede, pois outras comorbidades ou intercorrências bioquímicas podem interferir neste aspecto. O que são uma órbita normal e uma mucosa oral levemente seca para uns, não o são para outros avaliadores. Mas isso não invalida a percepção, pois interessa todo o conjunto clínico. Deve prevalecer, portanto, o bom senso.

Capítulo 4

Hidratação em Pediatria

Tabela 4.1 Intensidade da desidratação em crianças e sua associação com aspectos clínicos, perda percentual de peso corporal e volume hídrico estimado.			
	Leve (1º grau)	Moderada (2º grau)	Grave (3º grau)
Perda de peso	2,5% a 5%	> 5% até 10%	Acima de 10%
Déficit hídrico estimado	25 a 50 mL/kg	50 a 100 mL/kg	> 100 mL/kg
Estado geral	Irritado. Tem sede	Agitado. Pode ter muita sede ou não	Deprimido. Não chora. Letárgico. Comatoso
Mucosa oral	Levemente seca	Seca, saliva espessa	Bem ressecada
Pulso	Cheio	Rápido	Rápido e fraco
Fontanela anterior	Normal	Deprimida	Bem deprimida
Olhos (órbitas)	Normais	Encovados	Bem encovados
Turgor da pele	Normal	Diminuído	Bem diminuído
Pele	Normal	Fria	Fria, acrocianose
Sinal da prega	Ausente	Desfaz-se rapidamente	Desfaz-se lentamente
Lágrimas	Presentes	Bem diminuídas	Ausentes
Enchimento capilar	Até 2 segundos	3 a 10 segundos	> 10 segundos
Débito urinário	Normal ou baixo	Diminuído	Bem diminuído ou anúria
Pressão arterial sistólica	Normal	Normal ou baixa	Baixa, choque

Fonte: Desenvolvida pela autoria.

A classificação mais clássica e interessante para ser aplicada na prática pediátrica divide a depleção de volume em três níveis de gravidade: leve ou de 1º grau; moderada ou de 2º grau; e grave ou de 3º grau.

A depleção de 1º grau, leve, corresponde a uma perda de peso de até 5% decorrente da perda de volume. Assim, uma criança de 8 kg que perde volume em um nível de 5% tem seu peso diminuído para 7.600 g somente pela depleção hídrica. Se for utilizada somente a avaliação ponderal, pode ocorrer uma informação de baixa especificidade, visto que a criança também perde peso pela situação mórbida que a acompanha, como anorexia, aumento do catabolismo pela situação febril, relação entre ingestão oral e excreções antes de cada momento de obtenção de peso, entre outros. Neste sentido, é preciso associar os dados de exame físico apresentados na Tabela 4.1.

Na depleção de 2º grau, caracterizada por um comprometimento modera-do, os dados semiológicos são reconhecidos com maior facilidade. A frequência cardíaca já está definidamente aumentada, o paciente já apresenta algum grau de comprometimento sistêmico, como agitação ou apatia. Conforme a ida-

Capítulo 4

Depleção de Volume – Desidratação

de, se ainda lactente com fontanelas não fechadas, estas servem de referencial, pois se deprimem com a depleção de volume e diminuição da pressão intracraniana. Os olhos estão ressecados, com pouco lacrimejamento, as mucosas estão ressecadas. Há aumento do tempo de enchimento capilar. A amplitude de perda ponderal incluída neste grupo vai de > 5% a 10% e, portanto, o grupo permite a inclusão de quadros clínicos variados, uns mais definidos, outros nem tanto. Uma criança com 6% de perda ponderal pela depleção de volume apresenta quadro clínico mais brando do que outra criança que está comprometida em 10%. Em todos os níveis, já se observa diminuição do volume urinário, com algumas exceções. Novamente, é o conjunto semiológico que assegura a inclusão da criança em uma situação de depleção moderada de volume.

A depleção grave, de 3º grau, incluindo situações de choque hipovolêmico, cursa com quadro clínico bem definido, com repercussão hemodinâmica bem evidente. O tempo de enchimento capilar está bem aumentado, pode haver cianose de extremidades, o estado mental comprometido, frequência cardíaca aumentada para compensar hipovolemia, pulsos estão débeis à palpação, constata-se hipotensão arterial, que deve sempre ser aferida com equipamento adequado para o tamanho da criança, pode haver alterações do ritmo respiratório, com taquipneia e hiperpneia, com padrões respiratórios do tipo Cantani ou Kusmaull, característica da tentativa fisiológica de compensação de uma acidose metabólica. Em geral, o paciente está oligúrico ou anúrico.

Individualmente, os sinais clínicos mais úteis para o diagnóstico de depleção de volume são o tempo de enchimento capilar, o turgor da pele e do tecido subcutâneo e padrões respiratórios anormais.[16,26,33] O menor lacrimejamento, o ressecamento das mucosas, o afundamento das órbitas e o aspecto clínico geral comprometido também apresentam um bom valor preditivo positivo para diagnóstico de uma desidratação moderada.[25,34] Esses sinais clínicos não costumam estar presentes nos casos leves de depleção de volume ou, se presentes, apresentam-se de maneira incipiente.[35]

Tempo de enchimento capilar: deve ser realizado em um ambiente adequadamente climatizado. Em lactentes, pode ser feito sobre o esterno; em crianças maiores, preferencialmente no dedo, com membro superior posicionado no nível do coração e até mesmo nas extremidades inferiores. Faz-se uma compressão moderada durante 5 segundos sobre a área e registra-se o tempo que a região demora para recuperar sua cor original, usando-se idealmente um cronômetro. É de fácil execução, não exige equipamento, é rápido e é um sinal de alerta para as situações de alta morbidade e de alta mortalidade em crianças, com uma especificidade de até 94% para diagnóstico de depleção volumétrica moderada ou grave.[36] Não mantém boa relação com pressão arterial nem com outros parâmetros cardiovasculares invasivos, mas é um bom indicador de perfusão periférica.[37] O tempo de enchimento capilar aceito como normal é de 2 segundos ou menos nos dedos, 4 segundos ou menos no tórax ou pés e até 7 segundos em recém-nascido com idade inferior a 7 dias de vida.[38] A avaliação não sofre influência de eventual presença de febre na criança.[38,39]

Turgor do tecido subcutâneo e da pele: pode-se avaliar pelo chamado "sinal da prega", pinçando-se a pele, tracionando-a e rodando-a na região lateral

Capítulo 4

do abdome, na altura do umbigo. Normalmente, a pele volta instantaneamente à sua característica habitual após retirada do estímulo. Em situação de depleção, a prega provocada no paciente pode persistir por um tempo, que aumenta linearmente com o grau de desidratação,[16] e associa-se mais à retração dos espaços intersticial e intravascular (componentes do VEC) do que ao compartimento intracelular.[22] A sensibilidade do sinal da prega é baixa em pacientes com desnutrição, principalmente em suas apresentações mais graves, e em crianças obesas.[40]

Crianças desidratadas frequentemente cursam com acidose metabólica, em especial as que apresentam síndrome diarreica aguda secretora, com perda de bicarbonato nas fezes. Em casos mais graves, com possibilidade de associação de um quadro séptico sistêmico, pode-se associar uma acidose lática, agravando ainda mais a perfusão tecidual.[41] Na maioria das vezes, a acidose metabólica está compensada por diferentes mecanismos para manutenção homeostática, envolvendo as fisiologias renal e respiratória. Por isso, o paciente pode apresentar padrões respiratórios anormais, como os ritmos de Cantani e de Kussmaul. O ritmo de Cantani tem como característica aumento da amplitude dos movimentos respiratórios, de modo regular (hiperpneia). O ritmo de Kussmaul, geralmente visto em uma situação mais acentuada de acidose, caracteriza-se por uma inspiração profunda, podendo ser rápida ou não, seguida de uma pausa, expiração e nova pausa respiratória, repetindo-se o ciclo.[42,43] As alterações do ritmo respiratório associam-se mais aos distúrbios metabólicos do equilíbrio acidobásico do que à depleção de volume em si. As acidoses metabólicas são apresentadas neste livro no capítulo 12 – Acidose Metabólica.

Lacrimejamento ausente é um sinal clínico que tem um pouco mais de validade em crianças pequenas e lactentes. Embora sua avaliação comporte subjetividade, tem bons valores de medida de validade, com especificidade de 89% e chegando a um valor preditivo negativo de 96% para uma prevalência de depleção estimada em 10%.[25]

Da mesma forma, a avaliação do grau de ressecamento de mucosas é bastante subjetiva e essa avaliação tem isoladamente uma baixa especificidade. Em outras palavras, isoladamente, a afirmação de que a criança apresenta mucosa ressecada gera muitos falso-positivos para o diagnóstico de depleção hidrossalina. É um exame clínico fácil de ser feito e não deve ser negligenciado porque contribui quando associado a outros determinantes clínicos.[25]

A enoftalmia é um achado pouco sensível e pouco específico e, quando francamente identificado, sinaliza depleção de volume em grau avançado. O deslocamento posterior do globo ocular dentro das órbitas permite grande variação na interpretação entre diferentes observadores, e variações e características anatômicas também podem dificultar a avaliação.[22]

O relato feito pelos pais ou responsáveis de que a criança está com baixa diurese é bastante inespecífico e esse dado isoladamente tem baixíssimo valor preditivo positivo, ou seja, entre todas as crianças doentes atendidas e que tiveram referência de baixo débito urinário, poucas de fato estarão com depleção de volume. Por isso, é importante monitorizar a diurese para tornar a infor-

Depleção de Volume – Desidratação

mação mais objetiva.[25] Frequentemente, o paciente com depleção de volume apresenta baixo débito urinário. Em situações clínicas em que o paciente está com quadro de depleção volumétrica, mas apresenta diurese ou apenas discreta diminuição do seu volume, deve-se pensar em sua forma hiponatrêmica. Outras possibilidades de apresentar volume urinário relativamente elevado na presença de contração do compartimento vascular são em diabetes *mellitus*, em casos de diabetes insípido central ou nefrogênica e em lesão tubular grave, mas esses diagnósticos são passíveis de realização pela anamnese cuidadosa, pois a poliúria antecede a instalação do desequilíbrio hídrico e há outros comemorativos clínicos que sugerem cada um dos possíveis diagnósticos.[44-46]

Em crianças acima de 5 anos de idade, outros sinais de depleção grave de volume incluem a ausência de pulso radial e a hipotensão arterial. A hipotensão arterial não é sensível para documentar uma contração volumétrica em crianças pequenas, pois aparece tardiamente e em depleções mais acentuadas.[47,48]

A presença de febre não interfere na sensibilidade e na especificidade dos achados clínicos para o diagnóstico de depleção de volume.[25]

Existem muitas variáveis clínicas e laboratoriais que interagem e podem dificultar muito o diagnóstico tanto do grau de depleção de volume como do seu tipo fisiopatológico predominante. Talvez o melhor exemplo para isso sejam a avaliação do grau de desidratação e o tipo fisiopatológico em uma criança gravemente desnutrida, independentemente do tipo clínico da desnutrição ou, até mesmo, em quadros mais leves de carência nutricional. Para essa discussão, recomenda-se a leitura do capítulo 15 – Hidratação na Criança com Desnutrição Moderada ou Grave. Da mesma forma, a avaliação clínica da desidratação pode ser mais difícil em crianças obesas, nas quais alguns dados clínicos tornam-se menos perceptíveis, como avaliação do tecido celular subcutâneo e o sinal da prega.

Além da classificação da depleção de volume segundo a intensidade vista até agora, é preciso classificá-la também de acordo com suas características fisiopatológicas. O conhecimento das bases fundamentais da fisiopatologia norteia o manejo adequado das crianças com desequilíbrio hídrico.

Dependendo do tipo fisiopatológico, a água e o sódio podem ser perdidos em proporções fisiológicas, sem alteração da osmolalidade sérica e, portanto, sem desvio osmótico de água entre os compartimentos intra e extracelular (denominada "depleção de volume isonatrêmica", ainda referida como "desidratação isonatrêmica" em muitas publicações), ou a depleção hidrossalina pode se dar de maneira desproporcional. Uma espoliação excessiva de sódio em relação à perda de água traz como consequência uma depleção volumétrica hiponatrêmica. Ao contrário, uma perda excessiva de água em relação à perda de sódio gera uma depleção hipernatrêmica (sempre hipertônica). É necessário enfatizar que nem toda hiponatremia é hipotônica,[49] conforme apresentado no capítulo 10 – "Distúrbios do Sódio".

Depleção volumétrica isonatrêmica ocorre quando há perda resultante final de sódio proporcional à de água, ou seja, subtraindo-se o volume e a concentração iônica de todas as perdas (vômitos, diarreia, diurese, perdas insensíveis)

Capítulo 4

do total ingerido (volume e componente iônico), a resultante é isotônica. Deduz-se daí que a oferta de sódio deve ser grande em casos de espoliação abundante de sódio (diarreias eminentemente secretoras, como as causadas por *V. cholerae* ou *E. coli* enterotoxigênica), sempre proporcional ao volume líquido para manter a concentração osmótica normal. A perda hídrica não está em excesso em relação à perda de sódio nem a perda do sódio em excesso quanto à espoliação de volume. Os fluidos remanescentes na depleção isonatrêmica são isotônicos. Como não há alteração da osmolalidade sérica, não há desvio de líquido do espaço extracelular para o intracelular ou vice-versa. Portanto, não há edema intracelular nem contração deste espaço. Sendo assim, os sinais clínicos de uma depleção isonatrêmica são clássicos, conforme resumidos na Tabela 4.1. A Figura 4.1 esquematiza o que acontece na depleção volumétrica isonatrêmica, comparando-a com a situação de euvolemia ou ausência de depleção hídrica.

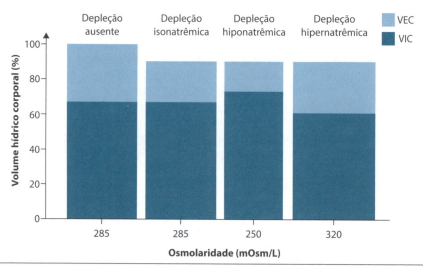

Figura 4.1 Comportamento dos espaços extracelular e intracelular nos diferentes tipos fisiopatológicos de depleção de volume. Em A, sem depleção/desidratação, osmolalidade sérica (largura do retângulo) normal, representada por 285 mOsm/L e a altura do retângulo corresponde ao volume da água corporal total nos compartimentos extracelular (33%) e intracelular (67%); em B, depleção isonatrêmica, não há alteração final da osmolalidade sérica, apenas contração do volume extracelular (VEC); em C, representação da depleção volumétrica hiponatrêmica, com queda da osmolalidade sérica (250 mOsm/L) e consequente expansão do espaço intracelular por receber volume de água osmoticamente determinado; em D, depleção hipernatrêmica, há aumento da osmolalidade sérica (270 mOsm/L) e consequente retração do espaço intracelular.

Fonte: Desenvolvida pela autoria. Ilustração de Bruno Garcia S. Favaretto.

Tome-se por base uma criança de 1 ano de idade, previamente com 10 kg, que perdeu 10% do seu peso por conta de uma depleção isotônica (depleção volumétrica de 2º grau). A osmolaridade sérica continua por volta de

Depleção de Volume – Desidratação

280 mOsm/L e a concentração sérica de sódio permanece em valor normal, considerado aqui, neste exemplo, igual a 140 mEq/L. Considerando-se esses valores e permitindo-se aproximações práticas, o volume extracelular nesta idade, aqui considerado como 25% do peso, resulta em 2.500 mL para os seus 10 kg. Se há 140 mEq de Na em 1.000 mL, nos 2.500 mL há 350 mEq, ou seja, 35 mEq/kg de peso corporal. Mesmo com a espoliação instalada por uma patologia que provoque perda de Na e levando-se em conta desvios entre compartimentos para manter a eletroneutralidade, a queda iônica não será suficiente para provocar diminuição da osmolaridade. Apenas observa-se uma contração do volume extracelular.

Esse tipo de depleção volumétrica é o mais comum, respondendo por aproximadamente 80% dos casos de depleção.[8,48] A frequência relativa de depleção isonatrêmica aumenta à medida que as condições nutricionais da população melhoram e a incidência de agentes enteropatogênicos com alto potencial secretor diminui.

Na depleção volumétrica hiponatrêmica, o volume plasmático contrai em decorrência de perda proporcionalmente maior de sódio em comparação à perda de água. Em outras palavras, a perda resultante (total ofertado – soma de todas as perdas) é hipertônica. Evidentemente que o conteúdo fecal eliminado não é hipertônico; ao contrário, tem concentração de Na que varia de 35 a 80 mEq/L, aproximadamente. A hipertonicidade atribuída à perda refere-se à condição resultante entre ganhos e perdas orgânicas. Perde-se proporcionalmente mais soluto salino do que água pura. As principais vítimas são as crianças desnutridas e aquelas expostas a agentes enteropatogênicos com ação eminentemente secretora. Uso de soluções orais com baixa quantidade eletrolítica ou soluções endovenosas hipotônicas podem agravar o quadro. O diagnóstico é feito com a determinação do sódio sérico abaixo de 135 mEq/L.[8,49-52] É importante reconhecê-la prontamente para um manejo terapêutico adequado, pois associa-se a quadros circulatórios mais graves. Na prática clínica, não se determina a osmolaridade sérica em situações habituais, mas ela estaria baixa, pois o Na é o seu principal determinante. Embora a maioria das situações de hiponatremia curse com hipotonicidade, algumas vezes isso não acontece. A presença de outros componentes com poder osmótico em concentração elevada no plasma pode manter a osmolaridade sérica normal. Mas são situações mais específicas.[53-55] Em síndromes diarreicas, nefropatias perdedoras de sal, deficiência de mineralocorticoides e outras situações clínicas, a hiponatremia é associada à queda na tonicidade sérica.[49,56] Uma vez instalada a hipotonicidade sérica, ocorre um movimento de água plasmática no sentido do compartimento extracelular para o intracelular, respeitando-se as determinações osmóticas. Portanto, dois mecanismos diminuem o volume extracelular: as perdas corporais para o meio externo e o desvio osmótico da água plasmática para o espaço intracelular, expandindo este compartimento, resultando no edema celular. Por isso, neste tipo de depleção de volume, o quadro clínico costuma ser mais exuberante, com colapso vascular mais grave. Na dependência da intensidade da hiponatremia e de sua velocidade de instalação, haverá graus variados de comprometimento do estado geral, alterações

Hidratação em Pediatria

neurossensoriais de diferentes magnitudes, edema cerebral, crises convulsivas, coma, herniação cerebral e óbito.[49]

Na depleção hiponatrêmica, a resposta renal compensatória mantém adequada reabsorção de sódio, com sódio urinário baixo, inferior a 30 mEq/L.[48,57,58]

A Figura 4.1 resume as alterações compartimentais na depleção hiponatrêmica. Considere-se uma criança com peso inicial de 10 kg (volume extracelular aproximado de 2.500 mL, que corresponde aos 25% do peso, conforme exemplo anterior), que perde 10% do seu peso por conta de uma depleção hipotônica (2º grau). Supõe-se, para exemplificar, que tenha evoluído para um Na sérico de 126 mEq/L, o que equivale a aproximadamente 31 mEq/kg. Houve, portanto, uma perda de Na de 35 (demonstrado no exemplo anterior) para 31 mEq/kg (déficit de 4 mEq/kg) do extracelular para o meio externo. Na vigência de espoliação do potássio, principalmente do intracelular, há desvio do Na como principal cátion do extra para o intracelular para manter a eletroneutralidade. Com isso, agrava-se ainda mais o déficit de sódio no extracelular. Como o espaço extracelular foi submetido a uma situação de hipotonicidade pela queda do sódio sérico, desloca-se água para o interior da célula. A consequência direta disso é o edema celular e a contração acentuada do volume extracelular.

A depleção hipernatrêmica, menos frequente na prática clínica pediátrica do que as duas antecedentes, cursa de maneira bem diferente das anteriores. O valor do Na sérico para defini-la é motivo de alguma controvérsia na literatura. Para muitos autores, a hipernatremia corresponde a valores superiores a 145 mEq/L,[18,59-61] e outros estabelecem como critério o valor superior a 150 mEq/L.[48,62,63] Na depleção volumétrica hipernatrêmica, a perda de água livre é proporcionalmente maior do que a de sódio. A perda resultante é hipotônica, isto é, perde-se proporcionalmente mais água que sódio. Como o conteúdo vascular fica hipertônico, ocorre desidratação intracelular, pois a água é desviada do compartimento intracelular para o extracelular por determinação osmótica. É geralmente grave, com elevado coeficiente de letalidade, e a intensidade da depleção volumétrica geralmente é subestimada, pois o paciente apresenta-se com menor comprometimento hemodinâmico do que o grau de desidratação poderia revelar, retardando diagnóstico.[48] Em geral, pacientes com depleção hipernatrêmica apresentam uma espoliação volumétrica de pelo menos 10% do seu peso corporal quando diagnosticados, retratando uma deficiência hídrica grave.[4] As principais vítimas são as crianças que recebem baixa reposição de água e, nesse grupo, é importante chamar a atenção para aquelas que são completamente dependentes e muitas vezes incompetentes para manifestar a sede, como os recém nascidos e os pequenos lactentes, crianças neurologicamente comprometidas, crianças que vivem em ambientes muito quentes, muitas vezes sob tetos aquecidos e em ambientes sem ventilação. Pacientes submetidos a medidas de ressuscitação com infusão de bicarbonato de sódio hipertônico também constituem grupo de risco de sofrer desidratação intracelular pela hipernatremia.[20,60,64] As complicações mais frequentes são as neurológicas decorrentes da desidratação celular do sistema nervoso central (SNC). Podem ocorrer tromboses e/ou hemorragias centrais por roturas de pequenos vasos com suas respectivas complicações.[48,65] A Figura 4.1 mostra o

56

Capítulo 4

Depleção de Volume – Desidratação

comportamento dos espaços intra e extracelular e a implicação na osmolalidade sérica em pacientes com depleção volumétrica hipernatrêmica. A condição de hipertonicidade vascular mantém-se associada à desidratação intracelular.

Na vigência de depleção de volume, outros distúrbios da homeostase são criados. Além de espoliar água e sódio, a diarreia ocasiona perda anormal de potássio, cálcio e outros íons intracelulares, podendo trazer transtornos de ordem clínica, sobretudo quando associados com acidose metabólica e alterações da função renal, frequentes na descompensação hidrossalina.[8,47] Sendo assim, é preciso atenção na abordagem dessas possíveis situações, sobretudo se associadas a fatores de risco que agravam a morbidade desses desequilíbrios.

Como o diagnóstico de depleção volumétrica é eminentemente clínico, levando-se em conta a porcentagem de perda ponderal e as alterações do exame físico, são propostos alguns recursos para aumentar a precisão diagnóstica. Mas, na prática médica, essas medidas pouco ou nada contribuem para aumentar a acurácia do diagnóstico e, por isso, são pouco utilizadas. Em tempos relativamente recentes, a ultrassonografia vem sendo estudada como um instrumento de avaliação de depleção grave de volume. Conseguiu-se mostrar uma associação estatística entre o estado volumétrico com a razão obtida entre as dimensões ultrassonográficas da aorta e da veia cava inferior (Ao/VCI), sendo que esta relação, quando elevada, associa-se com maior probabilidade à depleção. Porém, os resultados não mostraram acurácia suficiente para a ultrassonografia ser usada como um instrumento independente.[66,67] A avaliação do tempo de enchimento capilar, utilizando-se videografia digital, é um recurso pouco disponível, mas com indicadores de validade (sensibilidade, especificidade e razão de verossimilhança positiva) elevados.[68]

Crianças com depleção volumétrica leve podem ser tratadas sem determinações laboratoriais, reservando-se esses procedimentos para situações de moderado ou grave comprometimento ou quando existe alguma indicação clínica que justifique. Qualquer investigação laboratorial deve ser realizada e interpretada em combinação com os determinantes clínicos. Avaliações séricas de sódio, creatinina, nitrogênio ureico e bicarbonato podem ser úteis. Na suspeita de acidose metabólica, deve-se fazer gasometria arterial e determinação dos níveis sanguíneos de sódio, potássio e cloro, permitindo a avaliação de uma resposta fisiológica adequada e determinação do ânion *gap*, conforme orientado no capítulo 12 deste livro.

A avaliação gasométrica pode ser útil para melhorar a acurácia na identificação do grau de depleção de volume. A quantificação do bicarbonato sérico contribui para se estabelecer a gravidade da depleção, mas não há uniformidade na literatura a respeito do seu valor sérico que sirva como ponto de corte (*cut off*) para este objetivo. Em geral, valores de bicarbonato abaixo de 15 mMol/L são associados aos quadros mais graves de depleção. Assim, níveis mais baixos de pH associam-se a depleções volumétricas mais graves.[69-72] Na maior parte das vezes, as crianças compensam e corrigem a acidose apenas com a reparação da volemia, não requerendo prescrição de solução de bicarbonato. Crianças portadoras de pneumopatia ou comprometimento renal são, mais frequentemente, candidatas à terapia específica[47] e são as

Capítulo 4

57

que requerem maiores cuidados no tratamento, como adequadas capacidades ventilatória e circulatória (ver Capítulo 12).

O potássio sérico pode estar baixo em decorrência da perda entérica durante a síndrome diarreica.[12] Na vigência de acidose metabólica, há desvio do K do espaço intracelular para o extracelular, aumentando o valor da sua concentração na presença desse distúrbio acidobásico. Conforme a acidose se corrige, a concentração sérica do íon diminui, o que requer cuidado e atenção do profissional. Em valores aproximados, diz-se que a concentração sérica de potássio aumenta de 0,1 a 0,5 mEq/L para cada 0,1 unidade de redução no pH arterial, na dependência de muitos fatores, inclusive o tipo de acidose.[73] A hiperpotassemia deve alertar quanto à possibilidade de insuficiência renal, acidose, hiperosmolalidade, uso de medicamentos que inibem o sistema renina-angiotensina-aldosterona ou ser decorrente da infusão de soluções com alto teor de potássio, entre outras causas.[74,75] É preciso sempre considerar a possibilidade de pseudo-hiperpotassemia, resultado da liberação de potássio no processo de preparo do sangue ou lise de hemácias ou outras células do sangue no ato da coleta ou por problemas técnicos laboratoriais. A abordagem dos níveis plasmáticos de potássio deve ser, portanto, criteriosa e as intervenções terapêuticas devem ser contextualizadas em cada situação, evitando complicações que podem ser de altas morbidade e letalidade.[76,77] Os distúrbios do potássio estão apresentados no Capítulo 11 – "Distúrbios do Potássio".

As concentrações séricas de ureia e creatinina não têm poder discriminatório entre crianças sem comprometimento hídrico ou com depleções leve e moderada, mas seus valores podem aumentar em situações mais graves.[72] Assim, é fácil entender que as dosagens séricas não trazem vantagens como complementação do diagnóstico de depleção volumétrica grave, visto que os elementos clínicos já seriam suficientes.

Em crianças com depleção volumétrica decorrente de síndrome diarreica, devem-se evitar exames de urina rotineiros, salvo se houver necessidade clínica imperiosa, em virtude do alto número de falso-positivos por contaminação na técnica de coleta. Neste caso, recomenda-se a sondagem vesical cuidadosa, principalmente nas crianças de baixa idade que não têm controle vesical. A densidade urinária tem baixa sensibilidade e especificidade para predizer estado volêmico.[78]

Na prática clínica, o médico não pode negligenciar o diagnóstico de depleção de volume ou de desidratação, pois isso acarreta aumento da morbidade, da mesma forma que não deve hipervalorizar, evitando atitudes propedêuticas e terapêuticas desnecessárias e prejudiciais.[16,79] O tratamento adequado da depleção de volume é apresentado nos capítulos seguintes, com ênfase no Capítulo 5 – "Correção da Depleção de Volume – Fase de Expansão".

■ Referências bibliográficas

1. Liu L, Johnson HL, Cousens S, Perin J, Scott S, Lawn JE. Cousens S, Mathers C, Black RE. Global, regional and national causes of mortality: um update systematic analysis for 2010 with time trends since 2000. Lancet. 2012;6736(12):1-11. doi:10.1016/SO140-6736(12)60560-1.

Depleção de Volume – Desidratação

2. Akech S, Ayieko P, Gathara D, Agweyu A, Irimu G, Stepniewska K, et al. Risk factors for mortality and effect of correct fluid prescription in children with diarrhoea and dehydration without severe acute malnutrition admitted to Kenyan hospitals: an observational, association study. Lancet Child Adolesc Health. 2018;2(7):516-24.

3. Mattar APL, Mourão LF. Desidratação aguda na criança. In: Burns DAR, Campos Jr D, Silva LR, Borges WG (org.). Tratado de Pediatria da Sociedade Brasileira de Pediatria. 4. ed. Manole: Barueri, 2017; p.175-8.

4. Takayesu JK, Lozner AW. Pediatrics, dehydration. eMedicine emergency Medicine, 2017. [2022 Out. 27]. Disponível em: http://emedicine.medscape.com/article/801012-print.

5. Hartman S, Brown E, Loomis E, Russell HA. Gastroenteritis in children. Am Fam Physician. 2019;99(3):159-65.

6. Roberts KB. Fluid and electrolytes: parenteral fluid therapy. Pediatr Rev. 2001;22(11):380-7. doi:10.1542/pir.22-11-380.

7. Liberato MB, Fragoso RP. Diarreia aguda. In: Burns DAR, Campos Jr D, Silva LR, Borges WG (org.). Tratado de Pediatria da Sociedade Brasileira de Pediatria. 4. ed. Barueri: Manole; 2017; p.726-31.

8. Anigilaje EA. Management of diarrhoeal dehydration in childhood: a review for clinicians in developing countries. Front. Pediatr. 2018;6:28. doi:10.3389/fped.2018.00028.

9. Molla AM, Sarker AS, Molla A. Stool electrolyte contente and purging rates in diarrhea caused by rotavirus, enterotoxigenic E. coli, and V. cholerae in children. J Pediatr. 1981;98(5):835-38.

10. Whyte LA, Jenkins HR. Pathophysiology of diarrhoea. Pediatr Child Health. 2012;22:443-447. doi.org/10.1016/j.paed.2012.05.006.

11. Brandt KG, Antunes MMC, Silva GAP. Acute diarrhea: evidence-based management. J Pediatr (Rio J). 2015;91(1):S36-S43. doi.org/10.1016/j.jped.2015.06.002..

12. World Health Organization. Reading on Diarrhea. Student manual. Geneva: World Health Organization,1992. ISBN 92 4 154444 9.

13. World Health Organization. The treatment of diarrhoea: a manual for physicians and other senior health workers, 2005, 4th rev. World Health Organization. [2022 Out. 27]. Disponível em: https://apps.who.int/iris/handle/10665/43209.

14. Kelly L, Jenkins H, Whyte L. Pathophysiology of diarrhea. Paediatrics and Child Health. 2018. doi.org/10.1016/j.paed.2018.09.002.

15. Kreimeier, U. Pathophysiology of fluid imbalance. Crit Care. 2000;4(2):S3-7. doi.org/10.1186/cc968.

16. Steiner MJ, DeWalt D, Byerley JS. Is this child dehydrated? JAMA. 2004;291(22):2746-54. doi:10.1001/jama.291.22.2746.

17. Clarke TA, Markarian M, Griswold W, Mendoza S. Hypernatremic dehydration resulting from inadequate breast-feeding. Pediatrics. 1979;63(6):931-2.

18. Schwaderer AL, Schwartz GJ. Treating hypernatremic dehydration. Pediatr Rev. 2005;26(4):148-50.

19. Firnberg M, Ker G, Watkins L, Bakar A. A severe case of hypernatremic dehydration secondary to breastfeeding failure and a unique method of Rehydration. Pediatrics. 2018;142(1):41. doi.org/10.1542/peds.142.1MA.41.

20. Sarin A, Thill A, Yaklin CW. Neonatal hypernatremic dehydration. Pediatric Annals. 2019;48(5):e197-e200.

21. Bhave G, Neilson EG. Volume depletion versus dehydration: how understanding the difference can guide therapy. Am J Kidney Dis. 2011;58(2):302-9.
22. Asim M, Alkadi MM, Asim H, Ghaffar A. Dehydration and volume depletion: how to handle the misconceptions. World J Nephrol. 2019;8(1):23-32.
23. McGee S, Abernathy WB, Simel DL. The rational clinical examination. Is this patient hypovolemic? JAMA. 1999;281(11):1022-9.
24. Bianchetti MG, Simonetti GD, Bettinelli A. Body fluids and salt metabolism – Part I. Italian Journal of Pediatrics. 2009;35(1):36-41.
25. Gorelick MH, Shaw KN, Murphy KO. Validity and reliability of clinical signs in the diagnosis of dehydration in children. Pediatrics. 1997;99(5):e6.
26. Canavan A, Arant BS. Diagnosis and management of dehydration in children. Am Fam Physician. 2009;80(7):692-6.
27. Pringle K, Shah SP, Umulisa I, Mark Munyaneza RB, Dushimiyimana JM, Stegmann K, et al. Comparing the accuracy of the three popular clinical dehydration scales in chidren with diarrhea. Int J Emerg Med. 2011;4:58.
28. Pruvot I, Dubos F, Chazard E, Hue V, Duhamel A, Martinot A. The value of body weight measurement to asses dehydration in children. PloS One. 2013;8(1):e55063.
29. Kinlin LM, Freedman SB. Evaluation of a clinical dehydration scale in children requiring intravenous rehydration. Pediatrics. 2012;129(5):e1211-e19. doi. org/10.1542/peds.2011-2985.
30. Gove S. Integrated management of childhood illness by outpatient workeers: technical basis and overview. Bull World Health Organ. 2003;75:7-24.
31. Freedman JN, Goldman RD, Srivastava R, Parkin PC. Development of a clinical dehydration scale for use in children between 1 and 36 month of age. J Pediatr. 2004;145(2):201-7.
32. Robson AM. Parenteral fluid therapy. In: Behrman RE, Vaughn VC. Nelson Textbook of Pediatrics. Philadelphia: WB Sauders Co; 1987:195.
33. Caruggi S, Rossi M, De Giacomo C, Luini C, Ruggiero N, Salvatoni A, et al. Pediatric dehydration assessment at triage: prospective study on refilling time. Pediatr Gastroenterol Hepatol Nutr. 2018;21(4):278-88.
34. Goldman RD, Fiedman JN, Parkin PC. Validation of the clinical dehydration scale for children with acute gastroenteritis. Pediatrics. 2008;122(3):545-9.
35. Finberg L. Fisiopatología y patología de los trastornos hídricos: comprensión clínica. Deshidratacion isotonica e hiponatremica. In: Finberg L, Kravath RE, Fleischman AR. Líquidos y electrólitos em pediatria. México; Nueva Editorial Interamericana; 1984;91-96.
36. Fleming S, Gill P, Jones C, Taylor JA, Van den Bruel A, Heneghan C, et al. The diagnostic value of capillary refill time for detecting serious illness in children: a systematic review and meta-analysis. PLoS One. 2015;10(9):e0138155.
37. Fleming S, Gill P, Jones C, Taylor JA, Van den Bruel A, Heneghan C, et al. Validity and reliability of measurement of capillary refill time in children: a systematic review. Arch Dis Child. 2014;100(3):239-49.
38. Fleming S, Gill P, Van den Bruel A, Thompson M. Capilary refil time in sick children: a clinical guide for general practice. British Journal of General Practice. 2016;66(652):587-8.
39. Gorelick MH, Shaw KN, Murphy KO, Baker MD. Effect of fever on capillary refill time. Pediatric Emergency Care. 1997;13(5):305-7. doi:10.1097/00006565-199710000-00001.

Depleção de Volume – Desidratação

40. Standard Treatment Guidelines. Ministry of Health (GNPD) Ghana. 6. ed. 2010;501.
41. Rocha PN. Uso de bicarbonato de sódio na acidose metabólica do paciente gravemente enfermo. J Bras Nefrol. 2009;31(4):297-306.
42. Shapiro BA. Causas clínicas de anormalidad de los gases sanguíneos. In: Manejo clínico de los gases sanguíneos. Buenos Aires: Editorial Medica Panamericana; 1973;140-55.
43. Martinez JAB, Padua AI, Terra Filho J. Dispneia. Departamento de Clínica Médica da Faculdade de Medicina de Ribeirão Preto da Universidade de São Paulo (FMRP/USP). 2004;37:199-207.
44. Marcondes E. Quadro clínico da desidratação. In: Marcondes E, et al. Desidratação. São Paulo: Sarvier; 1976;85-111.
45. Chen J, Zeng R. Oliguria, anuria and polyuria. In: Wan XH, Zeng R. Handbook of clinical diagnostics. Singapore: Springer; 2020;77-8. doi.org/10.1007/978-981-13-7677-1_25.
46. Weiner A. Diabetes insipidus. Pediatr Rev. 2020;41(2):96-9.
47. Finberg L. Dehydration in infancy and childhood. Pediatr Rev. 2002;23(8):277-83. doi: 10.1542/pir.23-8-277.
48. Powers KS. Dehydration: isonatremic, hyponatremic, and hypernatremic recognition and management. Pediatr Rev. 2015;36(7):274-85.
49. Seay NW, Lehrich RW, Greenberg A. Diagnosis and management of disorders of body tonicity-hyponatremia and hypernatremia: core curriculum 2020. Am J Kidney Dis. 2020;75(2):272-86. doi:10.1053/j.ajkd.2019.07.014.
50. Álvarez E, González E. Bases fisiopatológicas de los transtornos del sodio en pediatria. Rev Chil Pediatr. 2014;85(3):269-80.
51. Spasovski G, Vanholder R, Allolio B, Annane D, Ball S, Bichet D, et al. Hyponatraemia guideline development group. Clinical practice guideline on diagnosis and treatment of hyponatraemia. Nephrol Dial Transplant. 2014;29(2):i1-i39. doi:10.1093/ndt/gfu040.
52. Spasovski G, Vanholder R, Allolio B, Annane D, Ball S, Bichet D, et al. Hyponatraemia guideline development group. Hyponatraemia diagnosis and treatment clinical practice guidelines. Nefrologia. 2017;37(4):370-80. doi: 10.1016/j.nefro.2017.03.021.
53. Barbosa AP, Sztajnbok J. Distúrbios hidroeletrolíticos. J Pediatr (Rio J). 1999;75(2):s223-s33.
54. Gentile JKA, Haddad MMCB, Simm JA, Moreira MP. Hiponatremia: conduta na emergência. Rev Bras Clin Med. 2010;8(2):159-64.
55. Zieg J. Pathophysiology of Hyponatremia in Children. Front Pediatr. 2017;5:213. doi:10.3389/fped.2017.00213.
56. Jain A. Body fluid composition. Pediatrics in Review. 2015;36(4):141-52.
57. Peruzzo M, Milani GP, Garzoni L, Longoni L, Simonetti GD, Bettinelli A, et al. Body fluids and salt metabolism – Part II. Italian J Pediatr. 2010;36(1):78-8.
58. Sahay M, Sahay R. Hyponatremia: a practical approach. Indian J Endocrinol Metab. 2014;18(6):760-71. doi:10.4103/2230-8210.141320.
59. Agrawal V, Agarwal M, Joshi SR, Ghosh AK. Hyponatremia and hypernatremia: disorders of water balance. J Assoc. Physicians India. 2008;56:956-64.
60. Braun MM, Barstow CH, Pyzocha NJ. Diagnosis and management of sodium disorders: hyponatremia and hypernatremia. Am Fam Physician. 2015;91(5):299-307.

Hidratação em Pediatria

61. Laimis G, Filippatos TD. Evaluation and treatment of hypernatremia: a practical guide for physicians. Postgrad Med. 2016;128(3):299-306.
62. Conley SB. Hypernatremia. Ped Clin N Am. 1990;37(2):365-72.
63. Chisti MJ, Ahmed T, Ahmed MAS, Sarker SA, Faruque ASG, Islam M, et al. Hypernatremia in children with diarrhea: presenting features, management, outcome, and risk factors for death. Clinical Pediatrics. 2016;55(7):654-63. doi:10.1177/0009922815627346.
64. Humes HD. Disorders of water metabolism. In: Kokko JP, Tannen RL. Fluids and electrolytes, Philadelphia: W.B. Saunders Co, 1986; p.118-49.
65. Adrogué HJ, Madias NE. Hypernatremia. N Engl J Med. 2000;342(20):1493-99. doi:10.1056/NEJM200005183422006.
66. Levine AC, Shah SP, Umulisa I, Munyaneza RBM, Dushimiyimana JM, Stegmann K, et al. Ultrasound assessment of severe dehydration in children with diarrhea and vomiting. Acad Emerg Med. 2010;17(10):1035-41.
67. Modi P, Glavis-Bloom J, Nasrin S, Guy A, Chowa EP, Dvor N, et al. Accuracy of inferior vena cava ultrasound for predicting dehydration in children with acute diarrhea in resource-limited Settings. PLoS One. 2016;11(1):e0146859.
68. Shavit I, Brant R, Nijssen-Jordan C, Galbraith R, Johnson DW. A novel imaging technique to measure capillary-refill time: improving diagnostic accuracy for dehydration in young children with gastroenteritis. Pediatrics. 2006;118(6):2402-08.
69. Vega RM, Avner JR. A prospective study of the usefulness of clinical and laboratory parameters for predicting percentage of dehydration in children. Pediatr Emerg Care. 1997;13(3):179-82. doi:10.1097/00006565-199706000-00001.
70. Ylmaz K, Karaböcüoglu M, Citak A, Uzel N. Evaluation of laboratory tests in dehydrted children with acute gastroenteritis. J Paediatr Child Health. 2002;38(3):226-8.
71. Tam RK, Wong H, Plint A, Lepage N, Filler G. Comparison of clinical and biochemical markers of dehydration with the clinical dehydration scale in children: a case comparison trial. BMC Pediatrics. 2014;14:149. doi:10.1186/1471-2431-14-149.
72. Hoxha TF, Azemi M, Avdiu M, Ismaili-jaha V, Grajqevci V, Petrela E. The usefulness of clinical and laboratory parameters for predicting severity of dehydration in children with acute gastroenteritis. Med Arh. 2014;68(5):304-7.
73. Weisberg LS. Management of severe hyperkalemia. Crit Care Med. 2008;36(12):3246-51.
74. Moritz ML, Ayus JC. Letters to the editors. Misconceptions in the treatment of dehydration in children. Pediatr Rev. 2016;37(7):e29.
75. Montford JR, Linas S. How dangerous is hyperkalemia? J Am Soc Nephrol. 2017;28(11):3155-65.
76. Kardalas E, Paschou AS, Anagnostis P, Muscogiuri G, Siasos G, Vryonidou A. Hipokalemia: a clinical update. Endocr Connect. 2018;7(4):R135-R46.
77. Depret F, Peacock WF, Liu KD, Rafique Z, Rossignol P, Legrand M. Management of hyperkalemia in the acutely ill patient. Ann Intensive Care. 2019;9(1):32. doi:10.1186/s13613-019-0509-8.
78. Teach SI, Yates EW, Field LG. Laboratory predictors of fluid deficit in acutely dehydrated children. Clin Pediatr (Phila). 1997;36(7):395-400.
79. Kreimeier U. Pathophysiology of fluid imbalance. Crit Care. 2000;4(2):S3-7. doi.org/10.1186/cc968.

5

Correção da Depleção de Volume – Fase de Expansão

Fernando de Almeida Machado

A desidratação é uma urgência médica e, portanto, deve ser prontamente corrigida. Nas desidratações agudas, isonatrêmicas ou hiponatrêmicas, esse tempo deve ser, habitualmente, de 2 a 4 horas. Uma vez diagnosticada a desidratação, cabe ao médico estabelecer a sua intensidade para programar o volume a ser infundido. A correção da desidratação melhora as condições clínicas do paciente, as alterações bioquímicas e fisiológicas associadas e permite melhor desempenho imune.[1] Para uma intervenção médica adequada, é preciso um correto diagnóstico da desidratação, principalmente quanto à sua intensidade.

■ Avaliação do grau de desidratação

Conforme já apresentado no capítulo 4 – "Depleção de Volume – Desidratação", o diagnóstico deve ser feito clinicamente, por meio de vários elementos semiológicos obtidos pelo exame físico e levando-se em conta a perda de peso apresentada, quando possível, considerando-se o peso inicial (antes da desidratação) e o peso atual (na vigência da desidratação ou depleção de volume). Dessa forma, em lactentes, a depleção volumétrica de 1º grau corresponde a uma perda de peso por comprometimento hídrico equivalente a 2,5% a 5% (em crianças maiores até 3%), a desidratação de 2º grau relaciona-se a uma perda ponderal de 6% a 10% (em crianças maiores, considerar 4% a 6%) e a desidratação de 3º grau, acima de 10% (em crianças maiores, 7% ou mais) (Tabela 5.1).

Na maioria das vezes, os casos de desidratação são atendidos em ambulatórios e prontos-socorros e caracterizados como leves (1º grau) ou moderados (2º grau) e não apresentam contraindicações para serem reparados por via oral.

Capítulo 5

Hidratação em Pediatria

Tabela 5.1 Percentual de perda ponderal por desidratação e sua relação com grau de desidratação e volume a ser administrado para correção.

Perda ponderal decorrente de perda hídrica	Grau de desidratação	Volume a ser administrado mL/kg
2,5%		25 mL/kg
3%	1º grau	30 mL/kg
4%		40 mL/kg
5%		50 mL/kg
6%		60 mL/kg
7%		70 mL/kg
8%	2º grau	80 mL/kg
9%		90 mL/kg
10%		100 mL/kg
Acima de 10%	3º grau	> 100 mL/kg

Fonte: Desenvolvida pela autoria.

■ Reparação por via oral

Via preferencial para reidratação por ser mais fisiológica, não invasiva, de baixa complexidade, com riscos desprezíveis e mais barata. Quando bem indicada, feita com boa orientação e em serviço bem estruturado, o risco de insucesso é tão baixo quanto 4% a 5%, ou seja, em 100 reidratações orais em crianças, apenas 4 a 5 não são bem-sucedidas.[2,3]

Para que a via oral seja usada na hidratação, é preciso que não haja contraindicação. As razões que impedem a hidratação oral estão sumarizadas no Quadro 5.1. Em muitos serviços médicos, a prática da terapia de reidratação oral não é utilizada por outras razões que não as contraindicações formalizadas.[4-7]

Quadro 5.1 Contraindicações de soroterapia oral.
Desidratação grave
Vômitos incontroláveis ou sequenciais
Estado clínico comprometido
Abdome agudo
Septicemia suspeita ou confirmada
Crises convulsivas
Estado comatoso ou letárgico
Condições clínicas de grande risco para aspiração brônquica
Acidose metabólica descompensada
Doenças que cursam com má absorção de monossacarídeos
Hidratação oral prévia sem sucesso

Fonte: Desenvolvido pela autoria.

Correção da Depleção de Volume – Fase de Expansão

O soro preferencialmente usado para expansão é o preconizado pela Organização Mundial de Saúde (OMS), com composição padronizada, otimizando a absorção iônica. O uso de soro caseiro não é recomendado após o paciente conseguir atendimento na área da saúde em virtude do preparo nem sempre adequado e feito frequentemente de maneira empírica, com pitadas de sal e de sacarose não rigorosamente padronizadas. A concentração inadequada de açúcar (sacarose) e de sal compromete o potencial de hidratação do soro, pois não respeita as características químicas que otimizam a absorção de Na acoplado à glicose, como a correta proporção entre esses dois componentes.[8] Todavia, é necessário destacar que a estratégia do uso do soro caseiro tem apoio de organizações de saúde nacionais e internacionais, pois pode contribuir na redução da mortalidade da infância, ao ser feito em tempo precoce até que o paciente chegue a um serviço de atendimento médico.

O soro de hidratação oral, quando adequadamente preparado e administrado ao paciente, tem grande poder de corrigir os déficits hidrossalinos da criança, incluindo a reposição de potássio, agente cuja diminuição é frequente nas crianças desidratadas por diarreia, e reduzir a incidência de vômitos, dejeção fecal e mesmo de acidose metabólica pela presença de base em sua composição.[9,10]

Não existe um esquema rígido quando se discutem o volume e a velocidade de administração do soro oral para fins de reparação de desidratação. Os critérios apresentados na Tabela 5.1 podem ser usados para se estimar o volume a ser prescrito, com base na intensidade da desidratação. É recomendado que o tempo para correção da desidratação não seja longo, preferencialmente em torno de 4 a 6 horas ou menos, sendo obrigatório o acompanhamento clínico da criança durante esse período para verificar se a hidratação oral está sendo bem-sucedida. Uma criança que tem seu grau de desidratação estimado em 7% de déficit hídrico, avaliado pelo exame clínico, com ou sem a determinação da variação ponderal, deve receber 70 mL/kg por via oral em um período de 4 a 6 horas.

Outra recomendação prática apresentada pela literatura estabelece volumes variados de acordo com a faixa etária e/ou peso da criança.[9,11] Esse esquema, apresentado na Tabela 5.2, deixa evidente a flexibilidade na oferta do volume de soro quando a via utilizada é a oral.

Tabela 5.2 Volume de soro oral a ser oferecido durante as primeiras 4 horas.

Idade	Até 4 meses	4 a 12 meses	12 meses a 2 anos	2 a 5 anos
Peso (kg)	< 6	6 ≤ 10	10 ≤ 12	12 a 19
Volume (mL)	200 a 400	400 a 700	700 a 900	900 a 1.400

Fonte: Adaptada de MOST The USAID, 2005.

O volume aproximado de soro oral, em mL, a ser oferecido à criança pode ser calculado multiplicando-se o peso da criança, em kg, por 75. Esse valor respeita a capacidade gástrica média da criança.[12] Assim, uma criança com peso de 10 kg com desidratação moderada, pode receber 750 mL no período de

Hidratação em Pediatria

4 horas. Evidentemente, essa terapia deve ser assistida para ver a aceitação adequada do volume, as perdas fecais que ocorrerão nesse tempo e eventuais episódios de vômitos. Para favorecer a aceitação, o soro oral deve ser oferecido de modo fracionado e preferencialmente mais frio para melhorar a palatabilidade.

Durante todo o período de reparação, o paciente deve ser reavaliado pelo médico em curtos intervalos de tempo, inicialmente a cada 15 a 30 minutos aproximadamente, até estabilização do quadro e, depois, em intervalos inferiores a 1 hora até que se atinja hidratação plena. Nessas visitas, devem ser verificados a aceitação do soro, a técnica utilizada pelo responsável em administrar o soro oral à criança (pais, familiares, técnicos de enfermagem ou outros) e os dados clínicos que traduzem o atual estado de hidratação da criança.

A ingestão de grandes volumes de soro em um curto intervalo de tempo acompanha-se frequentemente de vômitos. Mas o volume de líquidos eliminado nos vômitos representa apenas uma pequena parte do total ingerido, não caracterizando uma contraindicação da terapia de reidratação oral.[8,13]

Se houver insucesso na hidratação oral pela recusa da criança em ingerir a solução, a oferta por sonda nasogástrica passa a ser uma alternativa. Neste caso, administra-se soro de hidratação em uma velocidade de 20 mL/kg/h até se conseguir um estado clínico de completa hidratação. Se o paciente apresentar distensão abdominal, o soro pode ser administrado mais lentamente, desde que não prejudique a eficácia da reparação. É preferível deixar a infusão do soro em um gotejamento contínuo, evitando-se a infusão em bólus, para diminuir a incidência de vômitos e de distensão abdominal.

Na prática médica, as principais variáveis que limitam a hidratação oral são a presença de vômitos e o conceito errôneo de que a hidratação endovenosa tem maior efetividade e rapidez no restabelecimento da hidratação. Apesar de haver maiores taxas de falhas terapêuticas nos pacientes que apresentam vômitos, a hidratação oral mostra-se tão eficaz quanto a hidratação endovenosa.[2] Alguns profissionais deixam de prescrever a hidratação oral por considerar que o tempo requerido por essa via seja maior em relação à terapia venosa, o que não se confirma na literatura,[14-16] ou por se sentirem pressionados pelas características do ambiente de atendimento, ou pelos próprios familiares do paciente, que, muitas vezes, preferem a via endovenosa como alternativa terapêutica.[6] Portanto, seja na atenção primária, seja nos serviços de emergência, a reidratação oral para fins de correção de uma depleção volumétrica já instalada (denominada "plano B") pode ser executada, pois tem uma efetividade comparável à da terapia de reidratação venosa. Mas, para isso, há de se considerar a necessidade de uma adequada estrutura física e pessoal para o atendimento, preferencialmente com a disponibilidade de uma sala apropriada e supervisão de profissionais de saúde habilitados, o que não é uma realidade na maioria dos serviços de emergência.[7,17]

Para mais detalhes sobre a hidratação oral, o leitor pode consultar o capítulo 6 – "Soroterapia de Hidratação Oral – Uso em Prevenções Primária e Secundária" –, no qual se apresentam vários aspectos importantes e necessários para o profissional de saúde relativos à terapia de hidratação oral.

Correção da Depleção de Volume – Fase de Expansão

■ Expansão por via endovenosa

A fase de expansão (ou reparação) deve ser realizada em 2 a 4 horas. Durante todo o período, o médico precisa ficar atento ao paciente para diagnosticar possíveis complicações que podem surgir ou, eventualmente, para avaliar se o volume já infundido em determinado momento foi suficiente, pois é possível haver erro na avaliação inicial do grau de desidratação. Por exemplo: uma criança com diagnóstico clínico de déficit hídrico comprometendo 10% do peso corporal e com uma prescrição de soro no volume de 100 mL/kg pode estar hidratada após a infusão de volumes menores.

Na reparação hídrica, geralmente usam-se soluções cristaloides. A solução mais utilizada nas expansões volumétricas é o soro fisiológico (NaCl a 0,9%), seguida da solução de Ringer-lactato.[18] Na maioria dos casos, há possibilidade de infundir por veia periférica, e apenas em uma minoria de casos há necessidade de acesso central ou, eventualmente, punção intraóssea. Esses casos, em geral, são constituídos pelas crianças com desidratação de 3° grau em estado grave, em choque hipovolêmico e nas crianças gravemente desnutridas.

A reparação deve ser feita com soro fisiológico (154 mEq Na/L) em infusão endovenosa contínua, em um volume apropriado ao grau de depleção volumétrica. A solução isotônica (soro fisiológico tem 308 mOsm/L) é a preferida atualmente para expansão volumétrica, mas até tempos relativamente recentes preconizava-se, de forma sistemática, a solução composta por quantidades iguais de soro fisiológico e soro glicosado 5%, o que gerava uma solução hipotônica com 77 mEq Na/L. O principal argumento para este uso, sustentado por muito tempo, era a maior segurança na velocidade de infusão do sódio, diminuindo o risco de comprometimento neurológico causado pela rápida administração do íon.[19-21]

Considerando um lactente de 9 kg com desidratação de 2° grau, em sua forma isonatrêmica (e isotônica), com um grau de desidratação de 8%, com base em dados clínicos e perda ponderal, a sua prescrição inicial seria:

> Soro Fisiológico = 720 mL (80 mL/kg). Infundir por via endovenosa (EV) em 4 horas. Controle de gotejamento rigoroso (60 gotas/minuto), se necessário utilizando bomba de infusão contínua (BIC).

Também há a opção de infundir solução cristaloide tamponada:

> Ringer-lactato = 720 mL. Infundir EV em 4 horas. Controle de gotejamento rigoroso (60 gotas/minuto) ou utilizando BIC.

Para a reparação de uma criança desidratada, há também quem sugira a infusão de soro fisiológico em volumes repetitivos de 20 mL/kg a cada 30 minutos, observando-se constantemente, até que atinja um volume suficiente para hidratar.[22] Embora o resultado final seja o mesmo, a desvantagem desse

Hidratação em Pediatria

método é que não exige do médico um diagnóstico inicial categorizado da intensidade da desidratação, atitude que não corresponde a uma prática clínica mais acadêmica. Em 2005, a OMS lançou um documento em que preconizava a utilização de soluções para expansão do volume extracelular para criança com desidratação moderada a grave em volume escalonado. Crianças menores de 1 ano recebem 30 mL/kg de peso corporal na 1ª hora (podendo repetir esse volume se pulso radial permanecer débil) e 70 mL/kg nas 5 horas seguintes, totalizando, portanto, 100 mL/kg em 6 horas. Em crianças mais velhas, os mesmos 30 mL/kg de peso podem ser infundidos em tempo mais curto (30 minutos) e os restantes 70 mL/ kg em 2h30. Para esse esquema, prioriza-se o uso de Ringer-lactato, podendo-se usar soro fisiológico na ausência deste.[9] Alguns medicamentos, como a ceftriaxona, podem se precipitar quando em contato com o Ringer-lactato e outras soluções que contenham cálcio, devendo-se evitar a sua infusão conjunta no mesmo acesso venoso.

Em casos de choque, faz-se infusão de solução expansora (soro fisiológico ou Ringer-lactato) no volume de 20 mL/kg peso sem controle de gotejamento (equipo aberto), volume que pode ser repetido quantas vezes forem necessárias até o paciente sair da condição de instabilidade hemodinâmica. Geralmente, o volume necessário é inferior a 60 mL/kg (três infusões abertas). É preciso considerar que até 70% do volume infundido não permanece no espaço intravascular, passando para o interstício.[23] Por isso, volumes generosos e infundidos rapidamente no paciente em estado de choque hipovolêmico são necessários e melhoram o prognóstico do paciente. Após a infusão do volume necessário para retirar o paciente da condição clínica do choque, instala-se o soro de reparação programado para as 3 horas seguintes, em média. Nesse caso, como o paciente estava em falência hemodinâmica, na sequência ele deve receber uma reparação de 100 mL/kg até a resolução completa da desidratação. A monitorização da pressão arterial, da qualidade do pulso arterial e da perfusão tecidual e a avaliação do estado de oxigenação por oximetria são obrigatórias na avaliação.

Vale a pena ressaltar que a infusão de soro glicofisiológico (em sua forma comercial) não é adequada para fins de reparação em razão de seu conteúdo de glicose (5 g%), o que pode causar uma taxa de infusão de glicose rápida e, eventualmente, uma diurese osmótica acentuada, em especial nas crianças de baixo peso. Além disso, o conteúdo de glicose e de sódio lhe conferem uma osmolaridade muito elevada.

A composição e as características bioquímicas do soro fisiológico, do Ringer com e sem lactato e do soro glicofisiológico estão apresentadas no capítulo 8 – "Soluções Utilizadas em Fluidoterapia Endovenosa – I. Soluções Cristaloides".

A expansão volumétrica com soluções coloides não é aplicada nas situações de desidratação por perdas hidroeletrolíticas fecais, sendo geralmente reservada para algumas situações específicas, como em alguns casos de pós-operatório e queimaduras.[24]

Terminada a infusão do soro de reparação, o paciente deve ser bem reavaliado para o correto diagnóstico do seu atual estado de hidratação. Se ainda persistirem sinais de desidratação, novo soro deve ser infundido, em um tempo

Correção da Depleção de Volume – Fase de Expansão

menor (em aproximadamente 1 a 2 horas), em um volume apropriado ao atual grau de desidratação. Se o paciente estiver bem hidratado, mantendo as perdas anormais, passa-se para a fase seguinte, de manutenção com reposição de perdas anormais, para evitar que desidrate novamente.

Na avaliação clínica, é necessário estimar o volume da diurese (ou o avaliar de maneira mais objetiva, mensurando-o em alguns casos) e sua densidade. Há de se considerar a possibilidade de haver retenção urinária na bexiga, formando o chamado "bexigoma", visto que esta é uma complicação frequente em pacientes que se recuperam de um estado de depleção volumétrica. Durante o período de desequilíbrio homeostático, há predomínio da estimulação simpática, o que pode ocasionar várias complicações, entre as quais a retenção urinária.

Durante a reparação da desidratação, o paciente deve permanecer em jejum, exceto se estiver com aleitamento materno. Isso porque o paciente desidratado tem alterações homeostáticas que podem ser impactantes para a clínica, como exacerbação dos vômitos, distensão abdominal, retardo no esvaziamento gástrico, entre outros. O leite humano, isosmolar e de fácil digestibilidade, ajuda na hidratação, não causa transtornos nos processos digestivoabsortivos e pode contribuir na resolução da morbidade com seus fatores imunológicos e com seus oligossacarídeos.

■ Quando e como tratar uma acidose metabólica no paciente que chega desidratado?

É interessante que o leitor recorra ao capítulo 12 – "Acidose Metabólica", deste livro, para uma discussão mais ampliada a respeito do tema, em que são apresentados aspectos conceituais, classificação, etiologia, fisiopatogenia, complicações e considerações diagnósticas e terapêuticas. Cabe a este presente capítulo fazer breves considerações sobre a correção da acidose metabólica na criança que se submete à correção de uma desidratação. Geralmente, o paciente desidratado e com acidose metabólica consegue melhorar a sua condição gasométrica com a correção da desidratação, sem necessidade de incluir agentes alcalinizantes na prescrição. Isso porque, nas acidoses metabólicas com ânion *gap* normal, que é a forma de acidose associada à desidratação por diarreia, a concentração sérica de bicarbonato voltará a níveis normais espontaneamente à medida que os rins retomem sua capacidade fisiológica de excretar prótons. A correção renal não se faz de imediato, exigindo que o paciente lance mão de outros meios de compensação, como o tamponamento respiratório pela excreção aumentada de CO_2, tamponamento ósseo e intracelular. Entretanto, uma acidemia muito intensa provoca efeitos indesejáveis no funcionamento celular, com piora acentuada do prognóstico e, consequentemente, aumento da mortalidade e, neste caso, é recomendado o tratamento farmacológico com solução tampão de bicarbonato.

Em situações nas quais o pH sanguíneo é inferior a 7,20 ou o nível sérico de bicarbonato é inferior a 10 mEq/L, sob adequadas condições hemodinâmicas, adequado estado de hidratação e boas condições ventilatórias, o tratamento

Hidratação em Pediatria

farmacológico deve ser considerado. Em conjunto com a gasometria, recomenda-se a avaliação do ânion *gap*, solicitando-se a mensuração sérica do Na+ e do Cl-. O objetivo final da correção não é levar o pH ou o bicarbonato a níveis normais, mas a valores de pH próximos de 7,25 ou os de bicarbonato para próximo de 15 mEq, valores seguros para evitar as principais complicações do tratamento com bicarbonato de sódio. Entre essas complicações, citam-se alcalose metabólica iatrogênica, hipercapnia e acidose intracelular, sobrecarga de volume, maior afinidade de Hb pelo oxigênio e distúrbio do metabolismo do cálcio (queda do cálcio ionizado). A administração de bicarbonato de sódio pode agravar uma hipocalcemia iônica já instalada previamente, distúrbio iônico de alta prevalência no paciente crítico.[25,26]

Pacientes que recebem tratamento com β-bloqueadores podem apresentar respostas insatisfatórias às catecolaminas endógenas, que são protetoras dos efeitos lesivos da acidose metabólica no sistema circulatório. Nestes casos específicos, os critérios de correção da acidose podem ser reconsiderados, com recomendação de se administrar bicarbonato em valores de ph ≤ 7,25.[27]

A dose de bicarbonato de sódio necessária para melhorar o pH sanguíneo pode ser estimada de acordo com a seguinte fórmula:

$$NaHCO_3 \ (mEq) = [HCO_3^{-}]_{desejado} - [HCO_3^{-}]_{paciente} \times 50\% \ peso \ corporal \ (kg)$$

Em condições fisiológicas, o espaço de distribuição do bicarbonato corresponde a 50% de peso corporal, o que explica o percentual aplicado na fórmula. Sabe-se que, na vigência de acidose metabólica, esse espaço aumenta e pode chegar a 70% do peso corporal. Mas, criteriosamente, é usado o percentual de 50% do peso para evitar uso excessivo de bicarbonato com suas possíveis implicações indesejáveis.

A correção da acidose metabólica também pode ser feita utilizando-se a informação dada pelo *Base Excess* (BE) na gasometria:

$$Dose \ de \ NaHCO_3 \ (mEq) = BE \times 30\% \ peso \ corporal \ (kg) \ \underline{ou} \ BE \times 0,3 \times Peso$$

Recomenda-se não ultrapassar a dose de 6 mEq de bicarbonato para cada kg de peso corporal em uma infusão que deve demorar aproximadamente 4 horas. Como exemplo, em uma criança de 10 kg, com nível sérico de bicarbonato de 5, pode-se corrigir para um nível sérico de 15. Desta forma, [15 – 5] × 0,5 × 10 kg = 50 mEq de bicarbonato (5 mEq/kg) a serem infundidos em 4 horas. Também se leva em conta a concentração do bicarbonato na solução final. Considera-se segura uma concentração de até 18 mEq/L nas acidoses com ânion *gap* normal.

Evidentemente, como o bicarbonato está associado ao Na em uma relação equimolar, é necessário descontar do soro fisiológico o teor de sódio infundido junto ao bicarbonato, volume que será substituído por soro glicosado 5%. Uma criança, que já foi submetida à fase de expansão e ainda mantém um

Capítulo 5

Correção da Depleção de Volume – Fase de Expansão

quadro de acidose bem descompensada, poderá ser submetida ao tratamento farmacológico com $NaHCO_3$ e o teor de sódio infundido na forma de bicarbonato deverá ser descontado da soroterapia prescrita. A apresentação comercial de bicarbonato de sódio mais usada é na concentração de 8,4%, na qual 1 mL = 1 mEq de Na e 1 mEq de HCO_3^-.

$NaHCO_3$ 8,4%: 1 mL = 1 mEq de Na e 1 mEq de HCO_3

Todos os pacientes que serão submetidos a tratamento com bicarbonato de sódio devem ser avaliados quanto aos níveis séricos de potássio e cálcio. Durante a acidose, o K^+ intracelular desviou-se para o espaço extracelular. Com a correção da acidose, o K^+ extracelular voltará ao espaço intracelular, podendo resultar em hipopotassemia, com possíveis consequências clínicas. A recomendação de potássio nessa situação varia de 2,5 a 5 mEq/kg peso/dia, corrigindo-se este valor para a quantidade de horas programada para a reparação. A concentração final de K^+ na solução não deve ultrapassar 40 mEq/L.[28]

A acidose desloca o cálcio da albumina, aumentando a concentração plasmática da sua forma ionizada, que é biologicamente ativa. A correção com bicarbonato de sódio pode agravar uma hipocalcemia latente ou preexistente. Neste sentido, a correção farmacológica da acidose metabólica requer monitorização deste íon para evitar as complicações clínicas da hipocalcemia. Os pacientes mais vulneráveis a esse distúrbio metabólico são os de baixa idade, com desnutrição grave, com quadro infeccioso importante e naquelas com acidose metabólica muito acentuada. Esses pacientes podem receber gluconato de cálcio a 10% na dose de 1 mL/kg diluído em igual volume ou mais, com infusão lenta, preferencialmente no meio da correção da desidratação. A infusão deve ser lenta e sob ausculta cardíaca. Os sais de cálcio precipitam em solução contendo bicarbonato e, portanto, devem ser administrados em outro acesso venoso ou interrompendo-se provisoriamente a administração do bicarbonato, lavando-se o equipo com soro fisiológico puro.

■ Quando e como tratar alterações do nível sérico de sódio no paciente que chega desidratado?

Na maioria das vezes, a desidratação ocorre sem um distúrbio da osmolalidade sérica, resultando em uma desidratação isotônica. Em casos de hiponatremia leve, com nível sérico de Na entre 130 e 135 mEq/L, não se deve expor o paciente a tratamento específico. Da mesma forma, em casos com hiponatremia mais acentuada, mas sem a presença de sintomas moderados ou graves, a recomendação terapêutica é a de tratar a causa que ocasiona ou agrava a hiponatremia. Basta, a princípio, a terapia hídrica de expansão. É preciso reconhecer que nem sempre é fácil atribuir os sintomas à condição natrêmica, já que há outras variáveis no estado de saúde igualmente comprometedoras.[29] Nos pacientes com volume circulante contraído e com instabilidade

Capítulo 5

71

Hidratação em Pediatria

hemodinâmica, a necessidade de rápida reposição volêmica sobrepõe-se ao risco de um aumento rápido na concentração sérica de sódio.

A presença de um distúrbio osmolar pode ser considerada em alguns casos, tendo por base alguns sinais clínicos sugestivos, o que deve direcionar o profissional a fazer investigação laboratorial. Em algumas situações, a desidratação pode ser do tipo hiponatrêmica quando há perda resultante proporcionalmente maior de soluto do que de água. A perda iônica do espaço extracelular diminui muito a osmolalidade sanguínea e, como mecanismo de equilíbrio osmótico, há desvio da água para o espaço intracelular. Nesta situação, a criança apresenta-se clinicamente mal, bem comprometida, e tem mais tendência a choque, apesar de nem sempre apresentar uma significativa perda de peso. Em geral, há certa desproporção entre uma desidratação não tão impactante no comprometimento ponderal por déficit hídrico e um quadro clínico muito comprometido.[30]

Em 2014, foi publicado um documento produzido por um grupo de pesquisadores europeus componentes do ERA-EDTA (European Renal Association-European Dialysis and Transplant Association), no qual recomenda-se o tratamento de toda hiponatremia sintomática moderada ou grave, visto que o risco de edema cerebral supera o risco de eventuais complicações do tratamento da hiponatremia, como a síndrome de desmielinização osmótica. Se houver hiponatremia com sintomas moderados ou graves, recomenda-se a correção por meio de solução salina hipertônica em curto intervalo de tempo, conforme esquema apresentado no capítulo 10 – "Distúrbios do Sódio". Após o desaparecimento dos sintomas ou a melhora do nível sérico de sódio (pelo menos 120 mEq/L), passa-se para a correção lenta da hiponatremia.

Neste caso, a quantidade de sódio, em miliequivalentes, a ser infundida pode ser determinada pela seguinte fórmula:

$$\text{mEq de Na} = (\text{Na}^+ \text{ desejado} - \text{Na atual}) \times 60\% \text{ peso corporal}$$

Aplicando-se essa fórmula, define-se como meta para terapêutica um nível sérico de Na (Na desejado) igual a 130 mEq/L. A diferença (Na^+ desejado – Na atual) deve ser por volta de 8 a 10 mEq/L. A velocidade de infusão não deve ultrapassar 5 mL/kg/h.

Essa intervenção deve ser feita em um ambiente apropriado com boa monitorização bioquímica e clínica. Nem sempre os sintomas cessam rapidamente e, muitas vezes, sobretudo em crianças com sondagem traqueal, a avaliação clínica tem baixas sensibilidade e especificidade para a identificação da persistência da hiponatremia.

O aumento da concentração de sódio não deve ser maior do que 12 mEq/L nas 24 horas até se atingirem níveis de 125 a 130 mEq/L,[29,31] embora haja quem proponha velocidade menor de correção, não ultrapassando 6 mEq/24 horas.[32] Portanto, impõe-se a monitorização bioquímica do sódio. Quando o nível sérico

Correção da Depleção de Volume – Fase de Expansão

de sódio chegar aos valores estabelecidos na meta terapêutica ou quando os sintomas desaparecerem, a correção deve ser suspensa.

Nas diarreias muito secretoras, é preciso ficar atento, pois os pacientes podem evoluir de uma hiponatremia moderada para uma grave em curto intervalo de tempo. Além disso, a hiponatremia moderada nem sempre se expressa clinicamente e, quando o faz, os sintomas são inespecíficos. Os sintomas da hiponatremia são, eminentemente, neurológicos e relacionados com a intensidade do distúrbio e com a rapidez na mudança da concentração plasmática do Na^+.[33] O capítulo 10 aborda mais especificamente as informações necessárias para a compreensão da fisiopatologia e o manejo dos desvios do nível sérico de sódio.

As depleções de volume isonatrêmicas e hiponatrêmicas são reparadas por meio da infusão rápida de solução isotônica. A desidratação hipernatrêmica merece considerações especiais com relação ao seu tratamento. Em hipernatremia de instalação aguda, muitas vezes por infusão rápida de soluções concentradas em sódio, podem ocorrer lesões neurológicas como hemorragia intracraniana e processos trombóticos. Isso decorre do desvio de água do espaço intracelular para o compartimento vascular hipertônico. Nas hipernatremias de instalação mais lenta, desenvolve-se um mecanismo protetor da hiperosmolalidade sobre os neurônios, por meio do acúmulo de substâncias osmoticamente ativas conhecidas como "osmóis idiogênicos". Glicina, taurina, glutamina, sorbitol e inositol são acumulados nos neurônios e exercem força osmótica nas células neurais, impedindo ou minimizando a saída de água do seu interior. Os osmóis idiogênicos não são difusíveis nem transportados para fora das células neurais. Por isso, a correção da desidratação hipernatrêmica deve respeitar essa condição biológica, pois, se a hiperosmolalidade for corrigida rapidamente, promoverá um desvio de fluido do extracelular para o interior dos neurônios, provocando edema cerebral e importantes consequências na morbimortalidade.[33,34] Por causa da presença dessas substâncias, as hipernatremias devem ser corrigidas lentamente. Recomenda-se redução inferior a 0,6 mEq/L/hora, mantendo-se preferencialmente uma velocidade de redução não superior a 12 mEq/L por 24 horas, em um prazo de 48 horas.[35] Essa conduta acarreta menos complicações quando comparada com correções mais rápidas, principalmente nas hipernatremias graves (> 170 mEq/L),[28,34] embora haja estudos em adultos que não mostram essa relação.[36]

Em função do desvio de água do espaço intracelular para o intravascular, os sinais clínicos de desidratação podem não ser tão evidentes. Assim, na fase de reparação, é necessário prescrever um volume mais generoso do que o estimado clinicamente. Devem-se acrescentar de 3% a 5% de déficit hídrico na estimativa clínica do grau de desidratação.[28]

A correção da desidratação hipernatrêmica deve ser feita em duas fases, didaticamente divididas. A primeira, emergencial, leva em conta a depleção de volume, na qual se deve restaurar o volume vascular por meio da infusão de Ringer-lactato (130 mEq Na/L) ou soro fisiológico puro (154 mEq/L), no volume de 20 mL/kg. A escolha de uma solução ou outra é indiferente, pois tanto o Ringer-lactato como a solução salina normal estão hipotônicos em relação à

Hidratação em Pediatria

osmolalidade sérica do paciente. A segunda fase de reidratação é composta pela soma do déficit de água livre mais o volume de manutenção programados para as próximas 48 horas. Para entender o cálculo do volume de manutenção, recomenda-se a leitura do capítulo 7 – "Fluidoterapia de Manutenção e Reposição", deste livro.

Existem algumas fórmulas que ajudam a calcular o volume de água livre que deve ser infundido, na dependência da intensidade da hipernatremia. Usando as diferentes fórmulas, os volumes obtidos serão um pouco diferentes entre si. Mas é preciso chamar a atenção para o fato de que, durante o tratamento da hipernatremia, valores séricos de Na devem ser monitorados e o esquema terapêutico pode e deve ser revisto. Portanto, não há um volume de água livre exato a ser infundido. A terapêutica de hipernatremia ainda é carente de mais estudos controlados e melhores protocolos.[33]

Para o cálculo do volume de água livre que deve ser infundido em um paciente com desidratação hipernatrêmica, pode ser usada uma das seguintes fórmulas:

[Na atual - Na desejado/Na atual] × 0,6/kg × 1.000[28]
ACT (40% a 60% × Peso) × [(Na encontrado/140) − 1][33,37]

Nesta segunda fórmula, em geral, opta-se por considerar um percentual de água corporal total inferior ao real. Assim, em uma criança que tenha 60% de seu peso constituído por água, podem-se utilizar percentuais inferiores, por questão de segurança. Também o denominador 140 pode ser modificado para 145, igualmente resultando em um valor mais seguro no cálculo do volume de água livre a ser infundido.

Considere-se como exemplo uma criança de 10 kg e com hipernatremia igual a 165 mEq/L, estabelecendo-se como meta um Na desejado de 145 mEq/L. Pela primeira fórmula apresentada, o volume de água livre a lhe ser infundido seria [165-145/165] × 6 × 1.000, totalizando aproximadamente 727 mL, que pode ser aproximado para 730 mL para fins de cálculo e prescrição. Este é o volume de água livre, isenta de eletrólitos, que deve ser infundido em 48 horas. Se esta criança teve um diagnóstico de desidratação de 3º grau, com déficit hídrico de 13%, isso equivale a um total de 1.300 mL (130 mL/kg). Desse total, o déficit de água livre, isenta de eletrólitos, corresponde a 730 mL e os restantes 570 mL corresponderão a fluidos contendo eletrólitos. Ainda há de se considerar, para as 48 horas seguintes, um volume de manutenção de 100 mL/kg/dia, com 3 mEq Na/kg/dia (1.000 mL, 30 mEq), conforme proposto por Holliday & Segar,[38] o que, para 48 horas, totaliza 2.000 mL e 60 mEq. O paciente recebeu à chegada pelo menos um volume de 200 mL (20 mL/kg), infundido rapidamente, em bólus. Portanto, para o período de 48 horas, receberá 2.000 mL (manutenção) + 1.300 mL (déficit pela desidratação) – 200 mL (feitos à chegada), o que resulta em um volume de 3.100 mL. No volume de infusão programado para as 48 horas, deve-se colocar K em concentração inferior a

74

Capítulo 5

40 mEq/L, preferencialmente de 20 a 30 mEq/L. Tanto o K como o Na séricos devem ser periodicamente avaliados laboratorialmente.[28]

Esta mesma criança, em uma prescrição que segue a segunda fórmula, aplicando-se por segurança o percentual de água corporal total igual a 40%, receberia 680 mL de água livre, resultado de 0,4 × 10 × [(165/140) -1].

Outra forma mais simplificada para cálculo do volume de água livre a ser infundido consiste em administrar 4 mL/kg de água livre para cada mEq de Na maior que 145 mEq/L. Se a hipernatremia for severa, igual ou superior a 170 mEq/L, é mais seguro infundir 3 mL/kg para cada mEq acima de 145. No exemplo mencionado, o cálculo resultaria em 4 mL × 10 kg × 20 (Δ de mEq de Na) = 800 mL de água livre. Caso se faça a opção por 3 mL/kg para cada mEq acima de 145, resultaria em 600 mL. Isso mostra que existe uma boa flexibilidade nas considerações do volume de água livre.[35-37,39]

Mais informações sobre os distúrbios do Na e também do K são apresentados em capítulos específicos neste livro.

■ Referências bibliográficas

1. Szinnai G, Schachinger H, Arnaud MJ, Linder L, Keller U. Effect of water deprivation on cognitive-motor performance in healthy men and women. Am J Physiol Regul Integr Comp Physiol. 2005;289(1): R275-80.
2. Hartling L, Bellemare S, Wiebe N, Russell K, Klassen TP, Craig W. Oral versus intravenous rehydration for treating dehydration due to gastroenteritis in children. Cochrane Database Syst Rev. 2006;(3):CD004390.
3. Kelly L, Jenkins H, Whyte L. Pathophysiology of diarrhoea. Pediatric and Child Health. 2018. doi: doi.org/10.1016/j.paed.2018.09.002.
4. Ozuah PO, Avner JR, Stein REK. Oral rehydration, emergency physicians, and practice parameters: a national survey. Pediatrics. 2002;109(2):259-61.
5. Spandorfer PR, Alessandrini EA, Joffe MD, Localio R, Shaw KN. Oral versus intravenous rehydration of moderately dehydrated children: a randomized, controlled trial. Pediatrics. 2005;115(2):295-301.
6. Kemp C. Parents preferred IV over oral rehydration in ED. AAP News. 2009;30(9):2.
7. Costa ADPV, Silva GAP. Indicação da terapia de reidratação oral no setor de emergência: decisão baseada na clínica? Rev Paul Pediatr. 2010;28(2):215-20.
8. Spandorfer PR. Fluids and electrolytes. In: Zaoutis LB, Chiang VW. Eds. Comprehensive Pediatric Hospital Medicine, 2. ed. McGraw Hill; 2017. [28 Dez. 2022]. Disponível em: https://accesspediatrics.mhmedical.com/content.aspx?bookid=2216&sectionid=170328040.
9. World Health Organization (WHO). The treatment of diarrhoea. A manual for physicians and other senior health workers. 4 rev. 2005. ISBN 92 4 159318 0.
10. Yi J, Shane AL. Approach to the diagnosis and management of gastrointestinal tract infections. In: Long SS, Prober CG, Fischer M. Principles and practice of pediatric infectious diseases, 2018. Elsevier. ISBN 978-0-323-40181-4. doi.org/10.1016/C2013-0-19020-4.
11. MOST The USAID. Diarrhoea treatment guidelines. 2005;47.

Hidratação em Pediatria

12. Giugliani ERJ, Victora CG. Alimentação complementar. J Pediatr (Rio J). 2000;76(3):s253-s62.
13. Gastañaduy AS, Begue RE. Acute gastroenteritis. Clin Pediatr (Phila). 1999;38(1): 1-12.
14. Conners GP, Barker WH, Mushlin AI, Goepp JG. Oral versus intravenous: rehydration preferences of pediatric emergency medicine fellowship directors. Pediatr Emerg Care. 2000;16(5):335-8.
15. Fonseca BK, Holdgate A, Craig JC. Enteral vs intravenous rehydration therapy for children with gastroenteritis: a meta-analysis of randomized controlled trials. Arch Pediatr Adolesc Med. 2004;158(5):483-90.
16. Guarino A, Albano F, Ashkenazi S, Gendrel D, Hoekstra JH, Shamir R, et al. European Society for Paediatric Gastroenterology, Hepatology, and Nutritional/ European Society for Paediatric Infectious Diseases Evidence-Based Guidelines for the Management of Acute Gastroenteritis in Children in Europe. J Pediatr Gastroenterol Nutr. 2008;46(2):S81-122.
17. Doan Q, Chan M, Leung V, Lee E, Kissoon N. The impact of an oral rehydration clinical pathway in a pediatric emergency department. Pediatrics & Child Health. 2010;15(8):503-07.
18. Correa TD, Cavalcanti AB, Assunção MSC. Cristaloides balanceados para ressuscitação do choque séptico. Rev Bras Ter Intensiva. 2016;28(4):463-71.
19. Gusmão RHP, Machado FA, Lima FMLS, Martins MCV. Diarreia aguda. In: Fabio Ancona Lopez; Dioclecio Campos Jr (Org.). Tratado de pediatria SBP. 3. ed. Barueri: Manole, 2014; p.1:1055-66.
20. Neville KA, Verge CF, Rosenberg AR, O'Meara MW, Walker JL. Isotonic is better than hypotonic saline for intravenous rehydration of children with gastroenteritis: a prospective randomised study. Arch Dis Child. 2006;91(3):226-32.
21. Brito AB, Vasconcelos MM, Cruz Junio LC, Oliveira ME, Azevedo AR, Rocha LG, et al. Central pontine and extrapontine myelinolysis: report of a case with a tragic outcome. J Pediatr (Rio J). 2006;82(2):157-60.
22. Sociedade Brasileira de Pediatria. Departamento Científico de Gastroenterologia. Diarreia aguda: diagnóstico e tratamento. Guia Prático de Atualização. 2017;1:1-15.
23. Librelato G, Piva JP. Análise da reposição de fluido no paciente crítico. In: Associação de Medicina Intensiva, Sociedade Brasileira de Pediatria, Piva JP, Carvalho WB, (Org.) Protiped – Programa de atualização em terapia intensiva pediátrica: ciclo 6 (2). Porto Alegre: Artmed Panamericana, 2014; p.59-85.
24. Russel JA, Navickis RJ, Wilkes MM. Albumin versus crystalloid for pump priming in cardiac surgery: meta-analysis of controlled trials. J. Cardiothorac Vasc Anesth. 2004;18(4):429-37.
25. Andrade OVB, Ihara FO, Troster EJ. Metabolic acidosis in childhood: why, when and how to treat. J Pediatr (Rio J). 2007;83(2):S11-21.
26. Rocha PN. Uso de bicarbonato de sódio na acidose metabólica do paciente gravemente enfermo. J Bras Nefrol. 2009;31(4):297-306.
27. Brewer ED. Disorders of acid-base balance. Pediatr Clin N America. 1990;37(2):429-47.
28. Powers KS. Dehydration: Isonatremic, hyponatremic, and hypernatremic recognition and management. Pediatr in Review. 2015;36(7):274-87. doi:10.1542/pir.36-7-274.

29. Spasovski G, Vanholder R, Allolio B, et al. Clinical practice guideline on diagnosis and treatment of hyponatraemia. Nephrol Dial Transplant. 2014;29(2):ii1=ii39. doi:10.1093/ndt/gfu040.

30. Kallen RJ. The management of diarrheal dehydration in infants using parenteral fluids. Pediatr Clin N. America. 1990;37(2):265-85.

31. Vieira-Neto OM, Neto MM. Distúrbios do equilíbrio hidroeletrolítico. Departamento de Clínica Médica da Faculdade de Medicina de Ribeirão Preto da Universidade de São Paulo (FMRP/USP). 2003;36:325-37.

32. Rouelioti ME, Glew RH, Khitan ZJ, Rondon-Berrios H, Argyropoulos CP, Malhotra D, et al. Fluid balance concepts in medicine: principles and practice. World J Nephrol. 2018;7(1):1-28.

33. Seay NW, Lehrich RW, Greenberg A. Diagnosis and management of disorders of body tonicity – hyponatremia and hypernatremia: core curriculum 2020. Am J Kidney Dis. 2020;75(2):272-86.

34. Schwaderer AL, Schwartz GL. Treating hypernatremic dehydration. Pediatr Rev. 2005;26(4):148-50.

35. Sterns RH. Evidence for managing hypernatremia: is it jus hyponatremia in reverse? Clin J Am Soc Nephrol. 2019;14(5):645-47.

36. Chauhan K, Pattharanitima P, Patel N, Duffy A, Saha A, Chaudhary K, et al. Rate of correction of hypernatremia and health outcomes in critically ill patients. Clin J Am Soc Nephrol. 2019;14(5):656-63.

37. Kim SW. Hypernatremia: successful treatment. Electrolyte & Blood Press. 2006;4(2):66-71.

38. Holliday MA, Segar WE. The maintenance need for water in parenteral fluid therapy. Pediatrics. 1957;19(5):823-32.

39. Qian Q. Hypernatremia. Clin J Am Soc Nephrol. 2019;14(3):432-4.

6

Soroterapia de Hidratação Oral – Usos em Prevenções Primária e Secundária

Ricardo Queiroz Gurgel • Sarah Cristina Fontes Vieira

O trato gastrointestinal tem papel relevante na homeostase, por meio da regulação de ingestão e absorção de água e eletrólitos. Habitualmente, é sítio de perdas hídricas e eletrolíticas importantes, secundárias a condições patológicas, como a doença diarreica, que podem ocasionar perda da homeostase com a desidratação.

Durante a epidemia de cólera na Rússia e Europa ocidental, no final do século XIX, foi descrita a perda de água e de eletrólitos nas fezes, inicialmente tratada com hidratação por via endovenosa, o que propiciou redução impactante na mortalidade. A partir do século XX, o trato gastrointestinal passou a ser utilizado como via segura e efetiva para terapia de reidratação, reduzindo a necessidade de terapia venosa e prevenindo a evolução para quadros mais graves. A partir de 1968, com a utilização ampla, sistemática e estruturada da terapia de reidratação oral (TRO), recurso mais simples e acessível, houve uma modificação expressiva nos desfechos da doença diarreica aguda.[1] Durante a década de 1970, eram estimados 500 milhões de episódios anuais de diarreia em crianças menores de 5 anos, resultando em cerca de 5 milhões de mortes por ano. A grande maioria dos casos ocorria em países em desenvolvimento onde 1 em cada 10 crianças morria por diarreia antes dos 5 anos. Com o advento da TRO, foram salvas, anualmente, mais de 1 milhão de vidas de crianças em todo mundo no final do século XX quando a doença diarreica já era uma das principais causas de mortalidade infantil.[2]

■ Fisiologia da absorção de sódio e água

Em 1978, um editorial emblemático no periódico *The Lancet* reportou a descoberta do transporte de sódio acoplado ao da glicose no intestino delgado e da glicose como acelerador da absorção de soluto e água como o mais

Hidratação em Pediatria

importante avanço da medicina naquele século. Milhões de vidas foram salvas com o uso dessa simples mistura de sódio e glicose.[3]

A descoberta foi feita a partir da observação de que, durante quadros de diarreia aguda, a mucosa intestinal preserva sua capacidade de absorção. Sódio e glicose em proporções adequadas podem ser conjuntamente transportados com água, da luz intestinal para a circulação sanguínea. Há evidência de que a terapia de reidratação oral é tão efetiva quanto a terapia de hidratação venosa na recuperação do volume intravascular e na correção da acidose metabólica subsequente, quando bem indicada.[4]

Os primeiros estudos que identificaram as perdas eletrolíticas com doenças diarreicas foram realizados por Daniel Darrow e serviram como base para as observações de Sachar e colegas em pacientes com cólera que embasaram o desenvolvimento da solução de reidratação oral (SRO).[2] Sachar et al. demonstraram que o cotransportador intestinal ativo de sódio e glicose (SGLT-1) é uma proteína que se encontra preservada na maioria das doenças diarreicas, garantindo a absorção de sódio e água mesmo em vigência de enorme perda de água e eletrólitos.[5] Uma vez no enterócito, o transporte de glicose para a corrente sanguínea é facilitado pelo GLUT2 (transportador de glicose tipo 2) na membrana basolateral. Na+/K+-ATPase promove o gradiente eletroquímico que direciona esse processo. Pacientes com diarreia mantêm essas vias preservadas e esse é o racional científico para o uso e a composição das soluções de reidratação oral.[6,7]

Alguns outros solutos como polímeros de glicose e aminoácidos foram testados como transportadores e demonstraram resultados promissores, mas não superiores à glicose, que continua sendo o carreador de soluto utilizado.[8-13] A solução-padrão que combina sódio, glicose e água é utilizada até os dias de hoje, embora algumas mudanças em sua composição e osmolaridade tenham ocorrido ao longo dos anos de modo a aprimorar seu efeito clínico.

■ Composição das soluções de reidratação oral

A soroterapia de hidratação oral, se bem indicada, tem se mostrado tão efetiva quanto a soroterapia venosa no restabelecimento do volume intravascular e correção da acidose metabólica. Entretanto, uma adequada composição é fundamental para garantir sua eficácia.

Diversas soluções estão disponíveis para uso clínico contendo concentrações variadas: 2 g/L a 3 g/dL de glicose, 45 mEq/L a 90 mEq/L de sódio, 30 mEq/L de uma base e 20 mEq/L a 25 mEq/L de potássio. A osmolaridade varia de 200 mOsm/L a 310 mOsm/L. Em crianças com desnutrição aguda grave e diarreia, a SRO de baixa osmolaridade (245 mOsm/L, Na 75 mEq/L e K 20 mmol/L) se mostra tão efetiva na reidratação quanto a solução preconizada pela Organização Mundial da Saúde (OMS) (osmolaridade 300 mOsm/L e Na 90 mEq/L), mas com a vantagem de alcançar a reidratação mais rapidamente.[4]

A osmolaridade da SRO, inicialmente recomendada pela OMS com 90 mmol/L (ou mEq/L) de sódio, passou a ser empregada no Brasil nas décadas de 1970/1980. Até os dias de hoje, a solução disponibilizada pelo Ministério da Saúde (MS) contém Na = 90 mMol/L, embora as soluções com osmolaridade reduzida (Na 60 a 75 mMol/L) sejam as atualmente recomendadas pela OMS e European Society for Paediatric Gastroenterology Hepatology and Nutrition (ESPGHAN).

Ensaios clínicos e revisões sistemáticas com metanálise demonstraram que o uso de SRO com osmolaridade reduzida melhorava desfechos clínicos ao promover menor volume fecal, encurtar a duração da diarreia e melhorar a palatabilidade da solução.[14,15] A partir desses achados, em 2002, a OMS passou a recomendar a SRO com osmolaridade reduzida (245 mOsm/L). Estudos que avaliaram a solução com osmolaridade reduzida demonstraram que ela é segura e pode ser utilizada no tratamento de diarreia aguda na maioria dos casos, mesmo nos casos de cólera em que há perda fecal importante de sódio.[16]

Atualmente, a OMS recomenda solução padronizada que atende à seguinte composição de SRO: osmolaridade entre 200 e 310 mOsm/L; concentração equimolar (1:1) de sódio e glicose; concentração de glicose < 20 g/L (111 mmol/L); concentração de sódio entre 60 e 90 mEq/L; concentração de potássio entre 15 e 25 mEq/L, concentração de citrato entre 8 e 12 mmol/L; e concentração de cloro entre 50 e 80 mEq/L.[17]

Em 2018, a Federação Internacional de Gastroenterologia, Hepatologia e Nutrição Pediátrica (FISPGHAN) reuniu representantes de suas filiadas (entre elas, a ESPGHAN) em um grupo de trabalho que elaborou um conjunto de recomendações para diarreia aguda em pacientes de 1 mês a 18 anos de idade com base em evidência científica. O grupo preconizou o uso de solução com osmolaridade reduzida, sódio 60 mEq/L, para crianças bem nutridas sem cólera. Para os casos de cólera, em virtude da maior perda fecal de sódio, foi recomendado maior teor de sódio: 75 mEq/L.[18]

Utilizando modelo experimental de secreção iônica induzida por rotavírus, um estudo *in vitro* demonstrou que a solução Na 60 mEq/L e glicose 111 mmol/L (solução preconizada pela ESPGHAN) induziu maior efeito proabsortivo em relação à solução OMS, sugerindo que a potência proabsortiva da SRO depende das concentrações de sódio e glicose.[19] Ensaios clínicos randomizados são necessários para avaliar se esses achados se confirmam em humanos.

A solução de reidratação oral padronizada é o padrão-ouro na soroterapia de hidratação oral, mas algumas estratégias têm sido divulgadas na atenção primária em saúde, a exemplo do soro caseiro, uma solução de preparo artesanal que pode ser facilmente elaborada no domicílio com ingredientes acessíveis (água, sal e açúcar) na ausência da solução de reidratação oral. O MS e a OMS se posicionaram a favor dessa possibilidade que pode ser útil em locais de poucos recursos. Entretanto, inadequações no preparo e desconhecimento sobre seus riscos são reportados. Ademais, falta evidência científica acerca do seu impacto na redução da mortalidade por desidratação e há que se considerar que a orientação sobre seu preparo pode desencorajar o uso da SRO, que é a solução comprovadamente eficaz.[20,21]

A utilização de outros fluidos orais, embora desaconselhada, é uma prática ainda comum durante os episódios de diarreia. Muitos desses líquidos apresentam uma taxa molar de glicose excessiva em relação ao sódio como sucos de frutas, refrigerantes e outras bebidas. A alta carga de glicose não absorvida aumenta a osmolaridade na luz intestinal, o que reduz a absorção de água e pode aumentar a perda diarreica.[22] Por sua vez, fluidos com alto teor de sódio como sopas e caldos podem causar hipernatremia. Portanto, não devem ser utilizados como medida de hidratação durante episódios diarreicos.

■ SRO na prática: prevenções primária e secundária

A desidratação, perda excessiva de água corporal, é a principal causa de morbimortalidade em lactentes e crianças menores de todo o mundo. Crianças nessa faixa etária são particularmente suscetíveis à doença diarreica e à desidratação, o que pode ser explicado por algumas características da idade como: composição corporal (a água corresponde a cerca de 75% do peso corporal de um lactente e até 60% em adolescentes e adultos); a alta taxa metabólica; inabilidade de comunicar suas necessidades ou hidratar a si mesmas; e elevadas perdas insensíveis típicas da idade.[23] É sabido que, sem ingestão satisfatória de água para repor as perdas, seres humanos evoluiriam para óbito em poucos dias.[24] Embora o corpo humano tenha mecanismos eficientes de controle fisiológico para manter o equilíbrio hidroeletrolítico, incluindo a sede, esses mecanismos podem estar sobrecarregados em condições patológicas, como nas infecções intestinais, pela perda rápida de fluidos e eletrólitos.[25]

Outros processos que acarretam perda de fluidos também são causas de desidratação, incluindo cetoacidose diabética, diabetes insípido, queimaduras, suor excessivo e sequestro para 3º espaço. Por fim, a desidratação também pode ser o resultado da diminuição da ingestão acompanhada de perdas contínuas. Entretanto, a doença diarreica é, notadamente, a principal causa de desidratação em crianças com indicação unânime em diferentes protocolos para utilização da SRO.[11,18,23,26,27]

A soroterapia de hidratação oral é utilizada em fases precoces da doença diarreica, quando não há contraindicação para a via oral, prevenindo sua evolução para desidratação (prevenção primária) ou, quando a depleção de volume já se instalou, evitando sua progressão para quadro de maior gravidade (prevenção secundária).

Prevenção primária

A partir das observações favoráveis ao uso da SRO para prevenção e tratamento da desidratação associada à diarreia aguda, a OMS publicou, em

1989, um manual prático para manejo de diarreia aguda com ênfase no reconhecimento dos sinais de desidratação e no seu tratamento oportuno.[28] No Brasil, em 1993, o MS adaptou o manual à realidade do país e suas recomendações têm sido referência ao longo das últimas décadas. Recentemente, essas recomendações foram atualizadas e disponibilizadas em um cartaz didático que propõe três planos de tratamento (A, B e C), de acordo com o estado de hidratação do paciente, demonstrados na Figura 6.1. De acordo com a recomendação do MS, indivíduos sem sinais de desidratação ou classificados com desidratação leve têm indicação de receber aporte hídrico com SRO em dose de manutenção para prevenir desidratação, se hidratados, ou com evolução para quadro mais grave. A SRO poderá ser ofertada ao paciente em ambiente domiciliar e o volume a ser ofertado varia de acordo com a idade: crianças menores de 1 ano de idade devem receber 50 mL a 100 mL após cada evacuação diarreica; crianças de 1 a 10 anos de idade devem receber 100 mL a 200 mL após cada evacuação diarreica; e, adolescentes (maiores de 10 anos) devem receber, após cada episódio de evacuação diarreica, volume sem valor predeterminado, mas sim o que o paciente aceitar em oferta livre. Vale ressaltar que os acompanhantes devem ser informados quanto aos sinais de piora ou de falha no tratamento que indicam procurar atendimento médico. Como tem sido utilizada a SRO com Na 90 mmol/L no Brasil e a desidratação, quando presente durante quadro de diarreia aguda, na maioria dos casos, é isonatrêmica, seu uso como estratégia de prevenção primária deve ser alternado com outros líquidos, evitando assim hipernatremia iatrogênica.[25,26] A intervenção precoce previne evolução para desidratação moderada a grave e seus desfechos desfavoráveis, como distúrbio eletrolítico, acidose metabólica, insuficiência renal aguda (pré-renal) ou mesmo choque hipovolêmico.

A soroterapia de hidratação oral em prevenção primária, especialmente para indivíduos com diarreia aguda, mas sem desidratação, tem sido questionada na literatura;[29] entretanto, o grupo de trabalho da FISPGHAN reafirma a proposta de uso da SRO em prevenção primária quando relata que a reposição de perdas hídricas e a prevenção da desidratação são os objetivos primários no manejo da síndrome diarreica aguda e que a via oral é efetiva na prevenção e no tratamento da desidratação leve a moderada, devendo ser iniciada o mais precocemente possível com solução apropriada.[18]

A maior aplicabilidade da soroterapia de hidratação oral e também a mais estudada, é a diarreia aguda; entretanto, sua utilização em prevenção primária em outros contextos de prática clínica tem sido avaliada, a exemplo de um estudo com 84 pacientes em preparação para cirurgia torácica. Ao comparar pacientes que receberam hidratação oral e hidratação venosa quanto ao débito urinário e exames laboratoriais, os autores não observaram diferenças na morbidade e nos exames laboratoriais entre os grupos e concluíram que a terapia oral pré-operatória pode ser feita de maneira segura mesmo em pacientes com programação de intervenção cirúrgica de tórax.[30]

DISQUE SAÚDE 136 Ouvidoria Geral do SUS www.saude.gov.br — SUS — Ministério da Saúde — MELHORAR SUA VIDA, NOSSO COMPROMISSO. GOVERNO FEDERAL BRASIL PAÍS RICO É PAÍS SEM POBREZA

MANEJO DO PACIENTE COM DIARREIA

AVALIAÇÃO DO ESTADO DE HIDRATAÇÃO DO PACIENTE

ETAPAS	A	B	C
OBSERVE			
Estado geral	Bem, alerta	Irritado, intranquilo	Comatoso, hipotônico*
Olhos	Normais	Fundos	Muito fundos e secos
Lágrimas	Presentes	Ausentes	Ausentes
Sede	Bebe normal, sem sede	Sedento, bebe rápido e avidamente	Bebe mal ou não é capaz de beber*
EXPLORE			
Sinal da prega	Desaparece rapidamente	Desaparece lentamente	Desaparece muito lentamente (mais de 2 segundos)
Pulso	Cheio	Rápido, fraco	Muito fraco ou ausente*
DECIDA			
	SEM SINAIS DE DESIDRATAÇÃO	Se apresentar dois ou mais sinais: **COM DESIDRATAÇÃO**	Se apresentar dois ou mais sinais, incluindo pelo menos um dos destacados com asterisco (*): **DESIDRATAÇÃO GRAVE**
TRATE			
	USE O PLANO A	USE O PLANO B (pese o paciente)	USE O PLANO C (pese o paciente)

PLANO A
PARA PREVENIR A DESIDRATAÇÃO NO DOMICÍLIO

Explique ao paciente ou acompanhante para fazer no domicílio:

1) OFERECER OU INGERIR MAIS LÍQUIDO QUE O HABITUAL PARA PREVENIR A DESIDRATAÇÃO:
- O paciente deve tomar líquidos caseiros (água de arroz, soro caseiro, chá, suco e sopas) ou Solução de Reidratação Oral (SRO) após cada evacuação diarreica.
- Não utilizar refrigerantes e não adoçar o chá ou suco.

2) MANTER A ALIMENTAÇÃO HABITUAL PARA PREVENIR A DESNUTRIÇÃO:
- Continuar o aleitamento materno.
- Manter a alimentação habitual para as crianças e os adultos.

3) SE O PACIENTE NÃO MELHORAR EM DOIS DIAS OU SE APRESENTAR QUALQUER UM DOS SINAIS ABAIXO, LEVÁ-LO IMEDIATAMENTE AO SERVIÇO DE SAÚDE:

SINAIS DE PERIGO
- **Piora na diarreia**
- **Vômitos repetidos**
- **Muita sede**
- **Recusa de alimentos**
- **Sangue nas fezes**
- **Diminuição da diurese**

4) ORIENTAR O PACIENTE OU ACOMPANHANTE PARA:
- Reconhecer os sinais de desidratação.
- Preparar e administrar a Solução de Reidratação Oral.
- Praticar medidas de higiene pessoal e domiciliar (lavagem adequada das mãos, tratamento da água e higienização dos alimentos).

5) ADMINISTRAR ZINCO UMA VEZ AO DIA, DURANTE 10 A 14 DIAS:
- Até seis (6) meses de idade: 10mg/dia.
- Maiores de seis (6) meses de idade: 20mg/dia.

IDADE	Quantidade de líquidos que devem ser administrados/ingeridos após evacuação diarreica
Menores de 1 ano	50-100ml
De 1 a 10 anos	100-200ml
Maiores de 10 anos	Quantidade que o paciente aceitar

PLANO B
PARA TRATAR A DESIDRATAÇÃO POR VIA ORAL NA UNIDADE DE SAÚDE

1) ADMINISTRAR SOLUÇÃO DE REIDRATAÇÃO ORAL:
- A quantidade de solução ingerida dependerá da sede do paciente.
- A SRO deverá ser administrada continuamente, até que desapareçam os sinais de desidratação.
- Apenas como orientação inicial, o paciente deverá receber de 50 a 100ml/kg para ser administrado no período de 4-6 horas.

2) DURANTE A REIDRATAÇÃO REAVALIAR O PACIENTE SEGUINDO AS ETAPAS DO QUADRO "AVALIAÇÃO DO ESTADO DE HIDRATAÇÃO DO PACIENTE"
- Se desaparecerem os sinais de desidratação, utilize o PLANO A.
- Se continuar desidratado, indicar a sonda nasogástrica (gastróclise).
- Se o paciente evoluir para desidratação grave, seguir o PLANO C.

3) DURANTE A PERMANÊNCIA DO PACIENTE OU ACOMPANHANTE NO SERVIÇO DE SAÚDE ORIENTAR A:
- Reconhecer os sinais de desidratação.
- Preparar e administrar a Solução de Reidratação Oral.
- Praticar medidas de higiene pessoal e domiciliar (lavagem adequada das mãos, tratamento da água e higienização dos alimentos).

O PLANO B DEVE SER REALIZADO NA UNIDADE DE SAÚDE.
OS PACIENTES DEVERÃO PERMANECER NA UNIDADE DE SAÚDE ATÉ A REIDRATAÇÃO COMPLETA

PLANO C
PARA TRATAR A DESIDRATAÇÃO GRAVE NA UNIDADE HOSPITALAR

O PLANO C CONTEMPLA DUAS FASES PARA TODAS AS FAIXAS ETÁRIAS:
A FASE RÁPIDA E A FASE DE MANUTENÇÃO E REPOSIÇÃO

FASE RÁPIDA - MENORES DE 5 ANOS (fase de expansão)

SOLUÇÃO	VOLUME	TEMPO DE ADMINISTRAÇÃO
Soro Fisiológico a 0,9%	Iniciar com 20 ml/kg de peso. Repetir essa quantidade até que a criança esteja hidratada, reavaliando os sinais clínicos após cada fase de expansão administrada. Para recém-nascidos e cardiopatas graves começar com 10ml/kg de peso.	30 minutos

AVALIAR O PACIENTE CONTINUAMENTE

FASE RÁPIDA - MAIORES DE 5 ANOS (fase de expansão)

SOLUÇÃO	VOLUME TOTAL	TEMPO DE ADMINISTRAÇÃO
1º Soro Fisiológico a 0,9%	30 ml/kg	30 minutos
2º Ringer Lactato **ou** Solução Polieletrolítica	70 ml/kg	2 horas e 30 minutos

FASE DE MANUTENÇÃO E REPOSIÇÃO PARA TODAS AS FAIXAS ETÁRIAS

SOLUÇÃO	VOLUME EM 24 HORAS	
Soro Glicosado a 5% + Soro Fisiológico a 0,9% na proporção de 4:1 (manutenção) +	Peso até 10 kg	100 ml/kg
	Peso de 10 a 20 kg	1000 ml + 50 ml/kg de peso que exceder 10 kg
	Peso acima de 20 kg	1500ml + 20 ml/kg de peso que exceder 20 kg
Soro Glicosado a 5% + Soro Fisiológico a 0,9% na proporção de 1:1 (reposição) +	Iniciar com 50 ml/kg/dia. Reavaliar esta quantidade de acordo com as perdas do paciente.	
KCl a 10%	2 ml para cada 100 ml de solução da fase de manutenção.	

AVALIAR O PACIENTE CONTINUAMENTE. SE NÃO HOUVER MELHORA DA DESIDRATAÇÃO, AUMENTAR A VELOCIDADE DE INFUSÃO
- Quando o paciente puder beber, geralmente 2 a 3 horas após o início da reidratação venosa, iniciar a reidratação por via oral com SRO, mantendo a reidratação endovenosa.
- Interromper a reidratação por via endovenosa somente quando o paciente puder ingerir SRO em quantidade suficiente para se manter hidratado. A quantidade de SRO necessária varia de um paciente para outro, dependendo do volume das evacuações.
- Lembrar que a quantidade de SRO a ser ingerida deve ser maior nas primeiras 24 horas de tratamento.
- Observar o paciente por pelo menos seis (6) horas.

OS PACIENTES QUE ESTIVEREM SENDO REIDRATADOS POR VIA ENDOVENOSA DEVEM PERMANECER NA UNIDADE DE SAÚDE ATÉ QUE ESTEJAM HIDRATADOS E CONSEGUINDO MANTER A HIDRATAÇÃO POR VIA ORAL

IDENTIFICAR DISENTERIA E/OU OUTRAS PATOLOGIAS ASSOCIADAS À DIARREIA

1- PERGUNTAR SE O PACIENTE TEM SANGUE NAS FEZES

Em caso positivo e com comprometimento do estado geral:
- Reidratar o paciente de acordo com os planos A, B ou C.
- Iniciar antibioticoterapia.

Tratamento de crianças:
- **Ciprofl oxacino:** 15 mg/kg a cada 12 horas, via oral, por 3 dias.
- **Ceftriaxona:** 50 a 100 mg/kg, intramuscular, uma vez ao dia, por 2 a 5 dias, como alternativa.
- Orientar o acompanhante para administrar líquidos e manter a alimentação habitual, caso o tratamento seja realizado no domicílio.
- Reavaliar o paciente após dois dias.
- Se mantiver presença de sangue nas fezes após 48 horas do início do tratamento, encaminhar para internação hospitalar.

Observação: crianças com quadro de desnutrição devem ter o primeiro atendimento em qualquer Unidade de Saúde, devendo-se iniciar hidratação e antibioticoterapia de forma imediata, até que chegue ao hospital.

Tratamento de adultos:
- **Ciprofl oxacino:** 500 mg de 12/12 horas, via oral, por 3 dias.
- Orientar o paciente ou acompanhante para administrar líquidos e manter a alimentação habitual, caso o tratamento seja realizado no domicílio.
- Reavaliar o paciente após 2 dias.
- Se mantiver presença de sangue nas fezes ou melena após 48 horas do início do tratamento:
  - Se o paciente estiver com condições gerais boas, iniciar **Ceftriaxona 2 g**, via intramuscular, 1 vez ao dia, por 2 a 5 dias.
  - Se estiver com condições gerais comprometidas, encaminhar para internação hospitalar.

2- PERGUNTAR QUANDO INICIOU A DIARREIA

Se tiver mais de 14 dias de evolução:

a) Encaminhar o paciente para a unidade hospitalar se:
- menor que seis meses.
- apresentar sinais de desidratação. Neste caso, reidrate-o primeiro e em seguida encaminhe-o a unidade hospitalar.

Quando não houver condições de encaminhar para a unidade hospitalar, orientar o responsável/acompanhante para administrar líquidos e manter a alimentação habitual no domicílio.

b) Se o paciente não estiver com sinais de desidratação e nem for menor de seis meses, encaminhar para consulta médica para investigação e tratamento.

3- OBSERVAR SE TEM DESNUTRIÇÃO GRAVE

Se a criança estiver com desnutrição grave (utilizar para diagnóstico a Caderneta de Saúde da Criança do Ministério da Saúde):
- Em caso de desidratação, iniciar a reidratação e encaminhar o paciente para o serviço de saúde.
- Entregar ao paciente ou responsável envelopes de SRO em quantidade suficiente e recomendar que continue a hidratação até que chegue ao serviço de saúde.

4- VERIFICAR A TEMPERATURA

Se o paciente estiver, além da diarreia, com a temperatura de 39ºC ou mais: investigar e tratar outras possíveis causas, por exemplo, pneumonia, otite, amigdalite, faringite, infecção urinária

USO DE MEDICAMENTOS EM PACIENTES COM DIARREIA

- **Antibióticos:** devem ser usados somente para casos de diarreia com sangue (disenteria) e comprometimento do estado geral ou em casos de cólera grave. Em outras condições, os antibióticos são inefi cazes e não devem ser prescritos.
- **Antiparasitários:** devem ser usados somente para:
  - Amebíase, quando o tratamento de disenteria por *Shigella sp* fracassar, ou em casos em que se identifi cam nas fezes trofozoítos de *Entamoeba histolytica* englobando hemácias.
  - Giardíase, quando a diarreia durar 14 dias ou mais, se identifi carem cistos ou trofozoítos nas fezes ou no aspirado intestinal.
- **Zinco:** deve ser administrado, uma vez ao dia, durante 10 a 14 dias:
  - Até seis (6) meses de idade: 10mg/dia.
  - Maiores de seis (6) meses de idade: 20 mg/dia.

ANTIDIARREICOS E ANTIEMÉTICOS NÃO DEVEM SER USADOS

Figura 6.1 Cartaz do Ministério da Saúde com diretrizes para manejo do paciente com diarreia aguda.

Fonte: Reprodução de BRASIL. Ministério da Saúde.

Prevenção secundária

A terapia de reidratação oral (TRO) é a 1ª linha de tratamento para perdas de fluidos e eletrólitos causadas por diarreia secundária à infecção aguda em crianças com desidratação leve a moderada.[31] Esta modalidade de tratamento é utilizada independentemente da idade, do agente etiológico e dos valores iniciais de sódio.[32] Comparando com a soroterapia de hidratação venosa, a via oral tem como vantagens o baixo custo, a facilidade de administração, o fato de não ser invasiva, a possibilidade de ser continuada em ambiente domiciliar e a redução na procura por atendimento na rede de emergência.[33] Quando há sinais clínicos de desidratação e esta é classificada como moderada, o que implica uma perda estimada de 5% a 10% do peso corporal em fluidos, não há questionamentos quanto à indicação de soroterapia de hidratação e a estratégia de manejo recomendada é a TRO em que se utiliza a SRO com o objetivo de reidratar o paciente. Essa estratégia corresponde ao Plano B de tratamento proposto pelo MS,[26] cuja fase tem por objetivo reidratar o paciente e deve ser realizada na unidade de saúde por meio da administração da SRO em volume de 50 mL a 100 mL/kg de peso em 4 a 6 horas até que o paciente esteja euvolêmico. Durante a TRO, é interrompida a dieta do paciente, somente o aleitamento materno pode ser mantido, e a SRO deve ser administrada em volume pequeno e frequente, oferecido em colher ou seringa. Cada alíquota deve ser pequena o suficiente para não acumular volume líquido no estômago, o que poderia desencadear vômitos. Ao se ofertarem 5 mL a cada 1 ou 2 minutos, é possível atingirem-se 150 a 300 mL/h, volume suficiente para reidratação de lactentes e pré-escolares com desidratação moderada dentro de poucas horas. Nesse período, a equipe de saúde deve estar vigilante, monitorizando o estado de hidratação do paciente de hora em hora para identificar o momento de interrompê-la e para detectar precocemente quando há evolução para desidratação grave, a despeito da TRO. Quando há recusa à ingestão oral, uma via alternativa, sonda nasogástrica, pode ser utilizada para administração da SRO.[26,34]

A adequada reidratação do paciente é observada por meio da normalização dos sinais vitais, melhora do nível de consciência e de atividade, débito urinário e resolução dos sinais de desidratação. Ao reidratar o paciente, deve-se interromper a TRO e iniciar a fase de manutenção com reinício da dieta e uso da SRO de acordo com a proposta descrita para o Plano A do MS para reposição das perdas.[26] Durante essa fase, a vigilância e a intervenção de acordo com as perdas evitam recaída da desidratação. Além da proposta do MS, há protocolos que recomendam mensurar a perda e administrar 1 mL de SRO para cada grama de fezes diarreicas. Quando não é possível mensurar as perdas, alternativamente, devem-se administrar 10 mL de SRO/kg de peso para cada evacuação diarreica e 2 mL de SRO/kg de peso para cada episódio de vômito. Entretanto, se a perda diarreica é mínima, a SRO pode não ser necessária.[35]

Quando há falha ou evolução para desidratação grave (perda hídrica igual ou superior a 10% do peso corporal), durante a TRO e/ou uso de sonda nasogástrica, a soroterapia de hidratação venosa deve ser instituída de imediato.[26,27] Vômitos são a principal causa para falha na TRO.

Apesar de se caracterizar como medida de intervenção efetiva para desidratação leve a moderada, a TRO tem algumas contraindicações que precisam ser consideradas antes de ser instituída: alteração do estado mental com risco de aspiração; íleo paralítico; condição subjacente que prejudique a absorção intestinal da SRO (p. ex., síndrome do intestino curto, má absorção de carboidratos); e desidratação grave.[35]

Algumas barreiras à utilização da SRO têm sido descritas na literatura, especialmente em países de alta renda, apesar de toda evidência científica favorável à sua utilização: falta de adesão e conhecimento dos profissionais de saúde, o que reforça a necessidade de ações educativas acerca da soroterapia de hidratação oral; custo das SRO em países que não a disponibilizam gratuitamente para uso domiciliar; e, acesso a informações indevidas na internet favoráveis ao uso de outros fluidos que não a SRO.[35]

■ Evidência científica

Desde a descoberta da fisiologia da absorção de sódio e água e sua aplicabilidade na reidratação de pacientes com cólera, vários estudos têm sido realizados para avaliar o papel da soroterapia de hidratação oral, sua segurança, bem como sua composição e modo de uso ideais.[2,36]

Fonseca *et al.*, em 2004, realizaram uma revisão sistemática da literatura seguida de metanálise com o objetivo de avaliar a segurança e a eficácia da soroterapia de hidratação enteral e venosa. Foram encontrados 16 ensaios clínicos que avaliaram 1.545 crianças de 11 países. Comparando com crianças tratadas com reidratação venosa, as crianças submetidas à reidratação oral apresentaram significativamente menos efeitos adversos graves, incluindo morte ou convulsões e redução na permanência hospitalar. Houve falha global da TRO em apenas 4% dos casos. Os autores, então, concluem que a soroterapia de hidratação oral é tão efetiva, se não mais, do que a hidratação venosa para crianças com diarreia.[37]

O número de ensaios clínicos acerca do tema desde então aumentou e, em 2013, Freedman *et al.* levantaram esses dados em um *overview* das revisões sistemáticas sobre intervenções comumente utilizadas em crianças de países desenvolvidos com diarreia aguda. Os autores observaram que os pacientes que receberam soroterapia de hidratação oral apresentaram menor tempo de permanência hospitalar quando comparados com os que receberam hidratação venosa, embora esse dado não tenha sido estatisticamente significativo ao se remover um estudo fora da curva. O risco de flebite foi maior entre crianças em soroterapia venosa e crianças em TRO apresentaram maior taxa de íleo paralítico. O uso de ondansetrona oral reduziu a taxa de hidratação venosa em crianças em setor de emergência quando comparadas com crianças que receberam placebo. Os autores reafirmam a TRO como 1ª escolha para crianças com desidratação leve a moderada por ser menos invasiva do que a hidratação venosa e não haver evidência de diferenças clínicas significativas entre as duas vias de soroterapia, oral e venosa.[31]

Soroterapia de Hidratação Oral – Usos em Prevenções Primária e Secundária

Além da segurança e da eficácia clínica, outro aspecto relevante, especialmente em países de baixa e média renda, é a análise custo-benefício estudada por Pershad, em 2010, em uma revisão sistemática que avaliou três vias para terapia de reidratação: oral; subcutânea; e venosa. Foram localizados 20 estudos com dados de farmacoeconomia comparando essas diferentes modalidades de reidratação e os achados sugeriram que as vias oral e subcutânea acarretam menor custo para tratamento de desidratação leve a moderada.[38] Entretanto, a variabilidade dos parâmetros analisados e da metodologia descrita torna necessária a realização de outros estudos com análise por tempo e englobando um perfil adequado de variáveis para determinar de forma mais precisa esse achado.

Em revisão da Cochrane, realizada por Hahn *et al.* em 2002, foi avaliada a composição da SRO comparando soluções com baixa osmolaridade (Na reduzido; osmolaridade total $\leq$ 250 mOsm/L) com a solução-padrão da OMS na época (Na 90 mmol/L; glicose 11 mmol/L; osmolaridade total 311 mOsm/L). Os autores observaram que, em crianças admitidas em hospital com diarreia, a SRO com osmolaridade reduzida esteve associada com menor necessidade de hidratação venosa e menor volume de fezes e de vômitos, sem aumentar o risco de hiponatremia, quando comparada com crianças que receberam a SRO com Na 90 mmol/L.[15] Em 2011, outra revisão da Cochrane, realizada por Musekiwa e Volmink, comparou pacientes com diarreia por cólera. Os autores observaram que aqueles que receberam soluções com osmolaridade $\leq$ 270 mOsm/L apresentaram hiponatremia mais frequente quando comparados com pacientes que receberam solução com osmolaridade $\geq$ 310 mOsm/L.[39] Diarreia por cólera implica maior perda fecal de sódio e risco de hiponatremia; desse modo, o grupo de trabalho da FISPGHAN recomenda solução com osmolaridade reduzida (Na 60 a 75 mmmol/L) como 1ª linha de tratamento para gastroenterite aguda. mas que seja utilizada solução Na 75 mmol/L em casos de diarreia por cólera.[18]

■ Considerações finais

A soroterapia de hidratação oral é considerada, até os dias de hoje, uma das maiores descobertas da medicina contemporânea, modificando de forma expressiva o panorama de mortalidade infantil por doença diarreica nas últimas décadas.

Diferentes diretrizes são unânimes em indicar a soroterapia oral como tratamento de 1ª linha no manejo de pacientes com desidratação em grau leve a moderado, quando não há contraindicações à sua utilização.

Considerando a evidência científica disponível, entidades científicas e governamentais têm recomendado o uso de soluções com osmolaridade reduzida e menor teor de sódio.[18,27,28] Em função da disponibilidade da solução-padrão (Na 90 mmol/L) na rede pública em nosso país, seguindo protocolo vigente do MS, a soroterapia de hidratação oral permanece como 1ª linha, mas com cautela e alternância com outros líquidos nos quadros de desidratação leve e atenção ao risco de hipernatremia iatrogênica nos quadros leves a moderados.

Capítulo 6

■ Referências bibliográficas

1. Ofei SY, Fuchs GJ. Principles and practice of oral rehydration. Curr. Gastroenterol Rep. 2019;21(12):1-6.
2. Ruxin JN. Magic bullet: the history of oral rehydration therapy. Med. Hist. 1994;38(4):363-97.
3. Binder HJ, Brown I, Ramakrishna BS, Young GP. Oral rehydration therapy in the second decade of the twenty-first century. Curr. Gastroenterol Rep. 2014;16(3):376.
4. Guandalini S. Diarrhea. Medscape. 2020. [2022 Out. 27]. Disponível em: https://emedicine.medscape.com/article/928598-overview.
5. Sachar DB, Taylor JO, Saha JR, Phillips RA. Intestinal transmural electric potential and its response to glucose in acute and convalescent cholera. Gastroenterology. 1969;56(36):512-21.
6. Acra SA, Ghishan GK. Electrolyte fluxes in the gut and oral rehydration solutions. Pediatr Clin North Am. 1996;43(2):433-49.
7. Tormo R, Polanco I, Salazar-Lindo E, Goulet O. Acute infectious diarrhoea in children: new insights in antisecretory treatment with racecadotril. Acta Paediatr. 2008;97(8):1008-15.
8. Gregorio GV, Gonzales MLM, Dans LF, Martinez EG. Polymer-based oral rehydration solution for treating acute watery diarrhoea. Cochrane Database Syst Rev. 2016;12(12):1-104.
9. Ribeiro Júnior H da C, Lifshitz F. Alanine-based oral reydration terapy for infants with acute diarrhea. J Pediatr. 1991;118:S86-S91.
10. Ribeiro Júnior H da C. et al. Treatment of acute diarrhea with oral rehydration solutions containing glutamine. Am J Coll Nutr. 1994;13(3):251-5.
11. World Health Organisation & UNICEF. WHO/UNICEF Joint Statemen. Clinical Management of Acute Diarrhoea, 2004.
12. Pizarro D, Posada G, Sandi L, Moran JR. Rice-based eletrolyte solutions for the management of infantile diarrhea. N Engl J Med. 1991;324(8):517-21.
13. El-Mougi A. et al. Efficacy of standard glucose based and recuced osmolarity maltodextrin-based oral rehydration solution: effect of malabsortion. Bull World Health Organ. 1996;74(5):471-77.
14. Hahn S, Kim Y, Garner P. Reduced osmolarity oral rehydration solution for treating dehydration due to diarrhoea in children: systematic review. BMJ. 2001;328(7304):81.
15. Hahn S, Kim Y, Garner P. Reduced osmolarity oral rehydration solution for treating dehydration caused by acute diarrhoea in children. Cochrane Database Syst Rev. 2001;(2):CD002847.
16. Alam NH, et al. Symptomatic hyponatremia during treatment of dehydrating diarrheal disease with reduced osmolarity oral rehydration solution. JAMA. 2006;296(5):567.
17. World Health Organization. Reduced osmolarity: oral rehydration salts (ORS) formulation: a report from a meeting of experts jointly organised by UNICEF and WHO, 2002.
18. Guarino A, et al. Universal recommendations for the management of acute diarrhea in nonmalnourished children. J. Pediatr. Gastroenterol. Nutr. 2018;67(5):586-93.
19. Buccigrossi V, et al. Potency of oral rehydration solution in inducing fluid absorption is related to glucose concentration. Sci. Rep. 2020;10(1):1-9.

20. do Carmo LF, Pereira LMR, da Silva CAM, da Cunha AC, Quintaes KD. Concentração de sódio e glicose em soro de reidratação oral preparado por Agentes Comunitários de Saúde. Cien. Saude Colet. 2012;17(2):445-52.
21. Brandt KG, Castro Antunes MM, Silva GAP. Acute diarrhea: evidence-based management. J. Pediatr. (Rio. J). 2015;91(6 suppl 1)S36-S43.
22. Valois S et al. Controlled, double-blind, randomized clinical trial to evaluate the impact of fruit juice consumption on the evolution of infants with acute diarrhea. Nutr J. 2005;4:23.
23. Vega R, Avva U. Pediatric Dehydration. StatPearls Publishing. 2020.
24. Malpas P. Dying is much more difficult than you'd think: a death by dehydration. Perm J. 2017;21:16-148.
25. Powers KS. Dehydration: isonatremic, hyponatremic, and hypernatremic recognition and management. Pediatr. Rev. 2015;36(7):274-85.
26. BRASIL. Ministério da Saúde. Manejo do paciente com diarreia [cartaz]. Brasil: Portal da Saúde; 2015 [2022 Out. 29]. Disponível em: http://bvsms.saude.gov.br/bvs/cartazes/manejo_paciente_diarreia_cartaz.pdf.
27. Sociedade Brasileira de Pediatria. Departamento Científico de Gastroenterologia. Diarreia aguda: diagnóstico e tratamento. Guia Prático de Atualização 2017;1-15.
28. World Health Organization. The treatment and prevention of acute diarrhoea : practical guidelines. WHO, 1993.
29. Guarino A, Bruzzese E, Lo Vecchio A. Oral rehydration solution – an essential therapy for childhood gastroenteritis. JAMA Pediatr. 2018;172(10):991.
30. Hoshi F, Togo T, Hasumi T. Oral Rehydration Therapy in Thoracic Surgery. Kyobu Geka. 2019;72(6):401-11.
31. Freedman SB, Ali S, Oleszczuk M, Gouin S, Hartling L. Treatment of acute gastroenteritis in children: an overview of systematic reviews of interventions commonly used in developed countries. Evid Based Child Health. 2013;8(4):1123-37.
32. Stanton B, Rowland M, Clemens J. Oral rehydration solution – too little or too much? Lancet. 1987;1(8523):33-4.
33. Freedman SB, Thull-Freedman JD, Rumantir M, Atenafu EG, Stephens D. Emergency department revisits in children woth gastroenteritis. J. Pediatr. Gastroenterol. Nutr. 2013;57(5):612-8.
34. Nager A, Wang V. Comparison of nasogastric and intravenous methods of rehydration in pediatric patients with acute dehydration. Pediatrics. 2002;109(4):566-72.
35. Hartman S, Brown E, Loomis E, Russel HA. Gastroenteritis in children. American Family Physician Rehydration. 2019;99(3):159-65.
36. Bhan M, Mahalanabis D, Fontaine O, Pierce N. Clinical trials of improved oral rehydration salt formulations: a review. Bull WHO. 1994;72(6):945-55.
37. Fonseca B, Holdgate A, Craig J. Enteral vs intravenous rehydration therapy for children with gastroenteritis: a meta-analysis of randomized controlled trials. Arch Pediatr Adolesc Med. 2004;158(5):483-90.
38. Pershad J. A systematic data review of the cost of rehydration therapy. Appl Health Econ Health Policy. 2010;8(3):203-14.
39. Musekiwa A, Volmink J. Oral rehydration salt solution for treating cholera: $\leq$ 270 mOsm/L solutions vs $\geq$ 310 mOsm/L solutions. Cochrane Database Syst Rev. 2011;(12):CD003754.

7

Fluidoterapia de Manutenção e Reposição

Fernando de Almeida Machado

Neste capítulo, são abordados dois tipos de fluidoterapia em crianças: a fluidoterapia de manutenção e a de reposição. A primeira tem por objetivo compensar as perdas sensíveis e insensíveis associadas às condições fisiológicas do paciente. As perdas sensíveis são constituídas principalmente pela urina e fezes; e as perdas insensíveis, pela transpiração e respiração. O objetivo da fluidoterapia de manutenção é preservar a volemia e o equilíbrio eletrolítico do paciente, repondo as perdas diárias do organismo que ocorrem graças aos mecanismos fisiológicos. Pode ser feita preferencialmente por via oral, mas na impossibilidade desta, opta-se pela sondagem gástrica ou pela via endovenosa (EV). A segunda, fluidoterapia de reposição, é a denominação que se dá ao volume administrado para repor perdas hídricas e eletrolíticas anormais. Nesta situação, incluem-se as perdas por qualquer processo patológico, situações de pós-operatório, febre, presença de drenos e sondas, estados hipermetabólicos, doenças respiratórias, mas a principal e mais representativa causa de perdas anormais em pediatria são as síndromes diarreicas, constituídas por diarreia em seus diferentes mecanismos fisiopatológicos, e os vômitos que frequentemente as acompanham. Desta forma, neste capítulo será dada ênfase às reposições hidrossalinas em situações de síndrome diarreica aguda ou persistente na criança. Outras situações que requerem reposição por perdas anormais, como condições cirúrgicas, queimaduras e distúrbios metabólicos como o diabetes podem ser vistos em capítulos específicos.

As necessidades basais requeridas pelas crianças são relativamente maiores do que as requeridas pelos adultos. Há várias razões para isso. A taxa de metabolismo basal é maior nas crianças do que em adultos, o que requer uma maior demanda hídrica. Além disso, a área de superfície corporal em relação ao peso corporal também é maior nas crianças, e a frequência respiratória de crianças, sobretudo lactentes, também é mais elevada, o que faz a perda insensível pela pele e respiração ser relativamente maior do que em adultos.

Em 1957, foram publicadas as clássicas recomendações de Malcolm Holliday e William Segar para fluidoterapia de manutenção,[1] cujas orientações são seguidas até hoje pela maioria dos serviços e ainda predominam em significativa parcela da literatura médica.[2,3] Entretanto, em tempos mais recentes, essas recomendações têm sido questionadas, principalmente no que se refere à possibilidade de aumentar a incidência de hiponatremia em quem recebe soro hipotônico, característica do soro proposto pelos citados autores.[4-7]

As recomendações de Holliday-Segar calculam os volumes hídricos de manutenção com base em estimativas metabólicas. Para os autores, a demanda calórica pode ser determinada apenas pelo peso corporal, o que facilita bastante para o uso prático. Para crianças que pesam até 10 kg, o gasto energético diário é de 100 kcal/kg; de 10 kg a 20 kg, esse gasto é de 1.000 Kcal (valor obtido com os 10 kg) somados a 50 kcal/kg para cada kg que ultrapassa os 10 kg. Uma criança de 20 kg, portanto, demanda um valor calórico de 1.500 kcal por dia. Para mais de 20 kg, tomam-se as 1.500 kcal e somam-se 20 kcal para cada kg que ultrapassar os 20 kg. O método Holliday-Segar equaliza as necessidades de água livre com a demanda energética de tal forma que é necessário 1 mL de água para um gasto energético de 1 Kcal. Assim, para cada 100 kcal usadas durante o metabolismo, aproximadamente 100 mL de água livre são requeridos para repor o consumo.

Um volume de 66,7 mL/100 kcal/dia repõe a perda renal média e um volume de 50 mL/100 kcal/dia repõe as perdas insensíveis de água. Assim, para cada 100 kcal, seria necessária a reposição de 116,7 mL de água ao dia. Desconta-se daí um valor aproximado de 16,7 mL referente à produção de água endógena do metabolismo oxidativo. Essas determinações trazem um resultado facilitador, pois para cada 100 kcal consumidas, são necessários 100 mL de reposição hídrica, evidentemente dentro de valores numericamente aproximados.

Um lactente de 8 kg que tem indicação médica de soroterapia de manutenção endovenosa deverá receber um volume diário de 800 mL para satisfazer a demanda das 800 kcal gastas em seus processos homeostáticos. Pela mesma razão, uma criança de 14 kg deverá receber um volume de 1.200 mL/dia, correspondente aos 1.000 mL que lhe seriam prescritos em razão dos 10 kg somados aos 200 mL relativos aos 50 mL para cada kg além dos 10 kg (4 kg demandam 200 mL). Uma criança com 22 kg que tem indicação de soroterapia de manutenção, conforme a proposta de Holliday-Segar, deverá receber 1.540 mL ao dia (1.500 mL + 40 mL).

Uma vez determinado o volume requerido por cada criança, é preciso considerar a composição do fluido a ser infundido de modo a se preservar o volume extracelular e evitarem-se distúrbios eletrolíticos. As necessidades basais de sódio variam de 3 a 5 mEq/kg peso corporal/dia e vão diminuindo proporcionalmente à medida que o peso aumenta. Holliday & Segar[1] propuseram esse teor de sódio com base nas estimativas das necessidades nutricionais e também levando em consideração um balanço entre a ingestão e a excreção urinária de sódio em crianças saudáveis. Com esse mesmo embasamento, os autores propuseram um aporte diário de potássio de 2 mEq/kg de peso corporal. Essas estimativas, consagradas historicamente, com muitos anos de uso

Fluidoterapia de Manutenção e Reposição

nos diferentes serviços de saúde em todo o mundo, têm sido motivo de debate em função da elevada incidência de hiponatremia que se verifica em crianças hospitalizadas.[3,8,9]

Crianças que pesam até 10 kg demandam um teor de Na de 3 mEq/kg/d. A partir daí e até 20 kg, as crianças devem receber os 30 mEq correspondentes aos 10 kg adicionados de 1,5 mEq de Na para cada kg que ultrapassar os 10. Desta forma, uma criança de 20 kg demanda 45 mEq de Na por dia. A partir dos 20 kg, soma-se aos 45 mEq o teor de 0,7 mEq para cada kg que ultrapassar os 20 kg. Como exemplo, uma criança de 25 kg demandaria 48,5 mEq de Na ao dia.

A necessidade estimada de potássio segue a mesma linha. Até os 10 kg de peso corporal, o teor recomendado é de 2 a 2,5 mEq/kg/d. A partir dos 10 kg até os 20 kg, a necessidade aumenta 1 mEq para cada kg que ultrapassar os 10 kg; e a partir dos 20 kg de peso corporal, soma-se 0,5 mEq/kg que ultrapassar os 20 kg. Crianças com 10 kg demandam 20 mEq de K diariamente. Crianças de 20 kg demandam 30 mEq e aquelas com 30 kg demandam 37 mEq de potássio.

Todos esses valores referentes ao volume e às demandas de sódio e potássio estão sumarizados na Tabela 7.1 e na Figura 7.1.

Tabela 7.1 Necessidades volumétricas e eletrolíticas diárias na fluidoterapia de manutenção de acordo com o método de Holliday & Segar.

	Volume diário	Na (mEq/kg/d)	KmEq/kg/d
Até 10 kg	100 mL/kg peso corporal	3	2,5
Acima de 10 kg até 20 kg	1.000 mL pelos 10 kg + 50 mL/kg peso acima dos 10 kg	30 + 1,5 mEq para cada kg acima dos 10	25 + 1 mEq para cada Kg acima dos 10
Acima de 20 kg	1.500 mL pelos 20 kg + 20 mL/kg peso acima dos 20 kg	45 + 0,7 mEq para cada Kg acima dos 20	35 + 0,5 mEq para cada kg acima dos 20

Fonte: Desenvolvida pela autoria.

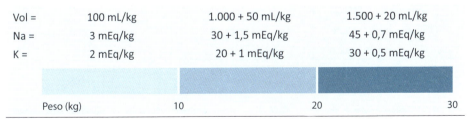

Figura 7.1 Necessidades fluídicas, em mL/kg, e eletrolíticas de sódio (Na) e potássio (K), em mEq/kg, de lactentes e crianças de acordo com intervalo de peso (até 10 kg, acima de 10 até 20 kg e acima de 20 kg), de acordo com as recomendações de Holliday & Segar.[1]

Fonte: Adaptada de Holliday MA, Segar WE, 1957.

Capítulo 7

Hidratação em Pediatria

Tendo como exemplo uma criança de 10 kg, sua prescrição, de acordo com as orientações de Holliday & Segar, deve ser constituída por um volume de 1.000 mL ao dia (100 mL/kg/dia), que contenha 30 mEq de Na (3 mEq/kg/d). O NaCl 0,9% (soro fisiológico = SF) contém 154 mEq/L, ou seja, 20 mL desta solução contêm os 3 mEq de Na. Portanto, de maneira facilitada, o volume total a ser prescrito pela criança é composto de 20 mL de SF/kg de peso corporal (p. ex., 200 mL) e completado com 80 mL/kg como solução glicosada a 5%. O teor de potássio é prescrito respeitando-se suas diferentes concentrações comerciais. O KCl 19,1% tem 2,5 mEq para cada mL, o que permite uma prescrição de 1 mL/kg/dia. A prescrição final do lactente de 10 kg deste exemplo ficaria assim:

SF 0,9% = 200 mL
SG 5% = 800 mL
KCl 19,1% = 8 mL

Esse volume deve ser infundido por via EV em um período de 24 horas.

Para fins práticos, a Tabela 7.2 apresenta as concentrações iônicas das soluções comerciais mais utilizadas na prática da fluidoterapia pediátrica e as respectivas miliequivalências dos solutos que as compõem.

Tabela 7.2 Concentrações iônicas nas formulações de uso frequente em fluidoterapia endovenosa e as respectivas miliequivalências de seus cátions e ânions.

Soluções	mEq do cátion/mL solução	mEq do ânion/mL da solução
NaCl 0,9%	0,154	0,154
NaCl 10%	1,7	1,7
NaCl 20%	3,4	3,4
Bicarbonato de sódio 8,4%	1	1
KCl 10%	1,3	1,3
KCl 19,1%	2,5	2,5
Cloreto de cálcio 10%	0,68	1,36
Gluconato de cálcio 10%	0,45	0,45
Sulfato de magnésio 10%	0,81	0,81

Fonte: Desenvolvida pela autoria.

Em condições habituais, não há necessidade de incluir cálcio, magnésio ou outros elementos quando o tempo de jejum ou uso do soro de manutenção não for muito prolongado. Caso haja necessidade de um tempo maior de jejum, deve-se prescrever uma nutrição parenteral parcial ou mesmo total, a ser analisada para cada situação. Quando indicado, o cálcio é prescrito na dose

Fluidoterapia de Manutenção e Reposição

de 0,5 mEq/kg/d, podendo-se usar o gluconato de cálcio nas concentrações a 10% ou 20%.

Uma criança de 14 kg recebe um volume final de 1.200 mL (1.000 mL referentes aos 10 kg + 50 mL/ kg que ultrapassa os 10) e um total de sódio de 36 mEq (30 mEq referentes aos 10 kg + 1,5 mEq/kg que ultrapassou os 10). Sua prescrição final seria: SF = 234 mL + SG 5% = 956 mL + KCl 19,1% = 10 mL (20 mEq pelos primeiros 10 kg acrescido de 4 mEq pelos 4 kg além dos 10). Evidentemente, esses valores podem ser aproximados para finalidades práticas.

Nesses exemplos, e em todos os soros que seguem a recomendação de Holliday & Segar, a concentração final de sódio na solução é de 30 mEq/L (solução a 0,18% de sódio), o que o faz um soro hipotônico. Essa característica tem sido a mais debatida nos tempos atuais, pois revisões sistemáticas da literatura mostram que crianças hospitalizadas que recebem soro hipotônico têm maior risco de desenvolver hiponatremia do que as que recebem solução isotônica.[10-12]

A concentração de potássio na solução de Holliday & Segar, conforme se observa nos dois exemplos anteriores, também é baixa, igual a 20 mEq/L, bem abaixo da concentração de 40 a 60 mEq/L, média recomendada como segura para ser infundida em veia periférica.[13] Mas esse baixo teor de potássio proposto por Holliday & Segar não acarreta alterações significativas na potassemia, ao contrário do que vem sendo discutido na literatura em relação ao sódio.

Apesar de a fluidoterapia proposta por Holliday & Segar ser consagrada mundialmente e ser a opção usada pela maioria dos serviços médicos há décadas, a literatura mais recente vem enfatizando a elevada incidência de hiponatremia em crianças hospitalizadas pelas mais diversas patologias e, principalmente, naquelas que recebem soro hipotônico. Independentemente do nível de corte que diversos autores estabelecem para o diagnóstico de hiponatremia, a ocorrência deste distúrbio eletrolítico atinge valores de 15% a 50% dos pacientes internados.[14-18] A explicação para isso é multicausal. Pacientes agudamente doentes apresentam maior secreção do hormônio arginina-vasopressina, que promove retenção de água livre sem reabsorção de Na, podendo ou não evoluir para a chamada "síndrome de secreção inapropriada do hormônio antidiurético" (SIADH).[19] Estímulos osmóticos ou não osmóticos podem elevar a secreção de arginina-vasopressina, como febre, dor, estresse pós-operatório, doenças do sistema nervoso central (SNC) e do sistema respiratório (pneumonia, asma, bronquiolite), bem como distúrbios volêmicos, tanto a hipovolemia (vômitos, diarreia, uso de diuréticos, hipotensão) como a hipervolemia (cirrose, nefrose, insuficiência cardíaca congestiva).[20] Nesses pacientes, há menor excreção de água livre de eletrólitos pelo efeito do hormônio antidiurético, mesmo na presença de uma osmolalidade sérica baixa.[15] A infusão de soro hipotônico é um considerável fator de risco para a instalação de hiponatremia.[8,11] E até mesmo os pacientes que recebem solução isotônica têm possibilidade de desenvolver hiponatremia, graças a um processo chamado de "dessalinização", quando a urina se torna hipertônica associada a um contexto fisiológico de estímulo de secreção de ADH e outras adaptações metabólicas que promovem retenção

Hidratação em Pediatria

de água livre e expansão excessiva do volume extracelular.[18,21-23] Porém, também há publicações de estudos bem controlados que não mostram diferença na incidência de hiponatremia quando se comparam grupos que receberam solução hipotônica ou isotônica.[24,25] Considera-se, assim, que o uso de solução hipotônica seja um fator de risco para o desenvolvimento de hiponatremia, pois sua prescrição se faz geralmente para uma população já vulnerável a desenvolver queda sérica do sódio. Ainda, não há grande sustentação da literatura médica de que o emprego de solução isotônica possa ser fator de risco para hipernatremia ou para desenvolvimento de acidose hiperclorêmica.[18,22,23] Com isso, é crescente o número de serviços que optam por empregar uma solução de manutenção isotônica em vez da clássica solução hipotônica.

A prescrição de solução isotônica de manutenção não deve ser feita para pacientes que já estão em condição de hipernatremia, nos pacientes que têm doenças com perda de água livre, como em diabetes insípido, naqueles com hipertensão arterial e doenças renais que exijam restrição de Na e em neonatologia.

Como exemplo de uma solução isotônica de manutenção, prescreve-se um volume de 100 mL/kg/dia, com 136 mEq de Na/L e 25 mEq de K/L. De acordo com essa orientação, uma criança de 10 kg receberia 1.000 mL de volume diário, constituído por NaCl 20% = 40 mL + KCl 19,1% = 10 mL e SG5% = 950 mL (volume final de 1.000 mL).[26]

■ Fluidoterapia de reposição de perdas anormais

Sempre que uma criança estiver com alguma patologia que provoca perdas hidroeletrolíticas anormais, deve receber um volume correspondente à reposição dessas perdas. A patologia que mais demanda reposição de perdas anormais em pediatria é, sem dúvida, a síndrome diarreica aguda ou persistente, em qualquer dos seus mecanismos fisiopatológicos, mas a perda hidrossalina é mais intensa nas diarreias secretoras. No diagnóstico sindrômico, incluem-se, além da diarreia, a presença de vômitos e a febre, sinais clínicos associados a perdas hídricas anormais. Se a criança estiver com diarreia, mas bem hidratada, deve receber a soroterapia de reposição de perdas anormais para fazer a prevenção primária de desidratação (Plano A). Se apresentar algum grau de desidratação leve a moderada, opta-se pela terapia de reidratação oral para reparar o estado de desidratação já instalado (Plano B), conforme apresentado no capítulo anterior. Porém, se houver alguma contraindicação de hidratação oral, é necessário manter o paciente hospitalizado e, neste caso, a fluidoterapia de reposição de perdas anormais é feita conjuntamente com a de manutenção (Plano C).

Cada população tem diferentes levantamentos epidemiológicos quanto ao predomínio dos enteropatógenos causadores de diarreia. Entretanto, agentes classicamente provocadores de diarreia secretora estão disseminados em todas as populações e são a principal causa de diarreia secretora nas crianças, faixa etária mais vulnerável à desidratação. São exemplos o rotavírus e outros vírus entéricos, várias cepas de *Escherichia coli*, incluindo a *E. coli* enteropatogênica

Capítulo 7

Fluidoterapia de Manutenção e Reposição

clássica, *E. coli* enteroagregativa e os exemplos mais significativos de agentes secretores, que são a *E. coli* enterotoxigênica e o *Vibrio cholerae.*

Uma diarreia secretora pode estar associada a uma velocidade de secreção hídrica variável. Essa variação depende da resposta de cada indivíduo e é influenciada pelo tempo de evolução da doença, pelo agente patogênico e pelas características biológicas do hospedeiro. Os agentes eminentemente secretores, como o *V. cholerae*, podem provocar diarreias bem secretoras a ponto de desidratar precocemente um adulto. Outros agentes menos secretores apresentam valores bem mais baixos. Uma criança de 10 kg, com uma secreção média de 3 mL/kg/h, pode secretar aproximadamente 700 mL por dia. Na prática médica, e respeitando-se as características epidemiológicas de cada região, pode-se dizer que a maioria das crianças com diarreia tem sua demanda de reposição de perdas anormais satisfeita com aproximadamente 30 a 40 mL/kg/dia, diminuindo conforme as fezes ficam mais consistentes. Mas, valores maiores podem ser necessários.

O conteúdo eletrolítico nas fezes em diarreias provocadas por diferentes agentes também varia. Os agentes eminentemente secretores, em geral, apresentam um conteúdo fecal de sódio maior. Diarreias causadas por *V. cholerae* e *E. coli* enterotoxigênica cursam com perdas de Na de aproximadamente 88 e 55 mEq/L, respectivamente. A concentração fecal de Na em fezes diarreicas causadas por rotavírus fica em torno de 40 mEq/L ou um pouco menos. Na cólera, a concentração de sódio fecal tende a diminuir com a duração da doença. Nas infecções por *E. coli* e rotavírus, não se demonstra essa queda no curso da doença. A concentração fecal de potássio oscila em torno de 30 a 38 mEq/L nos três agentes citados anteriormente e não apresenta variação significativa com a duração da doença.[27,28]

A criança de 10 kg do exemplo anterior, que evacua aproximadamente 700 mL, supostamente em consequência do rotavírus, terá uma perda diária de sódio de aproximadamente 28 mEq (considerando 40 mEq/L). Uma criança de 7 kg, considerando-se hipoteticamente a mesma velocidade secretora, eliminará aproximadamente 500 mL, com uma perda de sódio fecal de 20 mEq.

Esses dados são importantes para conhecimento porque são a base da composição do soro de hidratação oral e também orientam a prescrição da fluidoterapia de reposição endovenosa. Cabe ao médico avaliar clinicamente o grau de secreção apresentada pela criança, o que passa por certa subjetividade. Para isso, são considerados todos os dados obtidos na anamnese e no exame físico, o grau de desidratação que a criança apresentou, o tempo decorrido entre o início da diarreia e a apresentação da desidratação, além de todos os elementos da semiologia fecal que auxiliam em inferir a força do processo secretor. A estimativa do processo secretor deve nortear o médico quanto ao volume de soro de reposição a ser prescrito. Mesmo nos casos de colite, há frequentemente um processo secretor associado, podendo resultar também na desidratação.

A composição da solução para reposição endovenosa de perdas anormais deve ser constituída por solução salina 0,9% (SF) e soro glicosado 5% (SG5%) na proporção de 1:1. Com isso, a solução de reposição fica com

Hidratação em Pediatria

77 mEq Na/L, dando cobertura às necessidades salinas do paciente com diarreia. Em casos de diarreia muito intensa, bem secretora, ou quando há queda da natremia, pode-se utilizar e uma relação SF e SG de 2:1, resultando em uma solução de reposição de 100 mEq Na/L. A depender da intensidade da diarreia, o potássio também pode ser acrescido à solução de reposição, em teor de 20 mEq/L.

A fluidoterapia de reposição é independente e feita simultaneamente à soroterapia de manutenção. Podem-se fazer os cálculos volumétricos e de composição eletrolítica e associar ao volume da manutenção ou correr em "y" para dar autonomia para eventuais alterações de prescrição de acordo com a mudança clínica referente às perdas.

Como exemplo prático, considere-se um lactente com peso de 8 kg, com diarreia secretora avaliada como moderada, e que recebe um soro de manutenção hipotônico conforme critério de Holliday & Segar e um soro de reposição estimado em 40 mL/kg, na proporção de 1:1 (SF:SG) e com reposição de potássio correspondendo a 20 mEq/L no volume da reposição. Sua prescrição para um período de 24 horas seria a seguinte:

	Manutenção (mL)	Reposição (mL)	Total (mL)
Soro fisiológico	160	160	320
Soro glicosado 5%	640	160	800
KCl 19,1%	8	6	14

Nessa prescrição, os volumes de fluidoterapia de manutenção e de reposição foram somados e prescritos conjuntamente. O volume final da solução é 1.128 mL, com 48 mEq de sódio (solução hipotônica, com aproximadamente 42 mEq/L) e concentração final de potássio de aproximadamente 30 mEq/L, adequada para infusão endovenosa periférica.

Se a opção tivesse sido um fluido isotônico de manutenção, teria sido prescrito um soro com 136 mEq de Na/L. Considerando-se apenas os 800 mL de manutenção, a criança receberia 108 mEq de sódio, bem superior aos 48 mEq da prescrição anterior, suficiente para manter a criança em boas condições homeostáticas. Como na presença de infecções agudas há retenção hídrica por maior secreção de ADH, a administração de mais sódio e menos água livre pode reduzir o risco de hiponatremia e ser suficiente para mantê-la hidratada.[29]

■ Referências bibliográficas

1. Holliday MA, Segar WE. The maintenance need for water in parenteral fluid therapy. Pediatrics. 1957;19(5):823-32.
2. Siegel NJ. Fluids. Electrolytes and acid-base. Rudolph's Pediatrics. 21. ed. New York: McGraw Hill, 2003.
3. Mattar APL, Mourão LF. Desidratação aguda na criança. In: Burns DAR, Campos Jr D, Silva LR, Borges WG. Tratado de pediatria: Sociedade Brasileira de Pediatria. 4. ed. Barueri: Manole, 2017; p.175-8.

Fluidoterapia de Manutenção e Reposição

4. Shann F, Germer S. Hyponatremia associated with pneumonia or bacterial meningitis. Arch Dis Child. 1985;60(10):963-6.
5. Hoorn EJ, Geary D, Robby M, et al. Acute hyponatremia related to IV fluid administration in hospitalized children: an observational study. Pediatrics. 2004;113(5)1279-84.
6. Holliday MA, Friedman A, Segar WE, et al. Acute hospital-induced hyponatremia: a physiological approach. J Pediatr. 2004;145(5):584-7.
7. Foster BA, Tom D, Hill V. Hypotonic versus isotonic fluids in hospitalized children: a systematic review and meta-analysis. J Pediatr. 2014;165(1):163-9. e2. doi:10.1016/j.jpeds.2014.01.040. Epub 2014. PMID: 24582105.
8. Choong K, Kho M, Menon K, Bohn D. Hypotonic versus isotonic saline in hospitalised children: a systematic review. Arch Dis Chil. 2006;91(10):828-35.
9. McNab S, Ware RS, Neville KA, Choong K, Coulthard MG, et al. Isotonic versus hypotonic solutions for maintenance intravenous fluid administration in children. The Cochrane Database Syst Rev. 2014(12):CD009457.
10. Wang J, Xu E, Xiao Y. Isotonic versus hypotonic maintenance IV fluids in hospitalized children: a meta-analysis. Pediatrics. 2014;133(1):105-13.
11. Padua AP, Macaraya JRG, Dans LF, Anacleto Jr F. Isotonic versus hypotonic saline solution for maintenance intravenous fluid therapy in children: a systematic review. Pediatric Nephrology. 2015;30(7):1163-72.
12. Powell CVE. Not enough salt in maintenance fluids. Arch Dis Child. 2015;100(11):1013-15. doi:10.1136/archdischild-2015-308858.
13. Vieira Neto OM, Moyses Neto M. Distúrbios do equilíbrio hidroeletrolítico. Departamento de Clínica Médica da Faculdade de Medicina de Ribeirão Preto da Universidade de São Paulo (FMRP/USP). 2003;36:325-337.
14. Adrogué HJ, Madias NE. Hyponatremia. N Engl J Med. 2000;342:1581-9.
15. Choong K, Bohn D. Maintenance parenteral fluids in the critically ill child. J Pediatr (Rio J). 2007;83(2):S3-S10.
16. Rocha PN. Hiponatremia: conceitos básicos e abordagem prática. J Bras Nefrol. 2011;33(2):248-60.
17. Álvarez E, González E. Bases fisiopatológicas de los transtornos del sódio en pediatría. Rev Chil Pediatr. 2014;85(3):269-80.
18. Feld LG, Neuspiel DR, Foster BA, et al. Clinical practice guideline: maintenance intravenous fluids in children. Pediatrics. 2018;142(6):e20183083.
19. Segar JL. AAP recommends isotonic maintenance intravenous fluid. J Pediatr. 2019;208:294-5.
20. Hasegawa H, Okubo S, Ikezumi Y, Uchiyama K, Kirokawa T, Hirano H, et al. Hyponatremia due to an excess of arginine vasopressin is common in children with febrile disease. Ped Nephrol. 2009;24(3):507-11.
21. Neville KA, Sandeman DJ, Rubinstein A, Henry GM, McGlynn M, Walker JL. Prevention of hyponatremia during maintenance intravenous fluid administration: a prospective randomized study of fluid type versus fluid rate. J Pediatr. 2010;156(2):313-9.
22. Alves JTL, Troster EJ, Oliveira CAC. Isotonic saline solution as maintenance intravenous fluid therapy to prevent acquired hyponatremia in hospitalized children. J Pediatr (Rio J). 2011;87(6):478-86.
23. Abdessalam S. Hypotonic versus isotonic maintenance fluid administration in the pediatric surgical patient. Semin Pediatr Surg. 2019;28(1):43-6.

Hidratação em Pediatria

24. Mathur A, Duke T, Kukuruzovic R, South M. Soluciones salinas hipotónicas versus isotónicas para los líquidos intravenosos en el tratamiento de las infecciones agudas (Revisión Cochrane traducida). In: La Biblioteca Cochrane Plus, 2008 Número 4. Oxford: Update Software Ltd. https://www.cochrane.org/pt/CD004169/INJ_nao-ha-evidencia-ate-agora-para-apoiar-o-uso-de-solucao-salina-isotonica-como-fluido-de-manutencao Traducida de The Cochrane Library, 2008 Issue 3. Chichester, UK: John Wiley & Sons, Ltd.).

25. Bagri NK, Saurabh VK, Basu S, Kumar A. Isotonic versus hypotonic intravenous maintenance fluids in children: a randomized controlled trial. Ind J Pediatr. 2019;86(11):1011-6.

26. Sociedade de Pediatria de São Paulo. Departamento de Terapia Intensiva. Recomendações para uso de fluidoterapia isotônica. Atualização de Condutas em Pediatria. 2016;78:9-14.

27. Molla AM, Rahman M, Sarker AS, Sack DA, Molla A. Stool electrolyte content and purging rates in diarrhea caused by rotavirus, enterotoxigenic E. coli, and V. cholerae in children. J. Pediatr. 1981;98(5):835-838.

28. Whyte LA, Jenkins HR. Pathophysiology of diarrhoea. Pediatr Child Health. 2012;22:443-447.

29. Kannan L, Lodha R, Vivekanandhan S, Bagga A, Kabra SK, Kabra M. Intravenous fluid regimen and hyponatremia among children: a randomized controlled trial. Pediatr Nephrol. 2010;25(11):2303-9.

8

Soluções Utilizadas em Fluidoterapia Endovenosa

I. Soluções Cristaloides

Fernando de Almeida Machado

A expansão volumétrica é fundamental no tratamento do paciente hipovolêmico, seja qual for a causa da hipovolemia, e a prescrição precoce e efetiva de fluidos expansores está associada com a diminuição da mortalidade e o melhor prognóstico do paciente, inclusive de pacientes vítimas de síndrome do choque relacionada à hipovolemia absoluta ou relativa. A administração judiciosa de fluidos para expansão volumétrica melhora a sobrevida do paciente.[1,2] Assim, o conhecimento sobre as características das soluções utilizadas, suas composições e propriedades físico-químicas, o volume a ser utilizado, a velocidade de infusão e suas potenciais toxicidades é obrigatório para que o profissional possa usá-las da maneira mais adequada.[1,3]

Não existe fluido completamente adequado ou mais efetivo, e todas as soluções devem ser utilizadas dentro de uma análise de riscos e benefícios. Faz-se necessário, assim, que o profissional de saúde tenha conhecimento não só das informações referentes aos fluidos, mas das condições e limitações clínicas do paciente. A prescrição de fluidos para expansão vascular e ressuscitação feita para crianças aguda ou cronicamente doentes deve ser feita com a mesma atenção e no mesmo contexto em que se prescrevem as drogas.[4-6]

Classicamente, as soluções empregadas por via endovenosa (EV) são classificadas em cristaloides e coloides. Essas denominações foram propostas pelo cientista escocês Thomas Graham (1805-1869), em uma publicação feita em 1861, e permanecem consagradas até os dias atuais.[7] Os termos "cristaloide" e "coloide" derivam, respectivamente, das suas propriedades em se cristalizarem ou formarem gomas quando as soluções são submetidas à evaporação.

Com exceção da solução glicosada pura, todas as outras soluções cristaloides contêm Na e Cl, podendo conter outros íons, como potássio, magnésio, cálcio e substâncias alcalinizantes. Esses elementos são permeáveis à

Capítulo 8

101

Hidratação em Pediatria

membrana capilar e determinantes da osmolaridade da solução. As soluções cristaloides podem ser isotônicas, hipotônicas ou hipertônicas em relação à osmolalidade do plasma humano. A solução cristaloide mais utilizada é o soro fisiológico, mas outras soluções também são muito empregadas na prática médica, como o Ringer-lactato, Ringer-acetato e o Plasmalyte 148. Essas soluções diferem entre si em muitos aspectos, como acidez, conteúdo iônico quantitativo e qualitativo e consequentemente a osmolalidade, características que se associam à eficácia na expansão do compartimento intravascular e a uma potencial toxicidade. O íon Na^+ é o principal determinante de como a distribuição do volume infundido nos compartimentos intracelular e extracelular se processará.[8] As soluções cristaloides são as mais usadas em pediatria, pois a maioria dos distúrbios hemodinâmicos é associada à diminuição da precarga (hipovolemia por perdas anormais, sobretudo por síndromes diarreicas secretoras, e no choque distributivo), o que permite uma boa resposta à infusão de solução cristaloide.

Diferentemente das soluções cristaloides, as coloides, discutidas em detalhes no próximo capítulo, não ultrapassam a membrana capilar por serem compostos por grandes moléculas derivadas do plasma ou semissintéticas. Dentro desse grupo, os fluidos mais utilizados na prática médica são a albumina (apresentada em diferentes concentrações) e as soluções semissintéticas à base de hidroxietilamido em solução salina ou em Ringer, com ou sem componente tampão.[8] A utilização de soluções coloides é mais restrita do que de soluções cristaloides, embora possa ter indicação na expansão vascular de pacientes criticamente doentes. Há muitas opções de soluções coloides comercialmente disponíveis e a literatura médica dispõe de um grande número de publicações a respeito da escolha entre as diferentes soluções coloides e entre as soluções coloides e as cristaloides. Muitos estudos clínicos mostram que o uso de soluções coloides não é mais vantajoso do que o uso de cristaloides em situações de hipovolemia, embora possa trazer maiores benefícios em situações clínicas acompanhadas de normo ou hipervolemia.[9,10] Sumariamente, as soluções cristaloides são mais baratas, mais disponíveis e acessíveis, facilmente manufaturadas, transportadas e armazenadas, sem risco de alergias, não requerem teste de compatibilidade e não têm objeções religiosas.[11,12] As soluções coloides também têm reconhecidas desvantagens quando utilizadas em pacientes com traumatismo cranioencefálico (TCE),[13] nos pacientes com septicemia grave,[14] e são mais associadas à lesão renal aguda e às necessidades posteriores de infusão de derivados do sangue.[10]

De maneira simplificada, é possível dizer que os fluidos cristaloides devem ser usados em pacientes com desidratação (depleção de volume), com contração tanto do espaço intravascular como do espaço intersticial. Por sua vez, soluções coloides são direcionadas mais para situações clínicas em que se deseja a permanência do fluido no compartimento intravascular.

A Tabela 8.1 apresenta as principais características dos fluidos cristaloides habitualmente usados na prática pediátrica.

102

Capítulo 8

Soluções Utilizadas em Fluidoterapia Endovenosa

Tabela 8.1 Composição e características químicas do plasma e dos fluidos cristaloides mais usados por via endovenosa.

Soluções	Plasma humano	SF 0,9%	SGF	RsL	Ringer-lactato	Ringer-acetato	Plasmalyte 148
Osmolalidade (mOsm/kg)	288 a 303	286			273 a 280,6	254	271
Osmolaridade (mOsm/L)		308	560,3	309	273 a 274,2	270 a 304 [a]	295
Glicose (g/ L)		–	50	–	–	–	–
Na+ (mEq/L)	135 a 145	154	154	147,5	130 a 131,2	145	140
Cl⁻ (mEq/L)	95 a 105	154	154	156	109 a 111	103	98 a 106
K+ (mEq/L)	3,5 a 5,0	–	–	4	4 a 5,4	4	5
Mg++ (mEq/L)	1,6 a 2,5	–	–	–	–	2	1,5 a 3
Ca++ (mEq/L)	2,5	–	–	4,5	2 a 3		–
Lactato		–	–	–	28,5 a 29		–
Acetato (mmol/L)		–	–	–	–	24	27
Gluconato (mmol/L)		–	–				23
pH	7,4	5		5 a 7,5	6 a 7,5	4,6 a 5,4	7,4 (6,5 a 8)

SF: soro fisiológico; SGF: soro glicofisiológico; RL: Ringer-lactato; RsL: Ringer sem lactato.

[a] osmolaridade calculada.

Fonte: Adaptada de Myburgh JA, Mythen MG, 2013; Morgan TJ, 2013; Hoorn EF, 2017.

■ Soluções cristaloides

O soro fisiológico (SF), solução salina a 0,9%, é a solução cristaloide mais prescrita em todo o mundo e serve também de veículo para soluções coloides; entre as quais, a albumina. É a 1ª escolha na expansão volumétrica de pacientes com diversas situações clínicas, como a desidratação decorrente de síndrome diarreica aguda ou persistente com padrão predominantemente secretor, patologia de alta incidência, especialmente nos países emergentes e populações mais carentes. Também é a solução de escolha na expansão de crianças com choque séptico, de natureza distributiva, naquelas com traumatismo cranioencefálico, e mesmo nos traumas hemorrágicos com hipotensão ou com cetoacidose diabética.[8,15]

Conforme apresentado na Tabela 8.1, a solução salina é isotônica, pois tem uma osmolalidade de 286 mOsm/kg, semelhante à do plasma, graças à sua composição iônica de Na⁺ e Cl⁻. Cada um desses íons está presente no SF na mesma concentração (154 mEq/L), condição diferente da plasmática, cuja

Hidratação em Pediatria

concentração de Na^+ varia de 135 a 145 mEq/L (154 mEq/L se considerarmos apenas a fase aquosa do plasma, 93% do total, onde se distribui o Na) e a de Cl^-, que varia de aproximadamente 94 a 111 mEq/L.[2,16] A rigor, a solução salina a 0,9% não é exatamente isotônica, mas levemente hipertônica (osmolaridade de 308 mOsm/L), mas a osmolalidade calculada *in vivo* é de 287 mOsm/kg, pois seus componentes eletrolíticos são parcialmente ativos (coeficiente osmótico de 0,926),[12,17] e também não é fisiológica, por apresentar Cl a mais em relação ao plasma e não apresentar diferença quantitativa entre os dois íons, sódio e cloro. Em condições fisiológicas, a diferença iônica (Na – Cl) plasmática, também conhecida como "diferença de íons fortes", é de aproximadamente 40 mEq/L, e no soro fisiológico é zero.

Essa característica bioquímica do SF traz algumas implicações desfavoráveis. A infusão rápida de grande volume do SF, prática comum no paciente grave que requer expansão vascular, pode contribuir para uma acidose metabólica hiperclorêmica.[18] A oferta generosa e rápida de cloro pode provocar o aumento do seu nível sérico e, nesse caso, o organismo lança mão de mecanismos compensatórios no sentido de diminuir a concentração de ânions, aumentando a excreção de $HCO3^-$.[8,19] Contudo, essa afirmação não é aceita de maneira uniforme pelos diferentes grupos de pesquisa e, ao contrário, são muitas as publicações de estudos bem delineados e revisões sistemáticas que não mostram correlação entre a infusão de solução salina 0,9% e incidência de acidose hiperclorêmica.[16,20] Argumento que vem sendo mais sustentado pela literatura médica baseia-se em uma melhor correlação entre a redução de íons fortes no compartimento extracelular associado à acidose do que com a concentração de cloreto. Soluções com baixa concentração do cloro, mas que resultam em uma queda ainda maior da concentração do sódio sérico, são fatores de risco para desencadear uma acidose metabólica.[21,22] Postula-se também que o soro fisiológico possa provocar acidose metabólica por expandir rapidamente o líquido extracelular provocando a diluição do bicarbonato sérico, mas este argumento é desprezado por alguns autores.[23] Outra consideração feita baseia-se na constatação de que a acidose causada pela expansão com soro fisiológico, em geral, ocorre em uma fase de recuperação clínica e isso estaria associado a uma remoção orgânica de ácido lático, ácidos orgânicos e outros metabólitos intermediários durante a melhora da perfusão tecidual. Essas argumentações, entretanto, não encontram consistência e sustentação científica.[24-26] Conclui-se que uma resposta definitiva sobre o mecanismo exato de como a infusão da solução salina a 0,9% pode causar acidose metabólica ainda não está dada.

Dois aspectos precisam ser destacados aqui. O primeiro é o reconhecimento de que a grande maioria dos trabalhos publicados sobre a acidose hiperclorêmica e seus determinantes é feita em populações de adultos, muitas vezes em condições clínicas bem insatisfatórias, como pacientes com septicemia ou internados em unidades de terapia intensiva (UTI). São muito escassos os trabalhos feitos em população pediátrica. Um segundo aspecto volta-se para a condição clínica e/ou metabólica do paciente e menos para a faixa etária. É preciso ter como referência que a hipocloremia é a condição mais frequente em pacientes (sobretudo crianças) que cursam com síndrome diarreica aguda ou persistente, principalmente se os vômitos estiverem presentes no quadro clínico. Embora seja sempre prudente ter cautela na infusão de fluido com concentração de Cl⁻ acima da fisiológica, nesses pacientes possivelmente hipoclorêmicos, a incidência de acidose metabólica é menos identificada.

Considera-se uma solução cristaloide como balanceada quando tem uma diferença de íons fortes próxima a 24 mEq/L. Portanto, a solução salina a 0,9% não é uma solução balanceada. Assim, se o SF for infundido em grande volume e em curto espaço de tempo, forçará a redução da diferença de íons fortes no plasma. Embora a acidose hiperclorêmica resultante dessa infusão, se houver, seja geralmente leve ou moderada e com menos implicações clínicas do que a acidose lática, é reconhecido que sua presença exerce um papel proinflamatório, induzindo a liberação de óxido nítrico, aumento das citocinas e elevação da relação IL-6/IL-10, podendo trazer prejuízos funcionais a diferentes sistemas orgânicos.[27-29]

O soro glicofisiológico, facilmente disponível nos serviços de atendimento médico, tem a mesma concentração iônica do soro fisiológico, com acréscimo de glicose na concentração de 5 g/100 mL (p/v). Isso lhe confere uma osmolaridade bem mais alta, de aproximadamente 560 mOsm/L, o que o torna inadequado para infusões rápidas com objetivo de expansão do espaço intravascular em curto período de tempo em crianças.

O Cl⁻ é o principal ânion do líquido extracelular e tem papel fisiológico importante na determinação da tonicidade plasmática. Mesmo assim, ainda tem recebido pouca atenção na literatura médica.[30] A concentração de Cl- no plasma varia de 94 a 111 mEq/L aproximadamente, com uma concentração 5% a 10% maior no espaço intersticial, e a concentração intracelular aproxima-se de 10 mEq/L, em média, variando muito na dependência do tipo celular.[30] Estudos já antigos mostram que a hipercloremia pode causar uma vasoconstrição renal com diminuição da taxa de filtração glomerular, maior acúmulo de líquido intersticial, o que pode resultar em maior incidência de comprometimento renal agudo, situação também associada ao volume infundido, à velocidade de administração, ao tipo de solução e às suas propriedades farmacocinéticas.[11,31,32] Esse conhecimento é a base para a discussão de soluções alternativas com menor teor de cloro empregadas na fluidoterapia.

A administração endovenosa de soluções com menor teor de cloreto foi comparada à de soluções com teores mais elevados desse íon em diferentes estudos, e os resultados mostram que as primeiras se associam a menor risco de lesões renais, complicações cirúrgicas e até mesmo redução de óbitos.[8,33,34]

O conhecimento dos efeitos adversos do alto teor de cloreto nos fluidos voltou a atenção para o uso de soluções balanceadas, com menor quantidade desse íon. Nessas soluções, o cloro é substituído por outros ânions, em uma tentativa de se aproximar da concentração fisiológica plasmática.

Não é o caso da solução de Ringer simples, sem lactato, que é uma solução com concentrações de Na+ e Cl- de 147 e 156 mEq/L, respectivamente, portanto, não balanceada (Tabela 8.1). A essa solução, acrescentam-se ainda o potássio e o cálcio, determinando sua isotonicidade (osmolaridade de 309 mOsm/L).

Hidratação em Pediatria

O bioquímico e médico pediatra americano Alexis Hartmann (1898-1964) modificou a composição da solução de Ringer acrescentando lactato como um componente tampão, tornando esta a primeira solução balanceada em uso clínico.

A solução de Ringer com lactato (Ringer-lactato, RL) é uma solução cristaloide poliônica, com osmolaridade um pouco mais baixa do que a da solução salina 0,9% em virtude da menor concentração de Na^+ e Cl^-, mas parcialmente compensada pela introdução de outros elementos. Como solutos, ainda estão presentes o K^+, o cálcio e o lactato, este último gerando o potencial alcalinizante da solução (Tabela 8.1). O Na+ está apresentado na forma de cloreto de sódio (6 g/L) e lactato de sódio (3,2 g/L). Completam a solução, o cloreto de potássio (0,3 g/L) e o cloreto de cálcio 2.H20 (0,2 g/L). Embora o bicarbonato seja um dos ânions predominantes no plasma, a opção pelo lactato como substância alcalinizante na composição do Ringer resulta da instabilidade do bicarbonato nos recipientes de plástico, comercialmente mais utilizados.[22] Administração excessiva e rápida de Ringer-lactato pode ocasionar aumento do nível sérico de lactato e mesmo uma alcalose metabólica, embora não seja uma complicação frequente, pois para haver acúmulo de lactato, são requeridas doses muito elevadas ou prejuízo no metabolismo em pacientes com comprometimento da função hepática.[22]

Por isso, em pacientes com hepatopatia severa não se recomenda o uso de soluções contendo lactato, optando-se preferencialmente por soluções tamponantes que contenham acetato, metabolizado rapidamente por via extra-hepática. O lactato induz alcalinização após metabolização hepática por meio de duas vias metabólicas: a gliconeogênese e a via oxidativa, com reações em que os íons HCO3- são produzidos direta ou indiretamente. Até 70% do lactato infundido converte-se em piruvato, podendo interferir no metabolismo da glicose. O restante entra no ciclo de Krebs, gerando CO_2.[35] Com estímulo da neoglicogênese, o lactato pode elevar a glicemia, principalmente em situações de estresse cirúrgico, o que caracteriza uma desvantagem em pacientes com diabetes.[36] A substituição do lactato pelo acetato (Ringer-acetato) pode trazer algumas vantagens metabólicas por ser metabolizado rapidamente em músculos e outros tecidos extra-hepáticos, com menor interferência no metabolismo da glicose.[22]

O citrato, mais uma alternativa como solução tampão e componente do Isolyte, tem uso muito limitado e apresenta a desvantagem de quelar o cálcio ionizado. Quanto ao uso de gluconato, presente na solução Plasmalyte, os estudos são insuficientes para recomendar seu uso para expansão volumétrica em pediatria.

Um litro da solução de Ringer com lactato contém 6 g de cloreto de sódio. O cloro e o sódio também se apresentam em outros sais: o cloro na forma de cloreto de potássio (0,3 g/L) e cloreto de cálcio ($CaCl_2.2H2O$ = 0,2 g/L), totalizando um pouco abaixo de 110 mEq de cloro/L da solução e o sódio está associado ao lactato (lactato de sódio) com 3,2 g do sal por litro da solução. Assim, a concentração de Cl^- é adequada sob o ponto de vista fisiológico, com um nível similar ao do plasma humano. A grande discussão recai sobre o teor de sódio.

A diferença de íons fortes na solução de Ringer-lactato é próxima de 22 mEq/L; portanto, uma diferença adequada para um controle metabólico e não caracterizando um fator de risco para uma acidose hiperclorêmica.

O potássio, com 4 mEq/L, tem um nível seguro que não impede o uso da solução em fases rápidas de reidratação. Entretanto, considera-se que as necessidades de potássio nas diferentes situações clínicas são muito variáveis, sendo mais seguro um cálculo para prescrição feito separadamente. Mesmo nas crianças moderada ou gravemente desnutridas ou portadoras de outras patologias que cursam com hipopotassemia e que necessitem expansão volumétrica, o cálculo do potássio a ser infundido já na fase de reparação poderia ser feito de maneira mais segura se respeitada a individualidade.

As vantagens do cálcio na solução de Ringer têm pouca sustentação literária. Como a solução é usada muitas vezes em situação de choque hemorrágico e em situações acompanhadas de coagulopatia, estudos clínicos e experimentais mostram vantagens do Ringer-lactato em comparação à solução salina nesses pacientes.[37,38]

Uma solução cristaloide ainda praticamente não usada no Brasil é o Plasmalyte 148 (PL148), solução patenteada em 1982, mas de uso frequente nos Estados Unidos, Reino Unido e Austrália, sobretudo no contexto perioperatório e em cuidados intensivos. É uma solução cristaloide com propriedades físico-químicas mais próximas às do plasma humano. É isotônico (osmolaridade de 295 mOsm/L), não pirogênico, balanceado e isento de cálcio. O número 148, que acompanha a sua denominação, refere-se à soma aproximada de prótons de sua composição, apresentada na Tabela 8.1. O Na é apresentado em diferentes sais (cloreto, gluconato e acetato de sódio). A concentração de Cl é semelhante à do plasma, protegendo dos efeitos indesejáveis da infusão de soluções ricas em cloreto.[12] A diferença de íons fortes no Plasmalyte é próximo de 50, o que faz a solução ser considerada alcalinizante, visto que, na prática, tem o poder de elevar o pH plasmático. Os conteúdos de potássio (5 mEq/L) e de magnésio (1,5 mEq/L), embora baixos, impõem cautela no seu uso, sobretudo nas infusões rápidas e em pacientes com algum risco de hiperpotassemia e/ou hipermagnesemia. Soluções que contêm Ca ou Mg, como é o caso do Ringer-lactato e Plasmalyte 140, respectivamente, não podem servir de veículos de drogas que contenham fosfatos, sulfatos e carbonatos pelo risco de precipitação e formação de sais insolúveis. Dessas drogas, uma das mais frequentemente prescritas em pediatria é a ceftriaxona.[39] A presença de acetato neste fluido, bem acima do nível sérico, contribui para a homeostase acidobásica. Os efeitos indesejáveis são mais identificados em infusões rápidas ou grandes volumes, principalmente em pacientes com comorbidades renais ou cardíacas. O uso de Plasmalyte 148 com acetato tem vantagem em relação ao uso de cristaloides com lactato pelo fato de o primeiro não ser de metabolismo exclusivamente hepático e ser mais adequado para uso nos estados de choque. Tem metabolismo mais rápido e gera bicarbonato rapidamente. O acetato não afeta metabolismo de glicose, o que lhe confere vantagens clínicas em pacientes

Hidratação em Pediatria

diabéticos. Há evidências que solução de Ringer acetato melhora a perfusão esplâncnica mais rapidamente do que o Ringer-lactato.[15] Quanto ao gluconato, há menos informações na literatura relativas aos seus efeitos fisiológicos ou indesejáveis. Mas sabe-se que tem efeito alcalinizante praticamente nulo.[12,40]

■ Referências bibliográficas

1. Besen BAMP, Gobatto ALN, Melro LMG, Maciel AT, Park M. Fluid and electrolyte overload in critically ill patients: an overview. World J Crit Care Med. 2015;4(2):116-29.
2. Corrêa TD, Cavalcanti AB, Assunção MSC. Cristaloides balanceados para ressuscitação do choque séptico. Rev. Bras Ter Intensiva. 2016;28(4):463-471.
3. Raghunathan K, Shaw AD, Bagshaw SM. Fluids are drugs: type, dose and toxicity. Curr Opin Crit Care. 2013;19(4):290-8.
4. Moritz ML, Ayus JC. Intravenous fluid management for the acutely ill child. Curr Opin Pediatr. 2011;23(2):186-93.
5. Myburgh JA, Mythen MG. Ressuscitation fluids. N Engl J Med. 2013;369(13):1243-51.
6. Davison D, Basu RK, Goldstein SL, Chawla LS. Fluid management in adults and children: core curriculum 2014. Am J Kidney Dis. 2014;63(4):700-12.
7. Graham T. Liquid diffusion applied to analysis. Phill. Trans. R. Soc. 1861;151:183-224.
8. Finfer S, Myburgh J, Bellomo R. Intravenous fluid therapy in critically ill adults. Nature Reviews. 2018;14(9)541-57. doi.org/10.1038/s41581-018.0044-0.
9. Finfer S, Bellomo R, Boyce N, French J, Myburgh J, Norton R. SAFE Study Investigators. A comparision of albumin and saline for fluid resuscitation in the intensive care unit. N Engl J Med. 2004;350(22):2247-56.
10. Myburgh JA, Finfer S, Bellomo R, Billot L, Cass A, Gattas D, et al. Hydroxyethyl starch or saline for fluid resuscitation in intensive care. N Engl J Med. 2012;367(20):1901-11.
11. Prowle JR, Bellomo R. Fluid administration and the kidney. Curr Opin Crit Care. 2013;19(4):308-14.
12. Weinberg L, Collins N, Van Mourik K, Tan C, Bellomo R. Plasma-Lyte 148: a clinical review. World J Crit Care Med. 2016;5(4):235-50.
13. Myburgh J, Cooper DJ, Finfer S, et al. Saline or albumin for fluid resuscitation in patients with traumatic brain injury. N Engl J Med 2007;357(9):874-84.
14. Perner A, Haase N, Guttormsen AB, et al. Hidroxyethyl starch 130/0.42 versus Ringer's acetate in severe sepsis. N Engl J Med. 2012;367(2):124-34.
15. Spahn DR, Bouillon B, Cerny V, Duranteau J, Filipescu D, Hunt BJ, et al. The European guideline on management of major bleeding and coagulopathy following trauma: fifth edition. Crit Care. 2019;23(1):98. doi.org/10.1186/s13054-019-2347-3.
16. Feld L, Neuspiel DR, Foster BA, et al. Clinical practice guideline: maintenance intravenous fluids in children. Pediatrics. 2018;142(6):e20183083.
17. Guidet B, Soni N, Della Rocca G, Kozek S, Vallet B, Annane D, et al. A balanced view of balanced solutions. Crit Care 2010;14(5):325-336.

Soluções Utilizadas em Fluidoterapia Endovenosa

18. Stephens R, Mythen M. Resuscitation fluids and hyperchloraemic metabolic acidosis. Trauma. 2003;5:141-7.
19. Sharma S, Hashmi MF, Aggarwal S. Hyperchloremic Acidosis. Treasure Island (FL): StatPearls Publishing; [2022 Out. 29]. Disponível em: https://www.ncbi.nlm.nih.gov/books/NBK482340/.
20. Almeida HI, Mascarenhas MI, Loureiro HC, et al. The effect of NaCl 0.9% and 0.45% on sodium, chloride, and acid-base balance in a PICU population. J Pediatr (Rio J). 2015;91(5):499-505.
21. Story DA, Morimatsu H, Bellomo R. Hyperchloraemic acidosis in the critically ill: one of the strong-ion acidoses? Anesth Analg. 2006;103(1):144-8.
22. Morgan TJ. The ideal crystalloid – what is 'balanced'? Curr Opin Crit Care. 2013;19(4):299-307.
23. Boniatti MM, Cardoso PRC, Moraes RB. Distúrbios ácido-básicos em pacientes críticos – método de Stewart. Scientia Medica. Porto Alegre: PUCRS, 2006;16(2):68-72.
24. Davenport A. Dilutional acidosis or uncovered cellular metabolism? Intensive Care Med. 2009;35(12):2009-11.
25. Gattinoni L, Carlesso E, Maiocchi G, Polli F, Cadringher P. Dilutional acidosis: where do the protons come from? Intensive Care Med. 2009;35(12):2033-43.
26. Hoorn EJ. Intravenous fluids: balancing solutions. J Nephrol. 2017;30(4):485-92. doi:10.1007/s40620-016-0363-9.
27. Gunnerson KJ, Saul M, He S, Kellum JA. Lactate versus nonlactate metabolic acidosis: a retrospective outcome evaluation of critically ill patients. Crit Care. 2006;10(1):R22.
28. Kellum JA, Song M, Almasri E. Hyperchloraemic acidosis increases circulating inflammatory molecules in experimental sepsis. Chest. 2006;130(4):962-7.
29. Wu BU, Hwang JQ, Gardner TH, et al. Lacteted Ringer's solution reduces systemic inflammation compared with saline in patients with acute pancratitits. Clin Gastroenterol Hepatol. 2011;9(8):710-7.
30. Yunos NM, Bellomo R, Story D, Kellum J. Bench-to-beside review: chloride in critical illness. Crit Care. 2010;14(4):226-35.
31. Wilcoxon CS. Regulation of renal blood flow by plasma chloride. J Clin. Invest. 1983;71(3):726-35.
32. McDermid RC, Raghunathan K, Romanovsky A, Shaw AD, Bagshaw SM. Controversies in fluid therapy: type, dose and toxicity. World J Crit Care Med. 2014;3(1):24-33.
33. Shaw AD, et al. Major complications, mortality, and resource utilization after open abdominal surgery: 0.9% saline compared to Plasma-Lyte. Ann Surg. 2012;255(5):821-9.
34. Yunos NM, Bellomo R, Hegarty C, Story D, Ho L, Bailey M. Association between a chloride-liberal versus chloride-restrictive intravenous fluid administration strategy and kidney injury in critically ill adults. JAMA. 2012;308(15):1566-72.
35. Valeri CR, Veech RL. The unrecognized effects of the volume and composition of the resuscitation fluid used during the administration of blood products. Transfus Apher Sci. 2012;46(2):121-3.
36. Thomas DJ, Alberti KG. Hyperglycaemic effects of Hartmann's solution during surgery in patients with maturity onset diabetes. Br J Anaesth. 1978;50(2):1858.

Hidratação em Pediatria

37. Waters JH, Gottlieb A, Schoenwald P, et al. Normal saline versus lactated Ringer's solution for intraoperative fluid management in patients undergoing abdominal aortic aneurysm repair: an outcome study. Anesth Analg. 2001;93(4):817-22.

38. Kiraly LN, Differding JA, Enomoto TM, et al. Resuscitation with normal saline (NS) vs. lactated ringers (LR) modulates hypercoagulability and leads to increased blood loss in an uncontrolled hemorrhagic shock swine model. J Trauma. 2006;61(1):57-64.

39. Murney P. To mix or not to mix – compatibilities of parenteral drug solutions. Austr Prescr. 2008;31:98-101.

40. Kirkendol PL, Starrs J, Gonzales FM. The effects of acetate, lactate, succinate and gluconate on plasma pH and electrolytes in dogs. Trans Am Soc Artif Intern Organs. 1980;26:323-7.

9

Soluções Utilizadas em Fluidoterapia Endovenosa

II. Soluções Coloides

Fernando de Almeida Machado

As soluções coloides são bem menos prescritas em pediatria do que as cristaloides, e seu uso é alternativo, na dependência de várias situações clínicas. São constituídas por compostos de alto peso molecular, e que permanecem mais tempo no compartimento intravascular, gerando pressão oncótica, em situações de integridade da membrana capilar.[1] A duração da expansão intravascular varia entre os diferentes fluidos coloides e depende da velocidade em que as moléculas são metabolizadas e da depuração de seus componentes moleculares.

Coloides são menos prescritos do que os cristaloides mesmo nas situações médicas que podem causar discussão quanto à indicação de um tipo de fluido ou outro. Seu uso aparece mais em protocolos de ressuscitação e, portanto, tende a se concentrar nos serviços de terapia intensiva, principalmente em pacientes com sepse grave, pois os coloides têm menos extravasamento para o interstício do que os fluidos cristaloides e seu uso geralmente se associa menos intensamente a um balanço hídrico positivo, que é uma variável associada a pior prognóstico. A prescrição desse tipo de fluido também encontra sustentação em algumas situações específicas, nos estados de hipervolemia dilucional ou nos estados normovolêmicos.[2-4] Porém, a situação mais comum em pediatria que requer expansão do volume extracelular é a desidratação por perda hidrossalina decorrente da síndrome diarreica, e nela não há indicação no emprego de coloides. Outra situação médica de importância epidemiológica no Brasil é a dengue, com muitos casos evoluindo para uma forma mais severa, podendo cursar com discrasia sanguínea, e que tem como um importante pilar terapêutico a expansão volumétrica. Um estudo já antigo mostrou vantagem no uso de coloide em relação ao cristaloide na rapidez de normalização do hematócrito, da pressão arterial e índice cardíaco.[5] Mas esse estudo teve uma casuística pequena e seus resultados não foram sustentados por estudos posteriores, que não documentaram diferença estatística na evolução clínica e laboratorial entre os que receberam fluidos coloides ou cristaloides ou que mostraram benefício do coloide apenas nos pacientes com quadros mais graves.[6,7] Em traumas hemorrágicos e com quadros hipotensivos, recomendam-se soluções cristaloides, evitando-se soluções coloides principalmente pelos efeitos na hemostasia. Infusão de coloides pode ser considerada quando a expansão com cristaloides associados a drogas vasopressoras não foi suficiente para manter a perfusão tecidual. Mesmo nessas ocasiões, a indicação merece debate.[8]

Existem muitas soluções coloides disponíveis no mercado, mas a escolha pelo melhor fluido coloide a ser prescrito permanece motivo de grande debate. Não existe uma solução que substitua idealmente o plasma, com uma composição bem semelhante à do líquido extracelular e isenta de efeitos colaterais. As prescrições muitas vezes estão alicerçadas em uma adequada análise de custos e benefícios e devem estar pautadas em um bom conhecimento profissional a respeito das diferentes soluções no tocante às suas propriedades físico-químicas, farmacocinéticas, farmacodinâmicas e segurança no uso.[1,9] A solução coloide mais utilizada em clínica pediátrica é a albumina, seguida de outras soluções menos utilizadas como dextranos, hidroxietilamido e gelatinas. A composição de cada uma dessas soluções está apresentada na Tabela 9.1.

Tabela 9.1 Composição e algumas propriedades bioquímicas dos fluidos coloides mais frequentemente usados por via endovenosa.

Fluidos coloides / Propriedades	Albumina 4%	Albumina 5%	Albumina 25%	6%HES 130/04 em salina 0,9%	Dextrano	Gelatina 3,5%
Osmolaridade (mOsm/L)	250*	309*	312*	286 a 308 *	320*	274/301**
Osmolalidade (mOsm/kg)	260 a 266	309	312	304		Não medida
Pressão oncótica mmHg	20 a 29		100 a 120	36	56 a 68	25 a 29
Volume expansor (%)	80	80 a 100	200 a 400	130	120	
Sódio (mEq/L) ***	140 a 148			137 a 154		120 a 145
Potássio (mEq/L) ***	_____			0 a 4		
Cálcio (mEq/L)	_____			_____		6,25 ****
Magnésio (mEq/L)	_____			0 a 1,5		
Cloreto (mEq/L) ***	128			110 a 154		
pH	6,7 a 7,3	6,4 a 7,4	6,4 a 7,4	4,0 a 5,5		7,4

HES: hidroxietilamido. *calculada; **respectivamente, succinilada e ligada a ureia; ***dependente das apresentações comerciais; ****somente na forma ligada à ureia.

Nota: dados de osmolaridade, osmolalidade e pH podem ter pequenas diferenças com outras referências a depender do local da manipulação e apresentação comercial final.

Fonte: Adaptada de Mitra S et al., 2009; Myburgh JA, Mythen MG, 2013; Valle MCL et al., 2016; Boer C et al., 2018; Finfer S et al., 2018.

■ Albumina

Proteína de síntese hepática é a principal determinante da pressão oncótica intravascular (75% a 80% da pressão oncótica é determinada por ela em adequadas condições homeostáticas) e constitui mais da metade do total proteico plasmático. Sua concentração sérica é de aproximadamente 4 g/100 mL, para um total proteico de 7 g/100 mL, em indivíduos saudáveis. Portanto, quando administrada em concentrações de 4% ou 5%, seu poder osmótico equivale ao mesmo volume de plasma. Sua meia-vida é de 18 a 21 dias.[1,10,11] Para fins clínicos, a albumina está apresentada em soluções a 4% e 5% (soluções isoncóticas ou isosmolar) e 20% e 25% (solução hiperoncótica ou hiperosmolar). A solução a 5% tem um poder expansor de 80% após 30 minutos da infusão e a solução a 25% promove uma expansão que varia de 200% a 400% nos mesmos 30 minutos. A quase totalidade (90%) do total infundido permanece no plasma após 2 horas, mas o efeito da infusão pode durar até 24 horas.[1] As apresentações comerciais requerem armazenamento rigoroso no controle térmico, sempre abaixo de 30 °C, e não resistem ao congelamento. Frascos abertos devem ser utilizados em menos de 4 horas e sempre mantidos protegidos da luz. As principais indicações de albumina em pediatria são nos pacientes cujas doenças resultam em hipoproteinemia, como os portadores de hepatopatia crônica e de síndrome nefrótica gravemente descompensada. Neste último caso, a correção da hipoalbuminemia por meio da infusão de albumina não é útil, pois rapidamente a proteína infundida será eliminada pelos rins. Mas pode ser indicada em pacientes com edema refratário ao tratamento e volumoso, incluindo derrames cavitários.[12] Também são indicadas em algumas situações específicas que culminam em choque por perda plasmática. Entre estas, incluem-se a abordagem de pacientes queimados, após paracentese e com peritonite bacteriana, mas, para essas duas últimas, os estudos são muito mais abundantes na população adulta do que na pediátrica.[1,10] Muitos pacientes que necessitam de fluidos para ressuscitação e que estão hipoproteinêmicos também se beneficiam da infusão da albumina. Como é um coloide natural, são muito raros os efeitos colaterais como reação alérgica anafilática e distúrbios de coagulação, mais comuns com o uso de outros coloides. Demonstra-se um efeito anticoagulante e de inibição da agregação plaquetária pela albumina.[13] Outras vantagens sobre os demais coloides é o seu grande poder expansor, a sua capacidade de carrear diferentes moléculas de origem endógena ou exógena, a sua atividade antioxidante e o seu papel no equilíbrio eletrolítico e acidobásico, pois é receptora de íons H^+.[14-18] Solução de albumina tem sido proposta como um fluido com potencial de proteger o glicocálice por carrear uma substância denominada "esfingosina-1-fosfato", derivada dos glóbulos vermelhos. Essa substância tem a propriedade de suprimir a atividade de metaloproteinases, as quais degradam os proteoglicanos presentes no glicocálice, danificando-o. Portanto, atribui-se a essa solução um efeito que minimizaria uma das bases patogênicas da sepse.[18] As principais desvantagens do uso de albumina são a sua baixa disponibilidade e o seu alto custo. Na maioria das vezes, salvo as situações de hipoproteinemia conforme já apresentadas, a expansão volumétrica se faz adequadamente com solução salina a 0,9%, mais disponível e de custo

Hidratação em Pediatria

bem mais baixo. Albumina 5% e SF 0,9% mostram-se igualmente eficazes na expansão volumétrica de crianças com doenças febris associadas à alteração da perfusão tecidual[4] e em adultos gravemente doentes,[19] mas a administração de albumina esteve mais relacionada com maior mortalidade de pacientes com traumatismo cranioencefálico e hipertensão intracraniana.[20] Possivelmente, esse resultado menos favorável se deva à passagem de albumina na barreira hematoencefálica lesada ou à hiposmolalidade da solução de albumina a 4% (260 mOsm/kg).[9] Não se documenta qualquer efeito lesivo renal com o uso de albumina a 4% e os estudos com relação a possíveis efeitos renais pela albumina a 20% são limitados.[16] Além do seu efeito expansor vascular, é difícil estabelecer o quanto a infusão de albumina exógena pode ser útil em favorecer o paciente crítico por meio das suas outras ações fisiológicas, incluindo aqui um possível efeito imunomodulador, o qual ainda é motivo de muito debate.[10,11] Embora a hipoalbuminemia tenha um bom valor preditivo para mortalidade nos pacientes em estado crítico, não há evidência de que ela seja indicativa de prescrição de solução de albumina,[21] mas a sua administração pode melhorar a função orgânica em pacientes gravemente enfermos com nível sérico baixo de albumina, promovendo, inclusive, uma melhor tolerância à dieta enteral.[22] Mas essas determinações são, em sua maioria, feitas em pacientes adultos e com grande variabilidade nas doses usadas. Há carência de investigação bem controlada na população pediátrica em relação à prescrição de albumina no que se refere à dose, à concentração e às indicações. Outra variável que pode influenciar os resultados conflitantes dos muitos estudos sobre emprego de albumina é a heterogeneidade das preparações comerciais. Essas soluções têm diferenças no seu conteúdo proteico, na sua carga eletroquímica, no poder antioxidante, em seu conteúdo metálico e na capacidade de ligação, inclusive com drogas.[23] A infusão de albumina não encontra espaço nas situações de hipovolemia mais frequentes em pediatria, que são as desidratações decorrentes de perdas fecais anormais, mas pode ser indicada em choques hipovolêmicos que estejam associados à hipoalbuminemia grave. Da mesma forma, não encontra espaço para prescrição em casos de desnutrição ou síndromes de má absorção, pois não melhora a condição do paciente e a albumina é pobre em aminoácidos essenciais.[12] Encontra liberação de uso pelo Ministério da Saúde do Brasil nas situações já anteriormente mencionadas e em casos como choque séptico, dermatites esfoliativas generalizadas, em queimaduras, em ascite não responsiva ao tratamento clássico, em insuficiência hepática, no transplante hepático, na peritonite com drenagem externa, nas diálises associadas com hipoalbuminemia e, de maneira mais genérica, na reposição volêmica com indicação de coloide. A albumina 5% está bem indicada como fluido de reposição na plasmaferese, em volumes retirados que superem 20 mL/kg/sessão.[24]

■ Hidroxietilamido

Substâncias derivadas da amilopectina, que é um componente altamente ramificado do amido. Derivados do milho ou de batata, são estruturalmente semelhantes ao glicogênio, compostos por D-glicose polimerizada

114

Capítulo 9

e com muitas ramificações. O amido natural é modificado sinteticamente por meio da hidroxietilação nos carbonos 2 e 6 das moléculas de glicose do polímero. O termo "hidroxietilamido" (abreviatura consagrada HES, do inglês *hydroxyethyl starches*) vem do fato de os grupos hidroxil serem substituídos por grupos hidroxietil, aumentando sua estabilidade e protegendo contra a ação da amilase. Esses grupos hidroxietil são ligados em diferentes posições na cadeia de carbono, principalmente nas posições C2 e C6.[1,25] A relação entre os carbonos 2 e 6 substituídos é denominada "relação C2/C6", o que confere ao fluido uma importante característica físico-química e propriedade farmacocinética. Quanto maior a relação C2/C6, menos exposta à ação alfa-amilolítica e, consequentemente, maior a meia-vida e maior tempo de permanência no sangue. Portanto, quanto maior a relação C2/C6, maior é o tempo de degradação e, possivelmente, mais frequentes seus efeitos colaterais. Outras propriedades físico-químicas de interesse são o peso molecular médio, a concentração das preparações e a substituição molar. O HES, como outros coloides, contém partículas com massa molecular variável. São chamadas partículas "polidispersas". Por isso, obtém-se o peso molecular médio. Quanto maior o peso molecular médio do amido, mais lenta será sua degradação, e ainda com outra desvantagem: a infusão de fluidos com peso molecular médio elevado permite que suas moléculas pequenas sejam rapidamente eliminadas pelos rins, restando no espaço vascular apenas as grandes moléculas, com elevação dos efeitos colaterais, sem aumentar o poder osmótico, visto que esta característica depende do número de partículas, e não do tamanho delas.[1] As preparações disponíveis são a 6% (isoncótica) e a 10% (hiperoncótica). A solução isoncótica indica que 100 mL infundidos expandem o equivalente a 100 mL de perda sanguínea. Por fim, a substituição molar diz respeito a quanto a substância original foi modificada pela hidroxietilação. Neste caso, quanto maior o grau de modificação, maior a resistência à degradação, mais tempo no espaço intravascular e mais frequentes os efeitos indesejáveis. Como apresentado antes, essa substituição pode ser predominantemente nos sítios C2 ou C6, mas também há substituições em C3. Os HES ficaram disponíveis para uso a partir dos anos 1970 e, desde então, várias gerações foram desenvolvidas, diferindo em suas características físico-químicas. Fluidos mais antigos tinham alto peso molecular e elevada relação C2/C6. HEA mais modernos têm menor peso molecular médio e menores graus de substituição. A leitura de um composto HES é feito da seguinte forma: tome-se, por exemplo, a informação 6% HES 130/0,40. Entende-se que é um fluido de hidroxietilamido na concentração a 6%, com peso molecular médio de 130 kDa e um grau de substituição de 0,4. Embora pouco utilizadas na prática pediátrica, as soluções de HES podem ser indicadas no tratamento da hipovolemia e do choque hipovolêmico por perda sanguínea aguda quando as soluções cristaloides, que são as preferidas, não são consideradas suficientes, respeitando-se sempre suas restrições e contraindicações. Como o balanço hídrico positivo em pacientes criticamente comprometidos é associado a um mau prognóstico, associando-se com piora da perfusão e aumento da mortalidade,[26-28] recomenda-se um balanço hídrico negativo, o que, a princípio, poderia ser conseguido melhor com soluções coloides administradas, preferencialmente, na fase inicial da terapêutica de recuperação do choque, até estabilização hemodinâmica.[29] Coloides produzem a mesma expansão do volume plasmático com 25% a 50% do volume que seria requerido de uma solução cristaloide isotônica.[21,30] Entretanto, a afirmação de que os coloides podem expandir até quatro vezes ou mais do que os cristaloides em um mesmo volume tem sido motivo de questionamento.[29] Em pacientes gravemente doentes, uma quantidade similar de coloides e cristaloides é necessária para sua expansão e estabilização, o que sugere eficiência inferior dos coloides em situações de ruptura do glicocálice com consequente aumento da permeabilidade capilar.[31] Mas também nesse aspecto, há controvérsias na literatura. Experimentalmente, demonstram-se que HES mais recentes possam até diminuir a degradação do glicocálice e diminuir a permeabilidade vascular, eventos importantes na fisiopatogenia do choque séptico.[32,33] Sem dúvida, as soluções de HES e outros coloides são substâncias eficazes para expandir o volume circulante, com risco bem baixo de edema tecidual comparadas às cristaloides. Mas, em decorrência de seus impactantes efeitos colaterais, suas indicações são muito limitadas, geralmente restritas a pacientes cirúrgicos ou de unidade de terapia intensiva (UTI).[21,30] Nesses dois grupos de pacientes, o coloide pode ser benéfico quando a situação clínica necessita de volume plasmático adicional ou reposição de perda plasmática.[21] Uma situação que tem encontrado espaço para prescrição de HES é a reposição de volume durante cirurgia cardíaca de crianças, com resultados satisfatórios possivelmente pelo menor acúmulo de fluidos. Mas, mesmo nessa situação específica, ainda há necessidade de mais estudos para tornar a afirmação mais consistente.[34,35] Da mesma forma, ainda são inconsistentes os estudos sobre os riscos e benefícios de se usar coloide como expansor em situações de choque por dengue. Embora possa haver benefícios de um coloide sobre outro, preferencialmente a expansão é feita com cristaloide.[36,37] O uso de HES não tem benefícios na expansão de pacientes que requerem reposição hídrica, incluindo aqui as situações mais comuns em pediatria, e pode até mesmo estar associado a um risco aumentado de morte.[38] Entretanto, é preciso deixar claro que nem sempre há consistência nos resultados dos estudos que buscam associar maior mortalidade com o uso de coloide em relação aos cristaloides.[39]

Os efeitos colaterais do HES não são desprezíveis. A incidência dos efeitos adversos é menor com os HES de nova geração (6% HES 130/0,4) quando comparados com os mais antigos. Mas mesmo com os mais atuais, são frequentes as referências de comprometimento renal, reações alérgicas, comprometimento pancreático e distúrbios de coagulação.[29,40] Em relação a este último, são documentados redução no fator VIII e nos níveis séricos de fator de Von Willebrand, aumento de tempo de tromboplastina parcial, disfunção plaquetária, embora nem sempre esses achados sejam acompanhados de problemas graves de coagulação. Recomenda-se não prescrever para pacientes que já tenham algum distúrbio de coagulação.[21,41] Seus efeitos indesejáveis sobre os rins também são valorizados. Descrevem-se lesões tubulares proximais e distais, diminuição da filtração glomerular e aumento da creatinina, distensão e vacuolização de células tubulares, além da possibilidade de precipitar uma insuficiência renal.[42-44] As implicações renais do HES são mais frequentes com as soluções de gerações mais antigas (pentamido C2/C6 = 0,5, heptamido = C2/C6 = 0,7), mas mesmo com as soluções mais modernas, como o tetramido, esses efeitos acontecem.[1,45-47] As soluções de HES devem ser encaradas como uma droga e, assim, devem ter a sua nefrotoxicidade reconhecida.[40,48] Em crianças, o emprego de HES é muito restrito. Estudos sobre o uso de soluções de amido em crianças são escassos e muitas vezes extrapolam-se estudos em adultos para aplicação pediátrica. Em adultos, a administração também vem diminuindo. Não há evidência que suporte, dentro da análise de riscos e benefícios, o seu uso frequente. Não há benefícios robustos demonstrados pela literatura e há claras demonstrações de efeitos indesejáveis.[49-51]

■ Dextranos

Como o uso de hidroxietilamido é associado a muitas desvantagens e riscos e a albumina encontra limitações em sua disponibilidade e custos, o dextran ganhou um pouco de espaço nas investigações científicas, principalmente em uma análise de riscos e benefícios em pacientes com septicemia e em âmbito de terapia intensiva. São polissacarídeos ramificados de glicose. Esse biopolímero é produzido a partir de diferentes linhagens bacterianas, pois é um componente extracelular de vários microrganismos. Por vias fermentativas e outros processos químicos, a sacarose é convertida em maltodextrina e sequencialmente em dextran.[52] Dextranos são apresentados em soluções a 6% (PM de 70 kDa, referido como Dextran 70) e 10% (PM de 40 kDa). O primeiro, mais pesado, demora mais para ser excretado pelo rim e, assim, permanece mais tempo no espaço intravascular, com efeito expansor de até 12 horas. O de peso molecular inferior permanece no intravascular por menos tempo.[1,53] Tem uma excelente atividade coloidosmótica, conforme apresentada na Tabela 9.1, e mostra-se mais eficaz do que a albumina no seu efeito expansor.[54,55] Esse coloide é de uso muito restrito em pediatria. Os estudos são, em sua maioria, feitos em adultos. A indicação mais vantajosa está nas situações em que se deseja um efeito expansor elevado e melhorar o fluxo da microcirculação. Esse efeito é obtido pela hemodiluição, que acaba por diminuir a viscosidade sanguínea e por inibir a agregação plaquetária. A princípio, todo coloide artificial tem o potencial de induzir o sangramento, especialmente se forem usados grandes volumes ou administrados a pacientes que tenham patologias associadas a sangramentos. No caso do Dextran, há estudos que não encontram essa desvantagem[55] e outros estudos que a determinam.[56] Mesmo assim, orientações recentes de grupo europeu recomendam que o uso de coloides seja restrito em função de seus efeitos indesejáveis na hemostasia.[8] Quanto a possíveis efeitos renais, estudos têm resultados inconsistentes. Efeitos indesejáveis sobre a função renal parecem ser mais vistos em quem tem patologia renal prévia.[55,57] Reações alérgicas anafiláticas são mais frequentemente vistas com dextranos do que com os outros coloides sintéticos.[1]

■ Gelatinas

As soluções de gelatina são pouco estudadas, possivelmente por não serem usadas nos Estados Unidos e por serem bem pouco prescritas em

Hidratação em Pediatria

pediatria.[11] São obtidas a partir da hidrólise do colágeno de bovinos e apresentadas ligadas à ureia (PM = 35 kDa) ou na forma succinilada (PM = 30 kDa). O veículo é solução salina em concentração de 110 mEq de Na/L. Tem um efeito expansor de 80% do seu volume quando administrada em condições de hemodiluição normovolêmica e a duração da expansão plasmática é de 1 a 3 horas, embora 10% da quantidade administrada ainda possa permanecer no plasma após 24 horas. A excreção é predominantemente renal (87%). Tem como desvantagens a indução de reação de hipersensibilidade, relativamente frequente em comparação aos coloides, mas, ainda assim, muito baixa.[58] Outra desvantagem é a sua rápida passagem para o interstício, o que pode exigir doses repetitivas para manter a expansão. Não há uma dose máxima estabelecida. Embora todos os coloides, principalmente os hiperoncóticos, possam causar alterações renais, as gelatinas são consideradas as mais seguras juntamente com o HEA 130/0,4.[16,21,58] Os efeitos na coagulação são controversos, alguns estudos demonstram aumento no tempo de sangramento e outros não demonstram nenhuma alteração nesse aspecto.[1,58] Os estudos com gelatina são, em sua maioria, feitos com casuística pequena e avaliados em períodos de curta duração e, geralmente, em adultos, o que limita discursos mais consistentes sobre seu uso e segurança na faixa etária pediátrica.[58,59]

Embora durante muito tempo se tenha considerado que as soluções coloides pudessem superar as cristaloides para promover a expansão do espaço intravascular, atualmente isso tem sido menos valorizado, e as prescrições de coloides têm diminuído muito. Além disso, há a desvantagem de alto preço e o risco de reações adversas serem clinicamente relevantes. Alguns fluidos coloides agem de modo a preservar a estrutura do glicocálice ou a restaurá-lo quando já lesado, conforme já dito sobre a albumina, mas faltam ensaios clínicos que demonstrem isso diretamente. As possibilidades inferidas a esses fluidos são de estudos pré-clínicos e observacionais *in vitro* ou *in vivo*.[33,60]

Não existe um fluido ideal. Faltam evidências diretas para favorecer o uso de soluções cristaloides (balanceadas ou não) e para definir o melhor momento de se prescrever uma solução coloide. A fluidoterapia em cuidados intensivos ainda tem muitas indefinições relativas à indicação, à composição do fluido, suas características farmacológicas, dose, efeitos na fisiopatologia, na função orgânica e evolução do paciente. Portanto, essa modalidade da terapêutica está longe de colocações consensuais.[61,62]

■ Referências bibliográficas

1. Mitra S, Khandelwal P. Are all colloids same? How to select the right colloid? Indian J Anaesth. 2009;53(5):592-607.
2. Arikan AA, Zappitelli M, Goldstein SL, Naipaul A, Jefferson LS, Loftis LL. Fluid overload is associated with impaired oxygenation and morbidity in critically ill children. Pediatr Crit Care Med. 2012;13(3):253-8.
3. Acheampong A, Vincent JL. A positive fluid balance is an independent prognostic factor in patients with sepsis. Crit Care. 2015;19(1):251-257.
4. Valle MCL, Setta FL, Barbosa AP. Coloides em Pediatria: quando e por quê? In: Associação de Medicina Intensiva Brasileira, Sociedade Brasileira de Pediatria;

Piva JP, Carvalho WB (org.). Programa de Atualização em Terapia Intensiva (Protiped). Porto Alegre: Artmed Panam, 2016;7(3):131-151.

5. Dung NM, Day NPJ, Tam DTH, Loan HT, Chau HTT, Minh LN, et al. Fluid replacement in dengue shock syndrome: a randomized, double-blind comparison of four intravenous-fluid regimens. Clin Infect Dis. 1999;29(4):787-94.

6. Nhan NT, Phuong CXT, Kneen R, Wills B, My NV, Phuong NTQ, et al. Acute management of dengue shock syndrome: a randmized double-blind comparison of 4 intravenous fluid regimens in the first hour. Clin Inf Dis. 2001;32(2):204-13.

7. Wills BA, Dung NM, Loan HT, Tam DTH, Thuy TNT, Minh LTT, et al. Comparision of three fluid solutions for resuscitation in dengue shock syndrome. N Engl J Med. 2005;353(9):877-89.

8. Spahn DR, Bouillon B, Cerny V, Duranteau J, Filipescu D, Hunt BJ, et al. The European guideline on management of major bleeding and coagulopathy following trauma: fifth edition. Crit Care. 2019;23(1):98. doi.org/10.1186/s13054-019-2347-3.

9. Boer C, Bossers SM, Koning NJ. Choice of fluid type: physiological concepts and perioperative indications. Brit J Anesth. 2018;120(2):384-96.

10. Falcão H, Japiassu AM. Uso de albumina humana em pacientes graves: controvérsias e recomendações. Rev Bras Ter Intensiva. 2011;23(1):87-95.

11. Vincent JL, Russell JA, Jacob M, Martin G, Guidet B, Wernerman J, et al. Albumin administration in the acutely ill: what is new and where next? Critical Care. 2014;18(4):231-40.

12. Trabulo D, Cardoso C, Mangualde J, Freire R, Cremers I, Oliveira AP. Utilização e administração racional de albumina humana intra-hospitalar. J Port Gastrenterol. 2012;19(6):300-7.

13. Jorgensen KA, Stoffersen E. On the inhibitory effect of albumin on platelet aggregation. Thromb Res. 1980;17(1-2):13-8.

14. Finfer S. Reappraising the role of albumin for resuscitation. Curr Opin Crit Care. 2013;19(4):315-20.

15. Taverna M, Marie AL, Mira JP, Guidet B. Specific antioxidant properties of human serum albumin. Ann Intensive Care. 2013;3(1):4.

16. Prowle JR, Bellomo R. Fluid administration and the kidney. Curr Opin Crit Care. 2013;19(4):308-14.

17. Perner A, Haase N, Guttormsen AB, et al. Hidroxyethyl starch 130/0.42 versus Ringer's acetate in severe sepsis. N Engl J Med. 2012;367(2):124-34.

18. Uchimido R, Schmidt EP, Shapiro NI. The glycocalyx: a novel diagnostic and therapeutic target in sepsis. Critical Care. 2019;23(1):16-28.

19. Finfer S, Bellomo R, Boyce N, French J, Myburgh J, Norton R, et al. A comparision of albumin and saline for fluid resuscitation in the intensive care unit. N Engl J Med. 2004;350(22):2247-56.

20. The SAFE Study Investigators; Myburgh J, Cooper J, Finfer S, Bellomo R, Norton R, et al. Saline or albumin for fluid resuscitation in patients with traumatic brain injury. N Engl J Med. 2007;357(9):874-84.

21. Tomi T, Niemi TT, Miyashita R, Yamakage M. Colloid solutions: a clinical update. J Anesth. 2010;24(6):913-25.

22. Dubois MJ, Orellana-Jimenez C, Melot C, De Backer D, Berre J, Leeman M, et al. Albumin administration improves organ function in critically ill hypoalbuminemic

Hidratação em Pediatria

patients: a prospective, randomized, controlled, pilot study. Crit Care Med. 2006;34(10):2536-40.

23. Bar-Or D, Bar-Or R, Rael LT, Gardner DK, Slone DS, Craun ML. Heterogeneity and oxidation status of commercial human albumin preparations in clinical use. Crit Care Med. 2005;33(7):1638-41.

24. Brasil. Ministério da Saúde. Agência Nacional de Vigilância Sanitária (ANVISA). Resolução RDC n. 115, aprova as Diretrizes para o uso de Albumina. Diário Oficial da União. Brasília (DF), 2004.

25. Zampieri FG, Azevedo LCP. Amidos para ressuscitação volêmica na UTI: ao vencedor, as batatas! Rev Bras Ter Intensiva. 2011;23(1):1-3.

26. Avila MON, Rocha PN, Yu L, Burdmann EA. Balanço hídrico, injúria renal aguda e mortalidade de pacientes em unidade de terapia intensiva. J Bras Nefrol. 2014;36(3):379-388.

27. Sadaka F, Juarez M, Naydenov S, O'Brien J. Fluid resuscitation in septic shock: the effect of increasing fluid balance on mortality. J Intensive Care Med. 2014;29(4):213-7.

28. Balakumar V, Murugan R, Sileanu FE, Palevsky P, Clermont G, Kellum JA. Both positive and negative fluid balance may be associated with reduced long-term survival in the critically ill. Crit Care Med. 2017;45(8):e749-e57.

29. Hartog C, Reinhart K. Contra: hydroxyethyl starch solutions are unsafe in critically ill patients. Intensive Care Medicine. 2009;35(8):1337-42.

30. Myburgh JA, Mythen MG. Resuscitation fluids. N Engl J Med. 2013;369(13):1243-51.

31. Zazzeron L, Gattinoni L, Caironi P. Role of albumin, starches and gelatins versus crystalloids in volume resuscitation of critically ill patients. Curr Opin Crit Care. 2016;22(5):428-36.

32. Margraf A, Herter JM, Kühne K, Stadtmann A, Ermert T, Wenk M, et al. 6% Hydroxyethyl starches (HES 130/0,4) diminishes glycocalyx degradation and decreases vascular permeability during systemic and pulmonary inflammation in mice. Crit Care. 2018;22(1):111. doi: 10.1186/s13054-017-1846-3.

33. Milford EM, Reade MC. Resuscitation fluids choices to preserve the endothelial glycocalyx. Crit Care. 2019;23(1):77. doi.org/10.1186/s13054-019-2369-x.

34. Van der Linden P, Dumoulin M, Van Lerberghe C, Torres CS, Willems A, Faraoni D. Efficacy and safety of 6% hydroxyethyl starch 130/0.4 (Voluven) for perioperative volume replacement in children undergoing cardiac surgery: a propensity-matched analysis. Crit Care. 2015;19(1):87. doi.org/10.1186/s13054-015-0830-z.

35. Sniderman J, Schwartz SM. Crystalloids versus Colloids after Pedatric Heart Surgery. Is one better than the other? Crit Care Med. 2018;19(9):901-2. doi:10.1097/PCC0000000000001674.

36. Mawardi M, Rampengan T, Manoppo J, Rampengan NH. Comparison of gelatin and HES 130/0.4 solution for fluid resuscitation in children with dengue shock syndrome. Paediatrica Indonesiana. 2013;53(6):328-33.

37. Prasetyo RV, Azis AL, Soegijanto S. Comparison of the efficacy and safety of hydroxyethyl starch 130/0.4 and Ringer's lactate in children with grade III dengue hemorrhagic fever. Paediatr Indonesiana. 2009;49(2):97-103. doi.org/10.14238/pi49.2.2009.97-103.

Capítulo 9

Soluções Utilizadas em Fluidoterapia Endovenosa

38. Perel P, Roberts I, Ker K. Colloids versus crystalloids for fluid resuscitation in critically ill patients. The Cochrane Database of Systematic Reviews. 2013;(2):CD000567. doi:10.1002/14651858.CD000567.pub6.

39. Annane D, Shidasp S, Jaber S, Martin C, Elatrous S, Declère AD, et al. Effects of fluid resuscitation with colloids vs crystalloids on mortality in critically ill patients presenting with hypovolemic shock. the CRISTAL randomized trial. JAMA. 2013;310(17):1809-17. doi:10.1001/jama.2013.280502.

40. Serpa Neto A, Veelo DP, Peireira VG, de Assunção MS, Manetta JA, Espósito DC, et al. Fluid resuscitation with hydroxyethyl starches in patients with sepsis is associated with an increased incidence of acute kidney injury and use of renal replacement therapy: a systematic review and meta-analysis of the literature. J Crit Care. 2014;29(1):185.e1-7.

41. Hartog CS, Reuter D, Loesche W, Hofmann M, Reinhart K. Influence of hydroxyethyl starch (HES) 130/0.4 on hemostasis as measured by viscoelastic device analysis: a systematic review. Intensive Care Medicine. 2011;37:1725-37.

42. Raghunathan K, Shaw AD, Bagshaw SM. Fluids are drugs: type, dose and toxicity. Curr Opin Crit Care. 2013;19(4):290-8.

43. Finfer S, Myburgh J, Bellomo R. Intravenous fluid therapy in critically ill adults. Nature Reviews. 2018;14(9):541-57. doi:org/10.1038/s41581-018.0044-0.

44. Davidson IJ. Renal impact fluid management with colloids: a comparative review. Eur J Anaesthesil. 2006;23(9):721-38.

45. Rioux JP, Lessard M, De Bortoli B, Roy P, Albert M, Verdant C, et al. Pentastarch 10% (250 kDa/0.45) is an independent risk factor of acute kidney injury following cardiac surgery. Critical Care Medicine. 2009;37(4):1293-8. doi:10.1097/CCM.0b013e31819cc1a0.

46. Westphal M, James MFM, Kozek-Langenecker SA, Stocker R, Guidet B, Van Aken H. Hydroxyethyl starches. Different products – different effects. Anesthesiology. 2009;111(1):187-202.

47. Bayer O, Reinhart K, Sakr Y, Kabisch B, Kohl M, Riedemann NC, et al. Renal effects of synthetic colloids and crystalloids in patients with severe sepsis: a prospective sequential comparison. Crit Care Med. 2011;39(6):1335-42.

48. Perazella MA. Drug-induced acute kidney injury: diverse mechanisms of tubular injury. Current Opinion in Critical Care. 2019;25(6):550-7.

49. Antonelli M, Sandroni C. Hydroxyethyl starch for intravenous volume replacement more harm than benefit. JAMA. 2013;309(7):723-4.

50. Haase N, Perner A. Hydroxyethyl starch for resuscitation. Curr Opin Crit Care. 2013;19(4):321-5.

51. Gray R. Which colloid to choose for neonates, infants and children. South Afr J Anaesth Analg. 2015;21(1):56-8.

52. Naessens M, Cerdobbel A, Soetaert W, Vandamme EJ. Leuconostoc dextransucrase and dextran: production, properties and applications. J Chem Technol Biotechnol. 2005;80(8):845-60.

53. Davison D, Basu RK, Goldstein SL, Chawla LS. Fluid management in adults and children: core curriculum 2014. Am J Kidney Dis. 2014;63(4):700-12.

54. Dubniks M, Persson J, Grände PO. Comparison of the plasma volume-expanding effects of 6% dextran 70,5% albumin, and 6% HES 130/0.4 after hemorrhage in the guinea pig. J Trauma. 2009;67(6):1200-4.

Capítulo 9

55. Bentzer P, Broman M, Kander T. Effect of dextran-70 on outcome in severe sepsis; a propensity-score matching study. Scand J Trauma Resusc Emerg Med. 2017;25(1):65-73.
56. Evert J, Marcel L. Effects of different plasma substitutes on blood coagulation: a comparative review. Crit Care Med. 2001;29(6):1261-7.
57. Barron ME, Wilkes MM, Navickis RJ. A systematic review of the comparative safety of colloids. Arch Surg. 2004;139(5):552-63.
58. Saw MM, Chandler B, Ho KM. Benefits and risks of using gelatin solution as a plasma expander for perioperative and critically ill patients: a meta-analysis. Anaesth Intensive Care. 2012;40(1):17-32.
59. Hartog CS, Vlasakov V, Thomas-Rueddel DO, Rueddel H, Hutagalung R, Reinhart K. Efficacy and safety of gelatina for fluid therapy in hypovolemia: a systematic review and meta-analysis. Crit Care. 2011;15(3):P46. doi.org/10.1186/cc10415.
60. Torres Filho IP, Torres LN, Salgado C, Dubick MA. Plasma syndecan-1 and heparan sulfate correlate with microvascular glycocalyx degradation in hemorrhaged rats after different resuscitation fluids. Am J Physiol Heart Circ Physiol. 2016;310(11):H1468-78.
61. Russell L, McLean AS. The ideal fluid. Curr Opin Crit Care. 2014;20(4):360-365.
62. Casey JD, Brown RM, Semler MW. Resuscitation fluids. Current Opinion in Critical Care. 2018;24(6):512-518. doi:10.1097/MCC.0000000000000551.

10

Distúrbios do Sódio

Adriana Koliski • Mariana Digiovanni

As alterações do equilíbrio do sódio são alterações eletrolíticas muito comuns no cuidado intensivo pediátrico e têm sido associadas à evolução desfavorável para este grupo de pacientes.[1-5] As alterações podem estar presentes desde a admissão ou podem surgir no decorrer da internação hospitalar.

O entendimento da composição dos espaços intra e extracelular, assim como dos mecanismos básicos que mantêm sua homeostase, é de grande importância para a criança criticamente doente. É preciso lembrar que a quantidade adequada de oferta de água e de eletrólitos varia conforme a situação clínica desta criança. No paciente criticamente enfermo, o desequilíbrio dos níveis de sódio pode decorrer de diversas situações clínicas.

O sódio é o cátion extracelular predominante e sua concentração tem um papel importante na regulação do volume celular e da osmolaridade. A concentração de sódio no plasma é mantida entre 135 e 145 mEq/L por condições fisiológicas influenciadas por mecanismos neuro-humorais mediado pela sede, pela arginina-vasopressina, pelo eixo renina-angiotensina-aldosterona, pelo sistema nervoso simpático e peptídeos natriurético.[6]

Conforme apresentado nos capítulos 1 – "Água na Saúde Humana" e 2 – "Compartimentos Hídricos", a água corporal total está distribuída em dois compartimentos, sendo dois terços dentro das células (intracelular) e o terço restante no extracelular (plasma e interstício). A porcentagem de água corporal total diminui com a idade, sendo 70% do peso nos recém-nascidos a termo e cerca de 60% do peso com 1 ano de idade. A concentração do sódio é muito maior no espaço extracelular, variando a concentração plasmática entre 135 e 145 mEq/L, enquanto no espaço intracelular a concentração de sódio é em torno de 10 mEq/L.[7-10]

Muito embora vários mecanismos possam estar relacionados com a excreção de sódio e de água pelos rins, existem dois sistemas primários que estão intimamente envolvidos na regulação do sódio e na osmolaridade do líquido extracelular: o sistema osmorreceptor – HAD (hormônio antidiurético) e o mecanismo da sede. Também pode ocorrer estimulação reflexa cardiovascular da

Capítulo 10

123

Hidratação em Pediatria

liberação de HAD pela redução da pressão arterial e redução do volume sanguíneo, por meio dos barorreceptores arteriais e os reflexos cardiopulmonares.[7,9]

A osmolaridade é o mecanismo mais sensível para estimulação de secreção de HAD. Uma alteração de 1% da osmolaridade plasmática é suficiente para aumentar níveis do hormônio antidiurético. Já o volume sanguíneo precisaria se reduzir em 10% para estimular significativamente a secreção desse hormônio. Portanto, pequenas alterações na osmolaridade são mais sensíveis do que a redução do volume sanguíneo para estimulação da secreção do ADH.[7,9]

Entretanto, o organismo prioriza volume sobre a osmolaridade quando existe uma diminuição significativa do volume intravascular, o qual pode contrariar o efeito da hiposmolaridade e aumentar a secreção do HAD. Desta forma, uma hipotensão arterial grave é um estímulo mais potente para secretar HAD do que a osmolaridade sérica.[9]

Existem, ainda, outros estímulos não osmóticos da secreção de HAD. Alguns estímulos do sistema nervoso central (SNC), fármacos e hormônios podem estar envolvidos no aumento ou diminuição da secreção de HAD (Quadro 10.1).

Quadro 10.1 Regulação da secreção do HAD.

Aumento do HAD	Diminuição do HAD
Osmolaridade do plasma	Osmolaridade do plasma
Volume sanguíneo	Volume sanguíneo
Pressão arterial	Pressão arterial
Náusea	
Hipóxia	
Drogas Morfina Nicotina Ciclofosfamida	Drogas Álcool Clonidina Haloperidol

Fonte: Adaptado de Guyton AC, Hall JE, 2002.

O mecanismo da sede tem alguns estímulos em comum com os da secreção do HAD. Os estímulos da sede estão representados no Quadro 10.2.

Quadro 10.2 Controle da sede.

Aumento da sede	Diminuição da sede
Osmolaridade	Osmolaridade
Volume sanguíneo	Volume sanguíneo
Pressão arterial	Pressão arterial
Angiotensina II	Angiotensina II
Ressecamento da boca	Distensão gástrica

Fonte: Adaptado de Guyton AC, Hall JE, 2002.

Distúrbios do Sódio

A disnatremia é um dos distúrbios mais comuns na pediatria e a conduta inadequada pode aumentar a morbidade e a mortalidade dos pacientes pediátricos. Como visto anteriormente, envolve distúrbios do equilíbrio hídrico, e o balanço hídrico está diretamente relacionado à osmorregulação.[11] Cerca de um terço dos pacientes criticamente doentes apresenta disnatremia à admissão da UTI, e outro terço desenvolverá disnatremia adquirida durante a internação.[1,12]

A utilização de solução salina hipotônica em volumes baseados no gasto energético de crianças saudáveis e hidratadas (Holliday-Segar) e a não consideração das necessidades da criança criticamente doente podem resultar em hiponatremia. Por um lado, a criança criticamente doente tem o potencial para retenção de água livre associada à secreção não osmótica de hormônio antidiurético.[13] Por outro lado, a hipernatremia pode ocorrer por uso inadequado e por vezes indiscriminado de diuréticos e reposição de manutenção ou de perdas de líquido inadequadas.[5]

■ Hiponatremia

É definida quando a concentração de sódio plasmático está abaixo de 135 mEq/L.[8,14] Acomete cerca de 20% dos pacientes admitidos em unidade de terapia intensiva pediátrica (UTIP).[15] A gravidade da hiponatremia é definida pelos níveis da concentração sérica de sódio: hiponatremia leve – sódio sérico entre 130 e 134 mEq/L; hiponatremia moderada – sódio sérico entre 120 e 129 mEq/L; e hiponatremia grave – sódio sérico < 120 mEq/L.[14]

Quando a concentração de sódio plasmático está abaixo de 135 mEq/L, o plasma encontra-se em estado hiposmolar. Em situação de normalidade do eixo HAD-renal, espera-se que a urina se apresente diluída, ou seja, que haja grande quantidade de água livre na urina. Caso a urina se apresente com água livre negativa, concentrada, indica atividade de HAD não suprimida ou mecanismo de excreção renal prejudicado.[8,14]

É muito importante estar atento à técnica de mensuração dos níveis de sódio. Existem três técnicas laboratoriais para medida do sódio sérico: espectrofotometria de chama; eletrodo íon seletivo indireto; e eletrodo íon seletivo direto. Quando o sangue total é analisado por máquinas *point of care* (eletrodo íon seletivo direto), os níveis de sódio tendem a ser 2 a 3 mEq/L mais baixos do que os obtidos em máquinas de laboratório central (eletrodo íon seletivo indireto). Isso deve ser levado em conta quando as medidas dos níveis de sódio são realizadas por técnicas diferentes.[16]

A grande maioria dos pacientes com hiponatremia apresenta hipotonicidade, mas há exceções. A pseudo-hiponatremia é definida por concentração sérica de sódio menor que 135 mEq/L com osmolaridade sérica normal (280 a 300 mOsm/kg). Hiponatremia sem hipotonicidade pode ser encontrada em pacientes com hiperglicemia e em pacientes que acumularam osmoles efetivos exógenos como manitol, sacarose, maltose, sorbitol, glicina ou radiocontraste. Em pacientes com hiperlipidemia ou hiperproteinemia extrema, a concentração sérica de sódio será medida como baixa por autoanalisadores e outros instrumentos analíticos que empregam uma etapa de diluição, um artefato

Capítulo 10

125

laboratorial conhecido como "pseudo-hiponatremia". No entanto, a concentração de sódio será medida normalmente por eletrodos seletivos de sódio diretos usados por analisadores de gases sanguíneos e alguns dispositivos locais de atendimento.[17]

Uma vez que a hiponatremia seja detectada, a avaliação inicial tem objetivo de determinar a etiologia de base deste distúrbio eletrolítico. Para realizar o diagnóstico diferencial e determinar o tratamento adequado da hiponatremia, deve ser observado o estado de hidratação. Desta forma, é possível classificá-la como hipovolêmica, normovolêmica ou hipervolêmica (Figura 10.1).[11] Esta abordagem, pelo estado de hidratação do paciente, auxilia muito no diagnóstico da causa da hiponatremia e permite uma análise mais adequada para escolher o esquema terapêutico ideal para cada situação, pois a mesma hiponatremia, detectada no exame laboratorial, pode ter tratamento totalmente diferente de acordo com o estado de hidratação e a causa da alteração do nível de sódio.

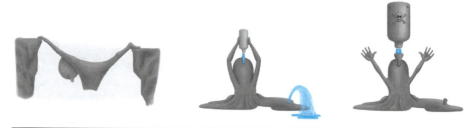

Figura 10.1 Disatremia × estado de hidratação.
Fonte: Adaptada de Elkinton JR, 1956.

Hiponatremia hipovolêmica: nesta condição, há redução da água corporal total e redução significativa dos níveis de sódio. A perda de sódio e água pode ser renal (sódio urinário > 20 mEq/L) ou extrarrenal (sódio urinário < 20 mEq/L). A hipovolemia estimula a secreção de HAD que perpetua a manutenção da hiponatremia com aumento da reabsorção de água livre. Se há perda extrarrenal, o mecanismo de reabsorção de sódio é desencadeado a nível tubular, diminuindo o sódio urinário.[11,19]

Nesta situação de hiponatremia e hipovolemia, os principais diagnósticos são a síndrome perdedora de sal, a diarreia aguda, uso de diuréticos e deficiência de mineralocorticoides.[11,19,20]

Na síndrome perdedora de sal, ocorre uma excreção aumentada de sódio e de água. Apresenta-se, dessa forma, com sódio urinário, osmolaridade urinária e diurese aumentados. O principal estímulo para a síndrome perdedora de sal são lesões em sistema nervoso central (SNC).[11,14] Entretanto, a síndrome perdedora de sal pode ocorrer na ausência de lesão cerebral. O exato mecanismo desta situação permanece incerto. No caso de lesão do SNC, a hipótese sugerida é uma resposta exagerada com natriurese causada pelo aumento da atividade do sistema nervoso simpático e liberação de dopamina, com consequente perda de sódio urinário. Outra hipótese envolve a liberação de fatores

Distúrbios do Sódio

natriuréticos, possivelmente incluindo peptídeo natriurético cerebral (peptídeo natriurético tipo C) pelo cérebro lesado.[21]

As síndromes diarreicas provocam perdas com teores diferentes de sódio de acordo com cada agente enteropatogênico e também na dependência das características do hospedeiro e da sua relação com o agente microbiano. A presença de uma diarreia secretora aumenta ainda mais o risco de uma hiponatremia hipovolêmica se o paciente for vulnerável, como as crianças desnutridas, as de baixa idade e as que não recebem prevenção primária com soro de hidratação oral tão logo a diarreia secretora se instale.[22] Na hiponatremia hipovolêmica, o tratamento inclui a reposição do sódio, mas também a reposição volêmica adequada para a situação da criança.[14]

Hiponatremia normovolêmica

Nesta situação, o volume extracelular é discretamente aumentado e o sódio corporal total é normal. A função renal é normal. Há aumento de água, geralmente pela secreção inapropriada do hormônio antidiurético (SIADH).[14]

A SIADH é uma situação comum em crianças hospitalizadas e diversos são os mecanismos osmóticos e não osmóticos que desencadeiam a SIADH. Entre as situações comuns que podem desencadear a SIADH, estão: náuseas; vômitos; dor; estresse; hipóxia; tumores; infecções do SNC; infecções pulmonares; hipotensão; choque hemodinâmico; drogas. Quando o HAD tem o nível sérico aumentado, o nível de sódio corporal total se mantém, mas como aumenta a reabsorção de água, o sódio sérico fica diluído, resultando em hiponatremia. Nestes casos, a osmolaridade urinária e o sódio urinário estão aumentados, mas não muito. Todavia, diferentemente da síndrome perdedora de sal, na SIHAD a diurese está reduzida.[9] Na hiponatremia euvolêmica, a correção dos níveis de sódio inclui a restrição hídrica e, em algumas situações, há necessidade de uso de diuréticos.[11,14,19]

Hiponatremia hipervolêmica

Nesta situação, há aumento do volume circulante extracelular e até aumento do sódio, mas predomina o aumento da água. Nestes casos, embora tenha um volume extracelular aumentado, o volume circulante efetivo é reduzido, o que aumenta a secreção de HAD e estimula a reabsorção de sódio e água, piorando a hiponatremia. Desta forma, a concentração de sódio urinário é baixa. São exemplos de situações clínicas que podem cursar com hiponatremia hipervolêmica a cirrose hepática, a síndrome nefrótica e a insuficiência cardíaca.[14] Na hiponatremia hipervolêmica, o tratamento inclui a restrição hídrica para corrigir a hiponatremia e o tratamento da doença de base.[14]

Manifestações clínicas

Em muitas circunstâncias a hiponatremia pode ser um achado laboratorial durante a internação de um quadro clínico agudo, principalmente em crianças com níveis de sódio entre 125 e 135 mEq/L sem sintomas específicos, sendo as manifestações clínicas mais comuns da doença de base. Quando os níveis de sódio diminuem para abaixo de 125 mEq/L, é muito mais frequente estar

Capítulo 10

associado com sinais e sintomas relacionados à própria hiponatremia.[14] Estes sintomas dependem da velocidade da redução da concentração de sódio e do valor desta concentração. Um limite de 48 horas é utilizado para diferenciar se a hiponatremia é aguda ou crônica.[23]

Os sintomas mais aparentes são os neurológicos.[14] A concentração de sódio entre 130 e 135 mEq/L pode causar redução da atenção, cefaleia, marcha anormal e irritabilidade. De 120 a 130 mEq/L, podem surgir vômitos, náusea, confusão mental e sonolência. Valores menores que 120 mEq/L, estupor, convulsão, coma e depressão respiratória podem ocorrer. No entanto, se a instalação da hiponatremia for gradativa em torno de 10 a 14 dias, de início lento, mesmo valores entre 115 e 120 mEq/L podem ser assintomáticos ou com sintomas leves de sonolência.[11]

Tratamento

Para definir o tratamento, devem ser considerados a causa, a cronicidade, a gravidade e o estado de hidratação (Quadro 10.3).[14,19]

Quadro 10.3 Passos para o diagnóstico e manejo da hiponatremia.	
1. Avaliar osmolaridade sérica, osmolaridade urinária, sódio urinário e débito urinário	
a) Osmolaridade sérica < 275 mOsm/kg Osmolaridade urinária > 100 mOsm/kg Sódio urinário > 40 mEq/L Débito urinário reduzido Euvolêmico Diagnóstico provável: SIADH Tratamento: restrição de fluidos como 1ª escolha, fluido isotônico, considerar reposição de sódio se hiponatremia grave e sintomática Considerar diuréticos, se episódios recorrentes de hiponatremia grave	b) Osmolaridade sérica < 275 mOsm/kg Osmolaridade urinária > 300 mOsm/kg Sódio urinário > 80 mEq/L Débito urinário alto Hipovolêmico Diagnóstico provável: Síndrome perdedora de sal Tratamento: reposição de fluido e sódio
2. Avaliar o fluido endovenoso e a concentração de sódio	
a) Fluido hipotônico (concentração de sódio menor que 130 mEq/L): mudar para fluido isotônico ou hipertônico conforme o estado de hidratação	b) Fluido isotônico (concentração de sódio acima de 130 mEq/L): avaliar o estado de hidratação e a taxa de correção de sódio
3. Avaliar medicações	
a) Drogas que estimulam secreção do ADH: Se possível, modificar medicação Se não for possível, restrição hídrica e reposição de sódio	b) Paciente com diabetes insípido central e que usam DDAVP: ajustar dose do DDAVP
4. Excluir hipotireoidismo e hipocortisolismo	
a) Se hipotireoidismo – levotiroxina	b) Se hipocortisolismo – hidrocortisona

Fonte: Adaptado de Tuli G *et. al.*, 2020.

Distúrbios do Sódio

A velocidade de correção deve ser preferencialmente em 24 a 48 horas. Recomenda-se um aumento de 0,5 mEq/L/h, 10 a 12 mEq/L em 24 horas ou 18 mEq/L em 48 horas. A correção rápida é desencorajada em virtude do risco de gerar mielinólise pontina.

Em caso de sintomas graves ou de sódio plasmático menor do que 110 mEq/L, o seguinte pode ser considerado: administração de solução hipertônica de NaCl a 3% (513 mEq/L de sódio) na velocidade de 1 a 2 mL/kg/h por 3 a 4 horas ou até que os sintomas desapareçam, monitorando-se os níveis de sódio a cada 4 horas. Quando os níveis atingirem 120 mEq/L no sangue, inicia-se a correção lenta em 24 horas. Esta correção pode ser estendida para 48 ou 72 horas de acordo com a velocidade de correção de cada paciente. É importante monitorar que a correção dos níveis de sódio não ultrapasse os 12 mEq/L em 24 horas.[14]

Após a fase inicial, para correção lenta do déficit de sódio, pode ser utilizada a seguinte fórmula:

Déficit de sódio = *ACT × (sódio plasmático alvo-sódio plasmático)

*ACT: Água corporal total = 60% do peso = 0,6 × peso em kg.

Esta fórmula fornece a quantidade em miliequivalentes de sódio que deverá ser reposta em 24 horas. Durante toda a correção da hiponatremia, a monitorização do nível de sódio deve ocorrer, se possível, a cada 4 horas.

É importante ressaltar que a literatura recomenda solução salina isotônica para ressuscitação volêmica e manutenção das necessidades hídricas diárias em crianças. A reposição da quantidade de sódio determinada pela fórmula anterior deve ser feita além das necessidades hídricas diárias.

Por exemplo, lactente de 9 meses, 8 kg de peso corporal, com quadro clinico de síndrome diarreica, admitido na UTIP em estado de mal convulsivo e nível de sódio sérico de 112 mE/L. A reposição inicial do sódio pode ser feita com solução salina hipertônica a 3%, 1 a 2 mL/kg/h (8 a 16 mL/h). A infusão de solução salina hipertônica deve ser realizada até o paciente melhorar das crises convulsivas e/ou atingir nível sérico de sódio de 120 mEq/L. Após esta fase, a correção deverá ser lenta em 24 a 48 horas de acordo com a fórmula descrita anteriormente. Neste exemplo, pela fórmula, a quantidade de sódio a ser reposta em 24 horas seria de 48 mEq de sódio, considerando-se um Na plasmático alvo de 130 mEq/L. É importante a monitorização dos níveis de sódio de forma criteriosa, pois, nesta criança, o plano de manutenção isotônico (150 mEq/L de sódio) oferece 120 mEq de sódio em 24 horas. A quantidade extra de sódio pela fórmula supramencionada pode aumentar rapidamente os níveis séricos de sódio desta criança. Se isso ocorrer, há necessidade de rever a velocidade de infusão do sódio extra ou trocar o plano de manutenção para 75 mEq/L de sódio.

Capítulo 10

Hidratação em Pediatria

Complicações

Envolvem o SNC. O sódio atravessa a membrana capilar por fendas nas células endoteliais. Por consequência, na maioria dos tecidos a concentração de sódio no plasma é praticamente idêntica ao interstício, com uma pequena diferença criada pela albumina intravascular. Por sua vez, os espaços entre as células endoteliais dos capilares cerebrais têm as estruturas denominadas *tight junction* que, com as aquaporinas, criam uma barreira sangue/cérebro, que é permeável à água, mas o sódio não pode passar rapidamente. Consequentemente, uma concentração anormal de sódio no plasma causa entrada ou saída de água do tecido cerebral. Como o cérebro está dentro de uma estrutura rígida (crânio), apenas um pequeno grau de edema ou encolhimento cerebral é compatível com a vida.[8,23,24]

É importante diferenciar entre hiponatremia aguda e crônica. Na hiponatremia aguda, pode ocorrer edema cerebral quando as células têm um tempo insuficiente para se adaptar ao espaço extracelular hipotônico. Se a hiponatremia for corrigida rapidamente, resulta em uma complicação denominada síndrome de desmielinização osmótica.[8,23]

A síndrome de desmielinização osmótica é um processo agudo de desmielinização que ocorre geralmente alguns dias após o aumento rápido da osmolaridade. Em crianças, é mais comum do que nos adultos. A maior prevalência é em crianças entre 1 e 5 anos de idade.

Na mielinólise pontina, caracteriza-se por quadriparesia espástica, paralisia pseudobulbar, disartria, disfagia, oftalmoplegia, ataxia, nistagmo se pontinha. Na mielinólise extrapontina, a apresentação clínica depende da localização da lesão. Pode ser assintomática até quadros de alteração importante do nível de consciência, convulsões, labilidade emocional, mutismo acinético, mioclonias, parkinsonismo ou distonias.

A ressonância magnética (RM) é o exame radiológico de escolha. A localização anatômica e o tamanho da lesão desmielinizante não estão relacionados à evolução. Mesmo pacientes com lesões extensas podem ter uma recuperação neurológica completa em semanas ou meses. O prognóstico é pior nos pacientes com hiponatremia crônica associada à hipocalemia e ao escore de Glasgow menor que 10 na apresentação do quadro.[25]

O tratamento é de suporte. A evolução é favorável, obtendo-se recuperação neurológica completa em 60% dos casos.[25]

■ Hipernatremia

A hipernatremia é definida como nível sérico de sódio maior do que 150 mEq/L. Este estado metabólico representa uma situação que requer avaliação clínica rápida e intervenção para prevenir complicações. Níveis de sódio maior do que 160 mEq/L necessitam de atenção imediata.[10,26,27]

É importante estar familiarizado com a técnica de medida do nível de sódio sérico, pois isso pode alterar o resultado de amostra arterial, venosa ou de sangue total capilar. A hipernatremia transitória pode ser induzida por

Distúrbios do Sódio

exercício excessivo ou convulsões. O nível de sódio sérico volta ao normal em 5 a 15 minutos após cessar o exercício ou a crise convulsiva.[10]

A hipernatremia persistente resulta de um dentre dois mecanismos básicos: (1) perda de água que não é reposta de forma adequada; ou, menos comumente, (2) ingesta excessiva de sal sem ingesta suficiente de água. Seja qual for o caso, a normalização da concentração plasmática de sódio requer água isenta de eletrólitos. Como a sede é a primeira defesa contra a hipertonicidade, uma hipernatremia persistente aponta a existência de um defeito na ingestão de água. Uma urina maximamente concentrada minimiza – porém não evita – as perdas hídricas. Perdas de água insensíveis a partir da pele e dos pulmões são inevitáveis, enquanto a excreção de ureia impõe algumas perdas urinárias. A manutenção de uma concentração sérica de sódio normal (135 a 145 mEq/L) exige a reposição das perdas hídricas diárias.[8]

O organismo tem dois mecanismos de defesa para se proteger do desenvolvimento da hipernatremia: a habilidade de produzir uma urina concentrada; e um potente mecanismo de sede. A liberação do hormônio antidiurético (HAD) ocorre quando a osmolaridade plasmática excede 275 a 280 mOsmol/kg/H_2O e resulta em uma urina concentrada ao máximo quando a osmolaridade plasmática excede 290 a 295 mOsmol/kg/H_2O. A sede é a segunda linha de defesa para o organismo se proteger contra a hipernatremia. Se o mecanismo de sede está intacto e o acesso à água é permitido, é muito raro o paciente desenvolver hipernatremia sustentada, exceto se ele tem um aporte excessivo de sódio ou defeito da concentração renal.[1]

A real incidência de hipernatremia ainda é incerta, variando de 1,5% a 20%. A maioria dos dados publicados se baseia em crianças internadas.[10] Estima-se que ocorra em mais de 1% de todas as crianças hospitalizadas, enquanto a hipernatremia adquirida intra-hospitalar é responsável por cerca de 60% dos casos de hipernatremia em crianças.[27]

Historicamente, a hipernatremia tem sido associada à clínica de desidratação causada por episódios de diarreia, principalmente em crianças menores de 1 ano de idade, embora a maioria significativa das crianças desidratadas por diarreia apresente desidratação isonatrêmica seguida da hiponatrêmica. Passam a ser mais vulneráveis aquelas que recebem fluidoterapia com alto teor salino em uma situação clínica de baixa perda hidrossalina pelas fezes. Neste grupo, incluem-se aqueles pacientes com dificuldade de demonstrar sua sede, como crianças com atraso no desenvolvimento neurológico. Estudos recentes em países desenvolvidos evidenciam que a hipernatremia é um distúrbio metabólico frequentemente adquirido no ambiente intra-hospitalar. Nestes casos, a infusão de fluidos hipertônicos ou dieta enteral hipertônica, em conjunto com a impossibilidade de acesso adequado a água, são as principais causas da hipernatremia adquirida dentro do hospital.[26,28]

Manifestações clínicas

As crianças com hipernatremia apresentam-se inicialmente com irritabilidade e agitação psicomotora que progridem para letargia, diminuição do

Capítulo 10

131

Hidratação em Pediatria

sensório e coma. Clinicamente, a criança que está com hipernatremia pode ter seu estado de desidratação subestimado e apresentar-se menos desidratada do que realmente está. Isso decorre do desvio de fluido do espaço intracelular para o extracelular, protegendo o volume do intravascular por mais tempo. Geralmente, o déficit de volume é pelo menos 10% do peso nos casos de desidratação hipernatrêmica[10,29] (veja capítulo 4 – "Depleção de Volume – Desidratação".

Ao exame físico, as crianças podem apresentar tremores, hipertonia, diminuição do enchimento capilar periférico, rigidez de nuca, mioclonias, asterixis, coreia e convulsões.[10,26]

A avaliação do paciente com hipernatremia também deve se basear no seu estado de hidratação. Desta forma, é possível identificar as possíveis causas e orientar a terapêutica. Geralmente, não são necessários exames laboratoriais se a causa da hipernatremia é evidente pela história clínica. Mas são recomendados controles frequentes durante a correção da hipernatremia.[20]

Hipernatremia hipovolêmica

A criança apresenta nível sérico de sódio elevado e déficit de água corporal total. Esta situação pode ocorrer, por exemplo, em uma criança com diarreia cuja perda de líquido foi reposta com soluções hipertônicas ou fórmulas infantis diluídas de forma inapropriada. O volume pode ou não ter sido restaurado, mas a quantidade de água livre de eletrólitos, não.[10,26,27]

As principais causas incluem algumas síndromes diarreicas, sudorese excessiva, aporte inadequado de líquidos e diurese osmótica. Em particular, a infecção intestinal por rotavírus pode apresentar-se com diarreia profusa e maior perda de água do que de sódio. As perdas resultantes de vômitos, estase gástrica volumosa ou drenagem de ileostomia podem ocasionar excesso de perda de água livre. As perdas cutâneas por sudorese excessiva podem cursar com hipernatremia se o aporte de água não for corrigido, assim como na perda insensível de água nos pacientes com queimaduras. Além destas, o uso de diuréticos osmóticos (manitol) ou a diurese osmótica em pacientes com cetoacidose diabética resulta em perda de água livre via renal.[10]

Nestes casos, é necessária a reidratação com solução salina isotônica, apesar de níveis séricos de sódio elevados.

Hipernatremia euvolêmica

A criança apresenta nível sérico de sódio elevado decorrente de uma incapacidade de concentração urinária e, consequentemente, perda de água livre de forma excessiva. Em uma fase inicial, a água corporal total é mantida dentro do normal, pelo mecanismo de defesa da sede que aumenta a ingesta de água (polidipsia). Em fases mais avançadas da situação clínica ou sem acesso adequado à água, os sinais de desidratação podem aparecer. As principais causas de hipernatremia euvolêmica incluem o diabetes insípido central ou nefrogênico.[10,26,27]

O diabetes insípido central tem inúmeras etiologias. A hipernatremia é decorrente da produção ou liberação inadequada do hormônio antidiurético.

Distúrbios do Sódio

O diabetes insípido nefrogênico é causado por uma resposta tubular inadequada ao hormônio antidiurético (HAD) circulante. Pode ser congênito ou adquirido. Algumas medicações também estão associadas à indução de um diabetes insípido nefrogênico (anfotericina, cidofovir, foscarnet).[10] Mais informações sobre diabetes insípido estão apresentadas no capítulo 13 – "Diabetes Insípido e a Síndrome de Secreção Inapropriada do Hormônio Antidiurético".

A incapacidade de concentração da urina também pode ocorrer em diversas doenças renais agudas e crônicas. Essa incapacidade pode resultar da resistência ao HAD, do comprometimento dos mecanismos contrarreguladores da medula renal e da diminuição do número de néfrons funcionantes, os quais podem causar uma diurese osmótica.[10]

Na hipernatremia euvolêmica, o tratamento consiste na reposição do hormônio antidiurético e água livre. Em uma fase mais avançada com desidratação, será necessária a ressuscitação volêmica com solução salina isotônica.

Hipernatremia hipervolêmica

A concentração do sódio corporal total está aumentada e existe incapacidade de eliminação do excesso de água pelos rins. Em crianças, geralmente ocorre por aporte inadequado ou iatrogênico de sódio (p. ex., bicarbonato de sódio, salina hipertônica, preparo inadequado de fórmulas infantis).[26,27]

O tratamento consiste em suspender o aporte excessivo de sódio, uso de diuréticos (furosemida) e, em casos graves, terapia de substituição renal.

Exames laboratoriais

É importante avaliação da função renal com quantificação de ureia, creatinina, osmolaridade sérica e urinária. A fração excretora de sódio (FE_{Na}) pode ser útil. Se maior do que 2%, sugere aporte excessivo do sódio; se menor do que 1%, sugere hipernatremia causada por perda de líquido.

$$FE_{Na}(\%) = \frac{100 \times Na_U \times Cr_S}{Na_S \times Cr_U}$$

Onde: Na_U = sódio urinário; Cr_S = creatinina sérica; Na_S = sódio sérico; Cr_U = creatinina urinária.

Tratamento

A correção da hipernatremia inclui a administração de fluidos para corrigir o déficit de água e, quando necessário, intervenção para limitar a perda de água. O tratamento inclui de forma concomitante: determinar a causa da hipernatremia; avaliar e corrigir déficit de volume; repor água livre e manter fluido de manutenção ajustado para perdas que possam continuar.[10,26,27]

É fundamental a monitorização do estado de hidratação pelo exame físico e do volume de diurese e, se possível, pesar o paciente pelo menos uma vez por dia. A avaliação laboratorial inclui análise seriada de nível de sódio a cada

Hidratação em Pediatria

4 horas. Monitorização dos outros eletrólitos, do estado ácido básico e da função renal podem ser feitas a cada 12 ou 24 horas, conforme a gravidade.[10,26]

Para o cálculo da água livre, uma das seguintes fórmulas pode ser usada:

Déficit de água (L) = [(Na⁺ atual mEq/L ÷ 145 mEq/L) − 1] × 0,6 × peso (kg)

Déficit de água (L) = [(Na⁺ atual mEq/L − 145 mEq/L) /145 mEq/L] × 0,6 × peso (kg)

Déficit de água (L) = [1 − (145 mEq/L ÷ Na⁺ atual (mEq/L)] × 0,6 × peso (kg)

É muito importante lembrar que a taxa de redução do nível do sódio sérico deve ser de 0,5 mEq/hora ou no máximo 10 a 12 mEq/L em 24 horas. As fórmulas citadas anteriormente fornecem a quantidade total de água livre que precisa ser reposta para o paciente, porém a velocidade de correção desse volume depende do nível do sódio.[10]

É importante lembrar que a reposição de água livre pode ser feita via oral ou endovenosa de acordo com a situação clínica e a possibilidade de administração via oral ou via sonda nasogástrica.

Por exemplo, no caso de uma criança de 12 kg e nível de sódio 175 mEq/L, usando-se a primeira equação, déficit de água (L) = [175 mEq/L ÷ 145 mEq/L) − 1] × 0,6 × 12 (kg) = 1,48 L. Esta é a quantidade de água livre para corrigir o valor de sódio de 175 mEq/L para 145 mEq/L. Esse volume deve ser infundido respeitando-se a redução de 10 mEq/L/dia ou 0,5 mEq/L/hora. Desta forma, neste exemplo, o volume de 1,48 litros pode ser reposto em soro glicosado 5% em 3 dias, isto é, 493 mL a cada 24 horas, para respeitar a redução gradual de 10 mEq/L/dia.

A correção da hipernatremia sempre deve ser lenta.[10] A escolha do tipo de solução se baseia nas seguintes considerações:

- Se a criança está hipotensa, solução salina isotônica deverá ser usada apesar da alta concentração de sódio.
- Na desidratação hipernatrêmica sem hipotensão, a concentração da solução salina deve ser 0,45% para prevenir a perda de água livre e a diminuição rápida da concentração sérica do sódio.

Se a hipernatremia é causada por sobrecarga de sódio, fluido endovenoso livre de sódio (glicose 5% em água) pode ser usado e um diurético de alça (furosemida) pode ser acrescentado. Em situações de hiperglicemia, soluções a 2,5% de glicose devem ser utilizadas. O tratamento com insulina não deve ser associado, pois a diminuição na concentração de glicose diminuiria a osmolaridade plasmática e precipitaria edema cerebral.[27]

Em situações de diabetes insípido central e nefrogênico, será necessária a reposição da desmopressina, além da reposição de água livre.

Complicações

As complicações da hipernatremia envolvem principalmente o SNC. Pela alta concentração do sódio plasmático, existe uma desidratação do neurônio pela saída de água do intracelular para o intravascular, o que pode reduzir o volume cerebral. Essa redução pode resultar em rompimento de pequenos capilares ou até de vasos maiores, culminando com hemorragia focal ou subaracnóidea no SNC. Além do sangramento, resultante do aumento da osmolaridade e viscosidade, pode ocorrer trombose de seios venosos. Por um lado, embora a mielinólise seja descrita mais frequentemente na correção da hiponatremia, nos casos de hipernatremia grave também pode estar presente. Por outro lado, se a correção da hipernatremia ocorrer de forma rápida durante o tratamento, a criança pode evoluir com edema cerebral.[8,30]

■ Referências bibliográficas

1. Moritz ML, Ayus JC. Preventing neurological complications from dysnatremias in children. Pediatric Nephrology. 2005;20(12):1687-700.
2. Darmon M, Diconne E, Souweine B, Ruckly S, Adrie C, Azoulay E, et al. Prognostic consequences of borderline dysnatremia: pay attention to minimal serum sodium change. Critical Care. 2013;17(1):r12.
3. Moritz ML, Ayus JC. Maintenance intravenous fluids in acutely ill patients. New England Journal of Medicine. 2015;373(14):1350-60.
4. Storey C, Dauger S, Deschenes G, Heneau A, Baud O, Carel JC, et al. Hyponatremia in children under 100 days old: incidence and etiologies. European Journal of Pediatrics. 2019;178(9)1353-61.
5. Tinawi M. Hyponatremia and hypernatremia: a practical guide to disorders of water balance. Archives of Internal Medicine Research. 2020;3(1):074-095.
6. Premaratne S, Jagoda H, Ikram MM, Abayadeera A. Acquired-hypernatremia in the intensive care units. Open Anesthesiol Journal. 2016;10:1-7. doi:10.2174/1 874321801610010001.
7. Guyton AC, Hall JE. Fisiologia médica. 10 ed. Rio de Janeiro: Ed. Guanabara Koogan SA, 2002;28:297-311.
8. Sterns RH. Disorders of plasma sodium – causes, consequences, and correction. N Engl J Med. 2015;372(1):55-65.
9. Zieg J. Pathophysiology of hyponatremia in children. Frontiers in Pediatrics. 2017;5:213. doi.org/10.3389/fped.2017.00213.
10. Somers MJ, Traum AV. Hypernatremia in children. In: Matoo T.K. UpToDate 2020. [2022 Nov. 01]. Disponível em: <www.uptodate.com>.
11. Alyarez E, Gonzalez E. Bases fisiopatológicas de los transtornos del sodio en pediatría. Revista Chilena de Pediatria. 2014;85(3):269-80.
12. Rocha PN. Hiponatremia conceitos básicos e abordagem prática. J Bras Nefrol. 2011;33(2):248-60.
13. Izidoro EJS, Koliski A. Fluidoterapia de manutenção em crianças doentes: estado da arte. Residência Pediátrica. 2019;9(3).
14. Somers MJ, Traum AZ. Hyponatremia in children: evaluation and management. In: Matoo TJ, Kim MS, 2019. UpToDate. [2022 Nov. 01]. Disponível em: <www. uptodate.com>.

15. Sadeghi-Bojd S, Noori NM, Damani E, Teimouri A. Electrolyte disturbances in PICU: a Cross Sectional Study. Nephro-Urology Monthly. 2019;11(2):e87925.
16. Theis SR, Khandhar PB. Pseudohyponatremia. [Updated 2020]. In: StatPearls [Internet]. Treasure Island (FL): StatPearls Publishing; [2022 Nov. 01]. Disponível em: <https://www.ncbi.nlm.nih.gov/books/NBK553207/>.
17. Hoorn EJ, Sterns RH. Causes of hyponatremia without hypotonicity (including pseudohyponatremia). In: Emmet M, Forman J, 2019, UpToDate. [2022 Nov. 01]. Disponível em: <www.uptodate.com>.
18. Elkinton JR. Hyponatremia: clinical state or biochemical sign? Circulation. 1956;14(6):1027-34.
19. Tuli G, Matarazzo P, Sanctis L. Clinical approach to sodium homeostasis disorders in children with pituitary-suprasellar tumors. Neuroendocrinology. 2020;110(3-4):161-71.
20. Braun MM, Barstow CH, Pyzocha NJ. Diagnosis and management of sodium disorders: hyponatremia and hypernatremia. American Family Physician. 2015;91(5):299-307.
21. Garimella S, Springate JE. Cerebral salt-wasting syndrome. In: Bowden S. Medscape, 2020. [2022 Nov. 01]. Disponível em: <www.medscape.com>.
22. Emmet M, Palmer BF. Acid-base and electrolyte abnormalities with diarrhea. In: Sterns RH, Forman JP. UpToDate 2020. [2022 Nov. 01]. Disponível em: <www.uptodate.com>.
23. Hoorn EJ, Zietse R. Diagnosis and treatment of hyponatremia: compilation of the guidelines. J Am Soc Nephrol. 2017;28(5):1340-49.
24. Joergensen D, Tazmini K, Jacobsen D. Acute dysnatremias – a dangerous and overlooked clinical problem. Scand J Trauma Resusc Emerg Med. 2019;27(1):58.
25. Bansal LR, Zinkus T. Osmotic demyelination syndrome in children. Pediatric Neurology. 2019;97:12-17. <https://doi.org/10.1016/j.pediatrneurol.2019.03.018 >.
26. Goff DA, Higinio V. Hypernatremia. Pediatrics in review. 2009;30(10):412-3.
27. Elemberg E, Vellaichamy M. Pediatric hypernatremia. In: Corden TE. Medscape, 2014. [2022 Nov. 01]. Disponível em: <www.emedicine.medscape.com>.
28. Lansink-Hartgring AO, Hessels L, Weigel J, de Smet AMGA, Gommers D, Panday PVN, et al. Long-term changes in dysnatremia incidence in the ICU: a shift from hyponatremia to hypernatremia. Ann Intensive Care. 2016;6(1):22.
29. Powers KS. Dehydration: isonatremic, hyponatremic, and hypernatremic recognition and management. Pediatr Rev. 2015;36(7):274-85.
30. Rao PB, Azim A, Singh N, Baronia AK, Kumar A, Poddar B. Osmotic demyelination syndrome in Intensive Care Unit. Indian J Crit Care Med. 2015;19(3):166-9.

11

Distúrbios do Potássio

Adriana Koliski • Mariana Digiovanni

O potássio é o principal cátion intracelular e tem papel fundamental na normalidade da função celular. Aproximadamente 98% da concentração do potássio está no intracelular, enquanto apenas 2% estão presente no líquido intravascular.[1]

O principal regulador do potássio na célula é a bomba de Na^+-K^+-ATPase. Ela está localizada na membrana celular que, às custas da energia obtida pela hidrólise do ATP, libera três íons de sódio para o extracelular e captura dois íons de potássio para o intracelular, sendo a principal responsável por manter a diferença do potencial transmembrana.[1-3]

O balanço do potássio depende principalmente da excreção renal, sendo apenas 10% eliminados pelas fezes. No rim, o potássio é filtrado livremente pelo glomérulo e reabsorvido ao longo do túbulo contorcido proximal e da alça ascendente de Henle. Deste modo, menos de 10% da carga filtrada chega ao início do túbulo distal, local principal de ajuste fino da homeostase de potássio. Nas porções distais do néfron, nas células principais dos túbulos coletores corticais e medulares, ocorre a secreção do potássio para a luz. A secreção do íon nestes segmentos é muito variável e depende, entre outros fatores, da permeabilidade da membrana luminal, do gradiente elétrico e de sua concentração plasmática.[1,4] Este processo é contrabalanceado pela reabsorção ativa de potássio e secreção de íon hidrogênio pelas células intercaladas nos mesmos segmentos do néfron, por meio da Na^+-K^+-ATPase. A atividade da bomba é aumentada na vigência de hipocalemia e reduzida na presença de sobrecarga de potássio. A aldosterona e o potássio plasmático são os principais determinantes da secreção deste íon nesta região do néfron.[3]

Pelo fato de 98% do potássio estar no meio intracelular, a distribuição entre o meio extra e intracelular desempenha importante função na homeostasia do potássio. E esta linha de defesa é a primeira a atuar contra alterações da concentração de potássio no líquido intravascular.[1]

Capítulo 11

Hidratação em Pediatria

A regulação da distribuição interna do potássio pode ocorrer por alguns estímulos, conforme descrito no Quadro 11.1. Em condições normais, insulina e catecolaminas têm o principal papel nesta regulação. A acidemia aumenta o potássio sérico por meio da entrada de íons hidrogênio para o intracelular para serem tamponados. Portanto, a correção da acidose acarreta ou agrava uma hipocalemia. O contrário é visto na alcalemia.[3]

Quadro 11.1 Fatores capazes de alterar a distribuição do potássio entre o líquido intracelular e o líquido extracelular.

Desvio do potássio para dentro das células (diminuição da concentração sérica de potássio)	Desvio do potássio para fora das células (aumento da concentração sérica de potássio)
Insulina	Deficiência de insulina (diabetes *mellitus*)
Aldosterona	Deficiência de aldosterona (doença de Addison)
Estimulação beta-adrenérgica Alcalose metabólica e respiratória Diminuição da osmolaridade sérica	Bloqueio beta-adrenérgico Acidoses metabólica e respiratória Aumento da osmolaridade sérica Exercício físico rigoroso Lise celular

Fonte: Adaptado de Palmer BF, Clegg DJ, 2019.

As alterações dos níveis de potássio geralmente são manifestações de uma doença. A incidência de distúrbios do potássio na população pediátrica geral é incomum, porém está frequentemente presente em pacientes pediátricos que estão criticamente doentes.[5,6] Na criança gravemente doente, o potencial de membrana gerado pela ação da bomba de Na^+-K^+-ATPase interfere particularmente em tecidos excitáveis como nervos e músculos. Além disso, atividades enzimáticas, divisão celular e crescimento celular são catalisados pelo potássio e afetados tanto pela sua concentração como pela alteração em seus níveis.[1,7,8]

■ Hipocalemia

Define-se hipocalemia com potássio sérico < 3,5 mEq/L. É classificada como hipocalemia leve (3 a 3,5 mEq/L), moderada (2,5 a 3 mEq/L) e grave quando níveis séricos de potássio estão abaixo de 2,5 mEq/L.[1] Em crianças hospitalizadas, pode estar presente em até 20% dos pacientes.[7]

As principais causas de hipocalemia podem ser resumidas em três grupos, de acordo com o mecanismo causador: redução da ingesta de potássio ou nos fluidos infundidos; pela movimentação de potássio para o intracelular; e por aumento da excreção, seja ela urinária, fecal ou via sudorese.[1]

O aumento da excreção renal e a perda gastrointestinal são as causas mais comuns. A excreção excessiva de potássio na urina pode resultar do uso

138   Capítulo 11

Distúrbios do Potássio

de diuréticos de alça ou tiazídicos, hiperaldosteronismo primário, diálise e síndromes genéticas que afetam a função renal e cursam com caliurese. Níveis baixos de magnésio intracelular também desencadeiam perdas renais persistentes de potássio e, nestes casos, a hipocalemia é refratária ao tratamento até que os níveis de magnésio sejam corrigidos.[1,3] As perdas gastrointestinais de potássio geralmente decorrem da diarreia (incluindo a cloridorreia congênita), vômito ou grande volume de perda em sonda nasogástrica ou ileostomias e uso de laxantes ou enemas.[6]

O desvio intracelular do potássio também pode ocasionar hipocalemia grave. Maior disponibilidade de insulina (seja endógena ou exógena), aumento de atividade adrenérgica ou administração de agonistas β-adrenérgicos, elevação do pH extracelular e paralisia periódica familiar são algumas das razões para esse fenômeno. Hiperplasia adrenal congênita resultante de defeitos enzimáticos é uma síndrome genética fortemente associada à hipertensão e à hipocalemia, resultando de excessivos efeitos mineralocorticoides.[1,3]

Além dos diuréticos, outras drogas podem causar hipocalemia, entre elas anfotericina B, micafungina, ampicilina, penicilina e drogas associadas com depleção de magnésio (aminoglicosídeos e cisplatina).[1,6]

A pseudo-hipocalemia pode ser vista em erros de coleta. Particularmente, isso acontece se a amostra é coletada no mesmo acesso em que estão sendo infundidas soluções sem potássio ou com seringas com quantidades inadequadas de anticoagulantes, dependendo do equipamento/método para análise da amostra. Essa situação sempre deve ser suspeitada e confirmada na presença de uma hipocalemia em um paciente estável sem fator de risco antes de iniciar o tratamento.[6]

Embora muitas vezes a causa da hipocalemia seja clara, a diferenciação entre perda renal e extrarrenal associada ao estado ácido básico é uma ferramenta útil para o diagnóstico da hipocalemia. Nas causas extrarrenais, a excreção urinária de potássio não deve exceder 20 mEq/dia.[1,3]

Manifestações clínicas

Os sinais e sintomas da hipocalemia começam a aparecer quando os níveis de potássio estão abaixo de 3 mEq/L e tendem a ser proporcionais ao grau e à velocidade da redução dos níveis de potássio. De acordo com a gravidade da hipocalemia, os sintomas variam de ausentes até arritmias cardíacas com risco de vida. Além das manifestações cardíacas, podem estar presentes fraqueza muscular, inclusive respiratória, e parestesias. A musculatura visceral lisa também pode ser afetada, ocorrendo redução do peristaltismo e quadros de íleo paralítico.[1,6]

As alterações do eletrocardiograma podem sinalizar a gravidade da hipocalemia. Aparecimento de ondas U, achatamento de onda T, alterações do segmento ST e arritmias graves são descritas (Figura 11.1).[6,9]

Capítulo 11

139

Hidratação em Pediatria

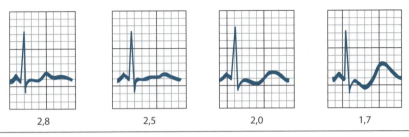

Figura 11.1 Alterações eletrocardiográficas em hipocalemia conforme o nível de potássio sérico em mEq/L.

Fonte: Adaptada de Lewis JL.

Tratamento

O tratamento visa repor a perda de potássio e determinar a causa para prevenir futuros episódios. Em pacientes com hipocalemia e insuficiência renal oligúrica, deve-se ter muito cuidado em repor potássio ou mesmo administrar soluções de manutenção, pelo risco de desenvolver hipercalemia.[1]

A via preferencial para a administração de potássio é a oral, quando a gravidade permitir. A via gastrointestinal tem boa absorção e o potássio deve ser administrado junto à alimentação para reduzir o desconforto gástrico. Se forem constatados valores menores que 2,5 mEq/L ou em situações emergenciais, deve ser realizada a reposição endovenosa. Se a hipocalemia for sintomática, é necessária a transferência para unidade de terapia intensiva pediátrica (UTIP) para suplementação endovenosa e monitorização eletrocardiográfica. As situações consideradas emergenciais são: insuficiência respiratória aguda secundária à paralisia muscular; arritmias cardíacas; e a presença de rabdomiólise que pode resultar em insuficiência renal aguda.[6,10]

A reposição oral de potássio pode ser realizada com xarope de cloreto de potássio, formulações de liberação sustentada de potássio ou formulações microencapsuladas que são mais facilmente toleradas. Entretanto, a solução tem gosto amargo e podem desencadear irritação gástrica, o que muitas vezes limita a administração via oral (VO) desses medicamentos.[11]

O Quadro 11.2 resume uma sugestão de oferta de potássio necessária de acordo com o nível sérico.

Quadro 11.2 Oferta de potássio no plano de hidratação de acordo com o nível sérico.	
Nível de K+ sérico mEq/L	**Oferta de K+ mEq/Kcal/dia**
3,5 mEq/L	2 a 3
3 mEq/L	4 a 5
2,5 mEq/L	6 a 7
2 mEq/L	8 a 12

Fonte: Desenvolvido pela autoria.

Em situação de emergência ou potássio sérico menor do que 2,5 mEq/L, a reposição deve ser endovenosa (EV) com velocidade máxima permitida de 0,5 a 1 mEq/Kcal/hora e não ultrapassar 20 mEq/hora, em um acesso venoso calibroso ou central. Nesta situação, o cateter deve estar posicionado na cava, e não no ventrículo, pelo risco de hiperpotassemia localizada. A diluição do potássio deve ser realizada em soro fisiológico.[3]

A concentração máxima de mEq/L é motivo de controvérsia na literatura. Para administração periférica é sugerido ≤ 80 mEq/L, alguns autores sugerem 40 a 60 mEq/L. Para administração em acesso venoso central, têm sido descritas concentrações de até 200 mEq/L, sendo mais frequentes na literatura 120 a 150 mEq/L.[12]

Concentrações maiores do que 0,1 mEq/mL já são vesicantes. É necessário conferir a permeabilidade do acesso venoso para evitar extravasamentos. Se este ocorrer, parar a infusão imediatamente e desconectar o scalp®/abocath® do equipo do soro, aspirar gentilmente a solução extravasada, e não fazer bólus neste acesso. Iniciar aplicação de 0,2 a 0,3 mL (máximo 1,7 mL) de hialuronidase intradérmica ou subcutânea na área de extravasamento. Só então retira-se o scalp® /abocath® em que estava puncionado o acesso venoso. Manter o membro elevado e aplicar compressas frias no local.[13]

■ Hipercalemia

Define-se hipercalemia com potássio sérico > 5,5 mEq/L. É uma situação clínica emergencial e potencialmente fatal, por isso é considerada o distúrbio eletrolítico mais importante.[3,5] É classificada de acordo com os níveis séricos de potássio como hipercalemia leve (5 a 6 mEq/L), moderada (6 a 7 mEq/L) e grave (> 7 mEq/L).[3]

A incidência de hipercalemia em crianças é desconhecida, mas é considerada rara. No entanto, a prevalência de hipercalemia em prematuros de baixo peso pode ser acima de 50%. Na grande maioria das vezes, hipercalemia em crianças está associada à insuficiência renal.[5]

As causas de hipercalemia são multifatoriais. Pode ocorrer pelos seguintes mecanismos: aporte excessivo de potássio; desvio para o extracelular; ou diminuição da excreção. Esses mecanismos podem estar presentes de forma isolada ou associados.[3]

O aporte excessivo de potássio pode ocorrer por erro de prescrição e/ou administração, principalmente em crianças com funções renal e/ou cardíaca comprometidas.[3]

A translocação do potássio das células para o extracelular pode ocorrer por injúria celular ou lise celular com liberação de grandes quantidades de potássio. Trauma, síndrome de lise tumoral, hemólise grave ou hipotermia grave promovem liberação de potássio para o extracelular.[5]

Pseudo-hipercalemia pode resultar da saída de potássio das células durante ou após a coleta de amostra sanguínea hemolisada (coleta difícil) ou medida de potássio no soro e não no plasma (maior significado em pacientes com trombocitose ou leucocitose importantes). Essa situação sempre deve ser lembrada e descartada em pacientes assintomáticos com situações clínicas que não justificariam hiperpotassemia.[3]

Em crianças, a acidose metabólica é a principal causa de desvio do potássio do intra para extracelular. Esse desvio tem o objetivo de manter a eletroneutralidade do extracelular. Além disso, a maioria dos pacientes com acidose metabólica tem ou está associado com diminuição do volume circulante, o que poderia causar impacto na excreção renal do potássio. Esta mesma situação pode ocorrer em crianças com cetoacidose diabética, as quais, além do desvio do potássio pela acidose metabólica, apresentam-se em uma situação em que a deficiência de insulina diminui a atividade da bomba de Na^+-K^+-ATPase.[2]

Na insuficiência renal aguda ou crônica, a excreção renal de potássio pode estar reduzida em virtude de diminuição da taxa de filtração glomerular ou de disfunção tubular.[3] O uso de certos tipos de medicamentos como antinflamatórios não esteroides, inibidores da enzima conversora de angiotensina e diuréticos poupadores de potássio podem resultar em hipercalemia.[5]

Em situações que cursam com comprometimento do sistema renina-angiotensina-aldosterona, como a hiperplasia adrenal congênita que se caracteriza por déficit de mineralocorticoides, a acidose metabólica pode resultar em hiponatremia e hiperpotassemia graves.[3]

Manifestações clínicas

Se a hipercalemia é leve ou moderada, a maioria das crianças é assintomática. Os sintomas são mais evidentes na hipercalemia grave e envolvem os tecidos excitáveis como músculo cardíaco, músculo esquelético e nervos. A fraqueza muscular é ascendente e pode progredir para paralisia flácida.[3,10]

O miocárdio é o tecido mais sensível ao aumento do potássio e pode resultar em arritmia e morte. No eletrocardiograma, podem ser observados onda T mais estreita e apiculada, prolongamento do intervalo PR, alargamento do QRS, diminuição da amplitude da onda P, perda de onda P, configuração de "onda em sino" (fusão do QRS+T), fibrilação ventricular e assistolia (Figura 11.2).[9] Alguns pacientes podem ter hiperpotassemia grave e não ter achados importantes no eletrocardiograma. Mesmo em situações de eletrocardiograma sem alterações, os pacientes têm risco de morte súbita.[3]

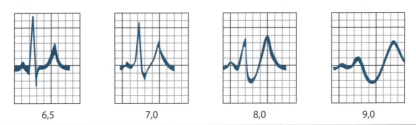

Figura 11.2 Alterações eletrocardiográficas em hipercalemia conforme o nível de potássio sérico em mEq/L.

Fonte: Adaptada de Lewis JL.

Tratamento

As intervenções terapêuticas serão guiadas pelo nível sérico de potássio, pela rapidez do aumento destes níveis e pela presença de sintomas relacionados à hipercalemia.[5] É importante suspender medicamentos que cursam com hiperpotassemia e todo aporte endovenoso de potássio, assim como identificar a causa da hipercalemia.[4,5]

É recomendado tratar a hipercalemia como emergência nas seguintes situações: potássio sérico maior do que 6,5 ou quando houver manifestações de hipercalemia no eletrocardiograma, independentemente do nível sérico de potássio. O tratamento de urgência inclui a estabilização do miocárdio para proteção contra arritmias, antagonizando os efeitos do potássio na membrana, a promoção de entrada de potássio nas células e da eliminação de potássio corporal total (Quadro 11.3).[5,14]

Quadro 11.3 Intervenções terapêuticas na hipercalemia.			
Medicamento	**Dosagem**	**Tempo de ação**	**Efeito**
Gluconato de cálcio 10%	0,5 a 1 mL/kg EV lento em 5 minutos pode repetir a cada 5 ou 10 minutos (máx. 20 mL) Diluído em igual volume em SG 5% ou SF 0,9%	Início imediato Duração 30 a 60 minutos	Antagonizar os efeitos eletrofisiológicos sobre o miocárdio
Solução de insulina e glicose	Glicose: 0,5 a 1 g/kg Insulina: 0,1 UI/ kg (máx. 10 UI) EV em 30 minutos	Início 10 a 20 minutos Duração 4 a 6 horas	Transfere potássio para o espaço intracelular
Bicarbonato de sódio (se acidose metabólica)	1 a 2 mEq/kg EV em 5 a 10 minutos	Início: 30 minutos Duração: 1 a 2 horas	Transfere potássio para o espaço intracelular
Beta$_2$-agonista	Inalação nas doses habituais	Início: 90 minutos Duração de 1 a 2 horas	Transfere potássio para o espaço intracelular
Furosemida (se diurese presente)	1 mg/kg/dose	Início: 20 minutos	Remoção de potássio corporal
Resinas de troca	0,5 a 1 g/kg VO ou VR, diluído em sorbitol ou SG 5% a cada 4 a 6 horas	Início: 30 a 60 minutos Duração: 4 a 6 horas	Remoção de potássio corporal

EV: endovenoso; VO: via oral; VR: via retal.

Fonte: Adaptado de Verive M, 2019; Bresolin NL, Andrade OV, 2006.

Além das medidas para contrabalançar os efeitos cardíacos adversos dos níveis altos de potássio sérico, é necessário incluir as modalidades terapêuticas

Hidratação em Pediatria

para remoção do potássio. Essas medidas incluem a administração de diuréticos, resinas de troca e diálise (seja peritoneal ou hemodiálise).[4,5]

Em geral, o diurético de escolha é a furosemida, entretanto deve ser usada com cautela nos pacientes depletados ou com disfunção renal grave. Nesses pacientes, a utilização de resinas de troca e/ou diálise podem ser mais adequadas.[5]

A hemodiálise é a modalidade preferida para reduzir os níveis de potássio, o resultado da remoção do potássio é mais rápido e controlado. Embora a diálise peritoneal possa ser usada, a remoção do potássio é menos eficiente e de menor controle.[5]

■ Referências bibliográficas

1. Kardalas E, Paschou SA, Anagnostis P, et al. Hypokalemia: a clinical update. Endocrine Connections 2018;7(4):r135-46.
2. Jorgensen PL, Hakansson KO, Karlish SJD. Structure and mechanism of Na,K-ATPase: functional sites and their interactions. Annu Rev Physiol. 2003;65:817-49.
3. Palmer BF, Clegg DJ. Physiology and pathophysiology of potassium homeostasis: Core Curriculum 2019. Am J of Kidney. Dis. 2019;74(5):682-95.
4. Daly K, Farrington E. Hypokalemia and hyperkalemia in infants and children: pathophysiology and treatment. J Pediatr Health Care. 2013;27(6):486-96.
5. Verive M. Pediatric hyperkalemia. In: Corden TE. Medscape, 2019. [2022 Nov. 01]. Disponível em: emedicine.medscape.com.
6. Verive M. Pediatric hypokalemia. In: Corden TE. Medscape, 2021. [2022 Nov. 01]. Disponível em: emedicine.medscape.com.
7. Vieira AJ, Wouk N. Potassium disorders: hypokalemia and hyperkalemia. Am Fam Physician. 2015;92(6):487-95.
8. Rodan AR. Potassium friend or foe? Pediatric Nephrology. 2017;32(7):1109-21.
9. Lewis JL. Merck Manual on line. [2022 Nov. 01]. Disponível em: www.merckmanuals.com/professional/endocrine_and_metabolic_disorders.
10. Bresolin NL. Hiperpotassemia e hipopotassemia. In: Piva JP, Carvalho WB. PROTIPED – Programa de atualização em terapia intensiva pediátrica. Ciclo 1. Módulo 1. Artmed; 2009:33-61.
11. Hirschheimer MR, Arkader R, Matsumoto T. Distúrbios metabólicos do sódio e do potássio e do equilíbrio acidobásico. In: Campos Jr D, Burns DAR. Tratado de Pediatria da Sociedade Brasileira de Pediatria. 3. ed. Barueri: Manole, 2014; p. 2.975-3.012.
12. Taketomo CK, Hodding JH, Kraus DM. Pediatric & Neonatal Dosage Handbook with International dosage trade name index. 23. ed. Lexicomp; 2016;1501.
13. Goutós I, Cogswell LK, Giele H. Extravasation injuries: a review. Journal of Hand Surgery(EuropeanVolume).2014;39E(8):808-18.doi:10.1177/1753193413511921.
14. Bresolin NL, Andrade OV. Distúrbios hidroeletrolíticos. In: Toporovski J, Mello VR, Martini Filho D, Benini V, Andrade OV. Nefrologia pediátrica. 2 ed. Rio de Janeiro: Guanabara Koogan, 2006; p. 659-68.

12

Acidose Metabólica

Ana Paula de Carvalho Panzeri Carlotti

■ Introdução

A concentração de íons hidrogênio (H^+) no líquido extracelular é extremamente baixa (40 nmol/L), quase 1 milhão de vezes menor do que a concentração de bicarbonato (HCO_3^-) (40 nmol/L vs. 25 mmol/L). O H^+ tem alta afinidade de ligação às proteínas no pH intracelular e, quando sua concentração aumenta, ele se liga às proteínas intracelulares, alterando sua carga, forma e, possivelmente, sua função. Portanto, é importante que as concentrações de H^+ sejam mantidas em valores muito baixos.

O conhecimento da respiração celular é importante para a compreensão do equilíbrio acidobásico no corpo humano, pois um de seus subprodutos é o dióxido de carbono (CO_2). O primeiro estágio da respiração celular é a glicólise. Neste processo, que ocorre no citosol, uma molécula de glicose, que contém seis carbonos, é quebrada em duas moléculas de piruvato, cada uma com três carbonos. A glicólise consome duas moléculas de adenosina trifosfato (ATP) e gera quatro; portanto, há geração líquida de duas moléculas de ATP para cada molécula de glicose metabolizada. O piruvato formado no citosol é transportado para a mitocôndria e é convertido em acetil-CoA, com liberação de uma molécula de CO_2. Acetil-CoA combina-se, então, com oxaloacetato, formando citrato, que entra no ciclo do ácido cítrico (ou ciclo de Krebs ou do ácido tricarboxílico). O ácido cítrico sofre uma série de reações, que propicia a oxidação do grupo acetil a duas moléculas de CO_2 e a regeneração de oxaloacetato, com formação de NADH, $FADH_2$ e duas moléculas de ATP. Este é um processo aeróbico e requer oxigênio. A última etapa da respiração celular envolve a cadeia de transporte de elétrons e a fosforilação oxidativa. A cadeia de transporte de elétrons consiste em quatro grandes complexos multiproteicos (complexos I a IV) e dois transportadores de elétrons que funcionam como veículos de transporte entre os complexos – coenzima Q e citocromo C. A cadeia de transporte de elétrons se caracteriza por uma sequência de reações de oxidação-redução ligadas entre si, em que os elétrons são transferidos de um doador a um aceptor

Capítulo 12

145

Hidratação em Pediatria

de elétrons e, finalmente, ao oxigênio. A energia gerada pelo fluxo de elétrons é utilizada para bombear H^+ da matriz mitocondrial para o espaço intermembrana. O acúmulo de prótons no espaço intermembrana cria um gradiente eletroquímico, que favorece a reentrada de H^+ na matriz mitocondrial. Esta energia eletroquímica é recapturada à medida que o H^+ flui através da ATP sintase, acoplado à regeneração do ATP a partir de difosfato de adenosina (ADP) e de fosfato inorgânico (Pi). Nesta etapa são produzidas aproximadamente 30,5 moléculas de ATP. A Equação 12.1 sumariza o processo de oxidação da glicose.

$$C_6H_{12}O_6 \text{ (glicose)} + 6\,O_2 \rightarrow 6\,CO_2 + 6\,H_2O + 34,5\,ATP \qquad \text{(Equação 12.1)}$$

A produção de H^+ no organismo ocorre normalmente pelo metabolismo das proteínas (aminoácidos contendo enxofre, como cisteína e metionina; e aminoácidos catiônicos, como lisina e arginina). Em condições anormais, os íons H^+ também são produzidos pelo metabolismo dos carboidratos (ácido lático, na hipóxia) e das gorduras (cetoácidos, no déficit de insulina). Por sua vez, o metabolismo de ânions orgânicos, como o citrato e o acetato, provenientes de frutas e vegetais, gera HCO_3^- e remove íons H^+ do corpo. O tamponamento do H^+ é realizado pelo sistema tampão do bicarbonato (HCO_3^-) e pela ligação do H^+ às proteínas intracelulares. A carga de H^+ é tamponada inicialmente por sua ligação ao bicarbonato (Equação 12.2).

$$H^+ + HCO_3^- \text{ “ } H_2CO_3 \text{ “ } H_2O + CO_2 \rightarrow \text{eliminado pelos pulmões} \quad \text{(Equação 12.2)}$$

Como o pK do sistema tampão do bicarbonato é de 6,1, bastante distante do pH normal no plasma (7,4), sua eficiência em remover H^+ depende de uma baixa PCO_2, que desvia a Equação 12.2 para a direita. Quando um ácido é gerado, o aumento da concentração de H^+ estimula o centro respiratório, aumentando a ventilação alveolar e, consequentemente, a PCO_2 cai. Os íons H^+ reagem, então, com HCO_3^- e a concentração de ambos diminui em uma proporção de 1:1. No compartimento intracelular, a queda da concentração de H^+ diminui a ligação do H^+ às proteínas intracelulares. Para que o sistema tampão do bicarbonato no compartimento intracelular funcione bem, é essencial a manutenção de fluxo sanguíneo adequado para remoção efetiva do CO_2 produzido pelo metabolismo celular. Em situações com diminuição do volume arterial efetivo (p. ex., choque), o aumento da PCO_2 nas células aumenta a concentração de H^+ no compartimento intracelular e de sua ligação às proteínas intracelulares (Figura 12.1).

Para avaliar a eficácia do sistema tampão do bicarbonato no compartimento intracelular, especialmente na musculatura esquelética, que apresenta o maior conteúdo de HCO_3^- do corpo, pode-se fazer a medida da PCO_2 em sangue venoso coletado da veia braquial ou da veia femoral, que reflete a PCO_2 capilar e celular. Em condições normais, com perfusão orgânica adequada, a PCO_2 venosa ($PvCO_2$) é 6 mmHg maior do que a PCO_2 arterial ($PaCO_2$).

Acidose Metabólica

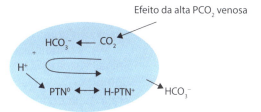

Figura 12.1 Papel da PCO$_2$ no tamponamento dos íons H$^+$ no compartimento intracelular. A diminuição do fluxo sanguíneo tecidual aumenta a PCO$_2$ venosa e, consequentemente, da PCO$_2$ nas células. A concentração de H$^+$ aumenta, assim como a quantidade de íons H$^+$ ligados às proteínas intracelulares (H-PTN$^+$). Há também liberação de HCO$_3^-$ para o compartimento extracelular.

Fonte: Adaptada de Halperin ML, et al., 2006.

Em pacientes com má perfusão tecidual, a diferença entre a PvCO$_2$ e a PaCO$_2$ é usualmente maior do que 6 mmHg.

O equilíbrio do HCO$_3^-$ é mantido essencialmente pelos rins, pelo ajuste das taxas de secreção de H$^+$ e de excreção de íons amônio (NH$_4^+$). Considerando que a produção de ácido pelo metabolismo dos componentes da dieta é de 1 mmol/kg/d, os rins devem gerar a mesma quantidade de novo HCO$_3^-$ para repor o HCO$_3^-$ consumido pelo tamponamento do H$^+$. Aproximadamente 90% do HCO$_3^-$ filtrado diariamente é reabsorvido no túbulo contornado proximal. No duto coletor, a secreção de próton titula o HCO$_3^-$ luminal remanescente e o tamponamento dos prótons por tampões não bicarbonato (fosfato (HPO$_4^{-2}$) e amônia) no lúmen tubular e a excreção de NH$_4^+$ e H$_2$PO$_4^-$ geram novo HCO$_3^-$.

■ Abordagem inicial do equilíbrio acidobásico

É essencial integrar o quadro clínico com os dados laboratoriais para interpretação correta do estado acidobásico. Os parâmetros laboratoriais que devem ser avaliados no plasma são o pH, a PCO$_2$, a concentração de HCO$_3^-$ e a concentração de sódio (Na$^+$) e de cloro (Cl$^-$) para o cálculo do ânion *gap*. O valor normal do pH no plasma é de 7,40 e da concentração de H$^+$, de 40 nmol/L. O valor normal da PaCO$_2$ é de 40 mmHg e da concentração de HCO$_3^-$ no plasma, de 25 mEq/L.

O princípio físico-químico da eletroneutralidade estabelece que a soma das cargas positivas dos cátions equivale à soma das cargas negativas dos ânions, levando-se em conta tanto os ânions como os cátions habitualmente medidos, como aqueles não medidos. O ânion *gap* é a diferença entre as cargas positivas e as cargas negativas normalmente medidas no plasma, calculado de acordo com a Equação 12.3 (ver também o capítulo 3 – "Conceitos Essenciais em Fluidoterapia"):

$$\text{Ânion } gap = [\text{Na}^+] - [\text{Cl}^-] - [\text{HCO}_3^-] \qquad \text{(Equação 12.3)}$$

Hidratação em Pediatria

Outros cátions normalmente medidos, como potássio (K⁺), cálcio (Ca⁺⁺) e magnésio (Mg⁺⁺), não são geralmente incluídos nos cálculos porque estão presentes no plasma em concentrações baixas e suas variações são muito pequenas. O ânion *gap* corresponde, portanto, aos principais ânions normalmente não medidos no plasma, ou seja, albumina, sulfato (SO_4^{-2}) e HPO_4^{-2}. O valor normal do ânion *gap* plasmático é 12 ± 2 mEq/L.

O valor do ânion *gap* deve ser ajustado pela concentração plasmática de albumina, que constitui seu principal componente. Em algumas situações clínicas, a concentração plasmática de albumina pode estar baixa (p. ex., subnutrição, síndrome nefrótica); enquanto, em pacientes com contração acentuada do volume extracelular, as concentrações de albumina no plasma são elevadas. Em condições normais, com albumina plasmática de 4 g/dL, o ânion *gap* plasmático (incluindo o K⁺) é de 16 mEq/L; assim, para cada 1 g/L de diminuição na concentração plasmática de albumina, o ânion *gap* plasmático diminui 4 mEq/L. O inverso é verdadeiro em situações com aumento das concentrações de albumina.

O cálculo do ânion *gap* é útil para fins diagnósticos. Valores de ânion *gap* plasmático maiores do que o normal indicam a presença de um ou mais ânions anormais não medidos no plasma. Por exemplo, por um lado, em pacientes com acidose láctica, o H⁺ reage com o HCO_3^- e, consequentemente, ocorre queda da concentração plasmática de HCO_3^- e há acúmulo do ânion lactato no plasma, aumentando o ânion *gap*. Por outro lado, em situações de perda de HCO_3^-, ocorre queda da concentração plasmática de HCO_3^-, mas nenhum novo ânion é adicionado no plasma e o ânion *gap* permanece normal (Figura 12.2).

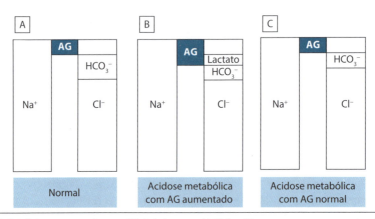

Figura 12.2 O ânion *gap* no plasma. (A) O ânion *gap* (AG) é a diferença entre a concentração de Na⁺ e a soma das concentrações de Cl⁻ e HCO_3^-. (B) A adição de um ácido (p. ex., ácido láctico) provoca a queda da concentração de HCO_3^-, que é substituído por um ânion (p. ex., o lactato) e o ânion *gap* aumenta. (C) Em situações de perda de HCO_3^-, a concentração de HCO_3^- cai, mas como nenhum novo ânion é adicionado, o ânion *gap* permanece normal.

Fonte: Adaptada de Halperin ML; Goldstein MB, 1999.

Normalmente, o aumento do ânion *gap* é proporcional à queda da concentração de HCO_3^- no plasma, na razão de 1:1. Isso ocorre porque a adição de um ácido ao sangue deve causar uma mudança equimolar no bicarbonato e no ânion não medido, conforme a Equação 12.4.

$$HA + HCO_3^- \leftrightarrow H^+ + A^- + HCO_3^- \leftrightarrow H_2CO_3 + A^- \leftrightarrow H_2O + CO_2 + A^- \qquad \text{(Equação 12.4)}$$

Se o paciente tiver exclusivamente acidose metabólica do tipo ânion *gap* aumentado, a variação do ânion *gap* (ΔAG) e a variação do HCO_3^- (ΔHCO_3^-) serão iguais. Por um lado, em situações em que o ΔAG é menor do que o ΔHCO_3^-, ou seja, a queda da concentração de HCO_3^- é maior do que a elevação do ânion *gap* no plasma, acidose metabólica por perda de bicarbonato (do tipo ânion *gap* normal) também pode estar presente. Por outro lado, quando a elevação do ânion *gap* é maior do que a queda do HCO_3^-, há alcalose metabólica coexistente.

O *gap* osmolar no plasma, ou seja, a diferença entre a osmolaridade plasmática medida e a calculada é útil para detectar a presença de álcoois no sangue. Em virtude de seu baixo peso molecular e das grandes quantidades ingeridas, o acúmulo de álcoois eleva substancialmente a osmolaridade plasmática e causa uma disparidade entre a osmolaridade medida e a calculada. A osmolaridade plasmática calculada é obtida segundo a Equação 12.5.

$$\text{Osmolaridade plasmática} = 2 \times [Na^+] + [Glicose](mg/dL)/18 + [Ureia]\,(mg/dL)/6 \qquad \text{(Equação 12.5)}$$

Normalmente, a diferença entre a osmolaridade medida e a calculada é ≤ 10 mOsm/L. Um *gap* osmolar maior do que 15 a 20 mOsm/L sugere a presença de álcool no sangue (etanol, metanol ou etilenoglicol).

Em pacientes com acidose metabólica, é importante avaliar a excreção urinária de NH_4^+. Como a maioria dos laboratórios não mede de rotina o NH_4^+ urinário, sua excreção deve ser avaliada de modo semiquantitativo. O objetivo desta avaliação é saber se a excreção de NH_4^+ é baixa o suficiente para causar acidose metabólica ou se é apropriadamente elevada na presença do distúrbio. Normalmente, a excreção diária de NH_4^+ é de aproximadamente 0,5 mmol/kg/d; em situações de acidose metabólica com função renal normal, pode atingir 3 a 4 mmol/kg/d. Em pacientes com acidose metabólica do tipo ânion *gap* normal e com taxa de excreção de NH_4^+ abaixo de 1 mmol/kg/d, a causa da acidose metabólica pode ser uma lesão renal (p. ex., acidose tubular renal).

A concentração urinária de NH_4^+ pode ser estimada indiretamente pela avaliação da carga elétrica na urina ou ânion *gap* urinário ($[Na^+] + [K^+] - [Cl^-]$). Normalmente, os principais cátions na urina são Na^+, K^+ e NH_4^+, e os principais ânions, Cl^- e HCO_3^-. Os íons NH_4^+ são excretados usualmente com Cl^- e, portanto, quando há NH_4^+ em abundância na urina, haverá maior quantidade de Cl^- do que de $Na^+ + K^+$. Entretanto, se a soma das concentrações urinárias de

Na⁺ e K⁺ for maior do que a concentração urinária de Cl⁻, não haverá "espaço elétrico" para NH_4^+, a menos que haja grandes quantidades de ânions não medidos na urina, por exemplo, cetoácidos. Portanto, este exame só detecta NH_4^+ que é excretado com Cl⁻ e, consequentemente, pode subestimar sua excreção quando NH_4^+ é excretado com outros ânions, como ocorre na cetoacidose. Na verdade, a melhor maneira de avaliar a excreção urinária de NH_4^+ é pelo cálculo do *gap* osmolar na urina, que detecta NH_4^+ independentemente do ânion excretado com ele. O *gap* osmolar urinário é a diferença entre a osmolaridade urinária medida e a calculada (Equação 12.6).

> Osmolaridade urinária = (2 × [Na⁺] + [K⁺]) + [Glicose] (mg/dL)/18 + [Ureia] (mg/dL)/6   (Equação 12.6)

Este teste, porém, não será confiável se outros osmóis, como etanol, metanol, etilenoglicol ou manitol, estiverem presentes na urina. Para estimar a concentração de NH_4^+, divide-se o *gap* osmolar por 2 porque os ânions excretados na urina com NH_4^+ são predominantemente monovalentes. Para a estimativa da quantidade de NH_4^+ excretada diariamente, deve-se multiplicar a concentração de NH_4^+ pelo volume de urina de 24 horas.

A abordagem diagnóstica inicial dos distúrbios do equilíbrio acidobásico é mostrada no Fluxograma 12.1.

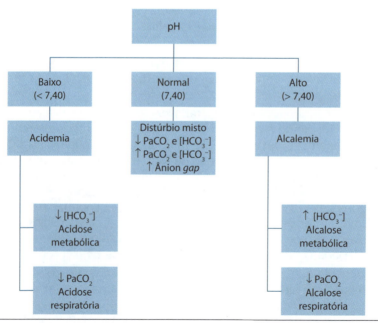

Fluxograma 12.1 Abordagem diagnóstica inicial dos distúrbios do equilíbrio acidobásico.
Fonte: Adaptada de Halperin ML; Goldstein MB, 1999.

O valor do pH determina o distúrbio primário. Se o pH for menor que 7,40, o paciente tem acidemia, que pode ser secundária à acidose metabólica (concentração de HCO_3^- reduzida) ou acidose respiratória ($PaCO_2$ elevada). Se o pH for maior que 7,40, o paciente tem alcalemia, que pode ser secundária à alcalose metabólica (concentração de HCO_3^- elevada) ou alcalose respiratória ($PaCO_2$ reduzida). Se o pH estiver normal (7,40) e a $PaCO_2$ e a concentração de HCO_3^- estiverem ambas baixas ou ambas altas, ou o ânion *gap* estiver aumentado, há distúrbio misto.

■ Acidose metabólica

Definição

A acidose metabólica se caracteriza pela adição de H^+ e diminuição do conteúdo de HCO_3^- no compartimento extracelular.

Resposta fisiológica

Para cada mEq/L de queda na concentração plasmática de HCO_3^- abaixo de 25 mEq/L, a $PaCO_2$ cai 1 mmHg abaixo de 40 mmHg. Relata-se que em pacientes com acidose metabólica leve, durante 8 horas ou menos, a relação entre a variação da $PaCO_2$ ($\Delta PaCO_2$) e o ΔHCO_3^- é de 0,85. Quando a acidose metabólica se prolonga por 24 horas ou mais, a $PaCO_2$ esperada pode ser calculada pela fórmula de Winter (Equação 12.7).

$$PaCO_2 = 1,5 \times [HCO_3^-] + 8 \pm 2 \qquad \text{(Equação 12.7)}$$

No entanto, outros estudos indicam que o $\Delta PaCO_2$ pode ser calculado multiplicando-se o ΔHCO_3^- por 1,2. Assim, como os valores relatados do $\Delta PaCO_2/\Delta HCO_3^-$ variam em uma faixa estreita (0,85 a 1,2), o valor de 1 tem sido recomendado atualmente, para uso clínico.

Etiologias

A acidose metabólica se desenvolve quando há acúmulo de ácidos no organismo e retenção de ânions no plasma (acidose metabólica com ânion *gap* aumentado) ou em decorrência da perda direta ou indireta de bicarbonato do corpo (acidose metabólica com ânion *gap* normal). As principais causas de acidose metabólica estão descritas no Quadro 12.1.

Quadro 12.1 Causas de acidose metabólica.

Ânion *gap* aumentado

- Acúmulo de ácidos
  Acidose láctica (L ou D)
  Cetoacidose (diabética, alcoólica)
  Intoxicação por metanol, etilenoglicol, salicilato
- Insuficiência renal

(Continua)

Hidratação em Pediatria

Quadro 12.1 Causas de acidose metabólica. (*Continuação*)

Ânion *gap* normal

- Perda direta de bicarbonato
  Gastrointestinal (diarreia, íleo, fístulas)
  Urinária (acidose tubular renal proximal, uso de acetazolamida)
- Perda indireta de bicarbonato
  Baixa excreção de NH_4^+
  Cetoacidose com cetonúria excessiva
  Inalação de cola (intoxicação por tolueno)
- Ingestão de HCl, NH_4Cl, sais cloreto de aminoácidos
- Administração intravenosa de grandes volumes de NaCl

Fonte: Desenvolvido pela autoria.

■ Acidose metabólica com ânion *gap* aumentado

Na acidose metabólica com ânion *gap* aumentado, a retenção de ânions no plasma pode ser secundária à produção exagerada de ácidos orgânicos ou à diminuição da taxa de filtração glomerular. O aumento da produção de ácidos orgânicos pode resultar do excesso da atividade de uma via metabólica normal (p. ex., produção de ácido láctico durante a hipóxia) ou do metabolismo de substâncias tóxicas (p. ex., metanol e etilenoglicol). Na insuficiência renal, a acidose metabólica resulta da carga de H^+ da dieta associada à falha dos rins em gerar novo HCO_3^- em decorrência de diminuição da síntese e da excreção de NH_4^+. O aumento do ânion *gap* plasmático nesta situação não representa a produção de quantidades aumentadas de novos ácidos, mas a baixa taxa de filtração glomerular, com redução da excreção e acúmulo dos ânions SO_4^{-2} e HPO_4^{-2}. Na acidose metabólica pelo acúmulo de ácidos exclusivamente, o aumento do ânion *gap* acima de 12 mEq/L deve ser igual à queda da concentração plasmática de HCO_3^- abaixo de 25 mmol/L, ou seja, o ΔAG é igual ao ΔHCO_3^-.

A acidose láctica-L é causa comum de acidose metabólica em pacientes hospitalizados, sobretudo naqueles gravemente doentes. Em condições fisiológicas, o isômero L do lactato (lactato-L) é um intermediário crucial no metabolismo de carboidratos e aminoácidos não essenciais, sendo sua produção diária de aproximadamente 20 mmol/kg/d. A glicólise anaeróbica é uma via obrigatória para a regeneração de ATP nas células que não possuem mitocôndrias. Seu produto final é o piruvato, que é convertido em ácido láctico, gerando dois ATP. O ácido láctico-L também é produzido pela pele, tecido adiposo, sistema nervoso central (SNC), músculos e trato gastrointestinal. Durante exercício físico intenso, em que o metabolismo aeróbico não é capaz de suprir a energia necessária, o coração e os músculos esqueléticos utilizam o lactato–L como sua principal fonte de energia. Cerca de 90% da carga de ácido láctico-L é removida pela gliconeogênese no fígado e no córtex renal e o restante, pela oxidação em fígado, rins, músculos, coração e cérebro. Esta reciclagem interna de lactato-L, com produção por alguns tecidos e remoção via gliconeogênese pelo fígado e pelos rins, é conhecida como "ciclo de Cori".

A acidose láctica-L pode ser secundária ao aumento da produção do ácido láctico-L e/ou à redução de sua taxa de remoção. O aumento da produção

152

Capítulo 12

Acidose Metabólica

de ácido láctico-L ocorre quando a taxa de regeneração de ATP na mitocôndria é insuficiente para atender às demandas de ATP para a realização do trabalho biológico. No citosol, a energia necessária para realizar o trabalho biológico é fornecida pela hidrólise do ATP, que resulta na formação de ADP. Em condições de redução da taxa de regeneração de ATP, como na redução do suprimento de oxigênio aos tecidos, há aumento da concentração de ADP e, consequentemente, de AMP no citosol. O aumento na concentração de AMP estimula a glicólise e o acúmulo de piruvato no citosol, que é convertido a lactato-L. Situações clínicas que ocasionam o aumento da produção de lactato-L incluem aquelas que causam redução da oferta de oxigênio aos tecidos, como hipóxia e choque, erros inatos do metabolismo, neoplasias sólidas e hematológicas, por superprodução de lactato-L por células neoplásicas, e hiperatividade muscular, como no estado de mal epiléptico ou na asma grave, por aumento da produção de lactato-L pela glicólise anaeróbica.

Na acidose láctica-L causada por redução da taxa de remoção do lactato-L, a taxa de acúmulo de H+ é, geralmente, muito mais lenta, pois não se associa a problemas de regeneração de ATP, como em situações de hipóxia, em que a produção de ácido láctico-L é extremamente rápida. As situações clínicas que provocam redução da taxa de remoção de lactato-L são aquelas relacionadas à lesão hepática grave, causada por hepatite aguda (p. ex., infecção viral ou toxicidade por droga), choque ou extensa substituição dos hepatócitos (p. ex., por células tumorais ou esteatose hepática grave). Algumas situações causam acidose láctica-L por aumento da produção e redução da remoção do lactato-L, como o uso de drogas antirretrovirais, que inibem o transporte mitocondrial de elétrons, aumentando a glicólise anaeróbica e causam esteatose hepática, diminuindo o metabolismo de lactato.

O acúmulo de isômeros D de ácido láctico (acidose láctica-D) ocorre em situações de produção excessiva de ácidos orgânicos pelo trato gastrointestinal. Em geral, a flora intestinal localizada predominantemente no cólon não tem acesso à glicose, cuja absorção ocorre nas porções superiores do intestino delgado. Fatores que causam o supercrescimento bacteriano, como a alteração da flora intestinal pelo uso de antibióticos e o tratamento com drogas antiácidas, associados à diminuição da motilidade do trato gastrointestinal, favorecem a proliferação bacteriana no intestino delgado e a produção de ácidos orgânicos. Em pacientes com a síndrome do intestino curto, os carboidratos que normalmente são digeridos no intestino delgado chegam não digeridos ou parcialmente digeridos ao cólon e são fermentados pelas bactérias, resultando na produção de ácido láctico-D e de outros ácidos orgânicos. Além disso, vários compostos nocivos, como álcoois, aldeídos, aminas e mercaptanos, são produzidos durante a fermentação e podem causar manifestações do SNC, como diminuição do nível de consciência, sinais cerebelares e alterações do comportamento. Ressalte-se que o exame laboratorial de rotina para o lactato detecta o lactato-L, mas não o lactato-D e, portanto, para confirmação diagnóstica da acidose láctica-D, deve-se utilizar um ensaio enzimático específico para o lactato-D. Além disso, uma parte do lactato-D é excretada na urina e, consequentemente, o ânion *gap* pode aumentar menos do que o esperado em comparação à queda da concentração plasmática de HCO_3^-.

Hidratação em Pediatria

A cetoacidose é causada por deficiência de insulina e/ou resistência às suas ações. A produção hepática de cetoácidos pode ocorrer em situações em que as células β do pâncreas estão normais, por falta de estímulo (hipoglicemia) ou por inibição da liberação de insulina (cetoacidose alcoólica), ou na presença de destruição das células β (cetoacidose diabética). O fígado produz ácido β-hidroxibutírico (H^+ + β-hidroxibutirato (β-HB$^-$)) e os íons H^+ são removidos após reagirem com HCO_3^-, formando CO_2 + H_2O; o resultado é o déficit de HCO_3^- e o ganho de ânions β-HB$^-$ no compartimento extracelular. No estágio inicial da cetoacidose, os ânions β-HB$^-$ são excretados com Na^+, pois os rins ainda não aumentaram sua capacidade de excretar NH_4^+. Nesta fase, pode-se observar acidose metabólica com ânion *gap* normal, caso ocorra cetonúria importante impedindo que os ânions β-HB$^-$ se acumulem no extracelular. Na fase mais tardia da cetoacidose, os ânions cetoácidos são excretados com NH_4^+, regenerando parte do HCO_3^- consumido pelo tamponamento dos íons H^+ dos cetoácidos. Alguns ânions se acumulam no extracelular, observando-se, nesta fase, acidose metabólica com ânion *gap* aumentado (Figura 12.3).

Na cetoacidose alcoólica, a liberação de insulina é inibida pela resposta β-adrenérgica à contração do volume do EC, causada principalmente por vômitos relacionados à gastrite alcoólica. Embora a cetoacidose esteja presente, a acidemia pode estar ausente em decorrência da alcalose metabólica relacionada aos vômitos. Nesta situação, o aumento do ânion *gap* plasmático maior do que o esperado comparado à queda da concentração plasmática de HCO_3^- confirma o diagnóstico de um distúrbio misto do equilíbrio acidobásico (acidose metabólica e alcalose metabólica). Além disso, os pacientes com cetoacidose alcoólica apresentam aumento do *gap* osmolar no plasma quando o etanol está presente na circulação.

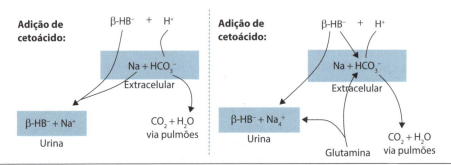

Figura 12.3 Equilíbrio acidobásico na cetoacidose. No estágio inicial da cetoacidose (acima da linha tracejada), os ânions β-hidroxibutirato (β-HB$^-$) são excretados com Na^+, pois os rins ainda não aumentaram sua capacidade de excretar NH_4^+. Há, portanto, perda de $NaHCO_3$ do extracelular por duas vias: os íons H^+ dos cetoácidos reagem com HCO_3^- no extracelular e o CO_2 resultante é exalado pelos pulmões, enquanto os ânions cetoácidos (β-HB$^-$) são excretados com Na^+. Nesta fase, pode-se observar acidose metabólica com ânion *gap* normal, caso ocorra cetonúria importante impedindo que os ânions β-HB$^-$ se acumulem no extracelular. Na fase mais tardia da cetoacidose (abaixo da linha tracejada), os ânions cetoácidos são excretados com NH_4^+, regenerando parte do HCO_3^- consumido pelo tamponamento dos íons H^+ dos cetoácidos. Alguns ânions β-HB$^-$ se acumulam no extracelular e os íons H^+ que os acompanham removem HCO_3^- do extracelular, resultando em acidose metabólica com ânion *gap* aumentado.
Fonte: Adaptada de Carlotti APCP, *et al.*, 2007.

■ Acidose metabólica com ânion *gap* normal

A acidose metabólica com ânion *gap* normal (ou hiperclorêmica) ocorre em pacientes com perda direta ou indireta de HCO_3^-. O aumento da concentração plasmática de Cl^- se associa à diminuição do volume do compartimento extracelular ou ao aumento do conteúdo de Cl^- no corpo, com volume do extracelular normal.

A perda direta de HCO_3^- pode ocorrer via trato gastrointestinal (p. ex., diarreia) ou pela urina (p. ex., acidose tubular renal proximal e uso de acetazolamida). A perda indireta de HCO_3^- ocorre em situações com baixa excreção de NH_4^+ (p. ex., acidose tubular renal distal e insuficiência renal) ou ganho de ácido com rápida excreção urinária de seu ânion acompanhado de Na^+ e/ou K^+ (p. ex., cetoacidose com cetonúria importante e inalação de tolueno com excreção de seu metabólito hipurato). A ingestão de um ácido cujo ânion é Cl^-, como HCl, cloreto de amônio (NH_4Cl) e cloreto de arginina, também pode causar acidose metabólica sem aumento do ânion *gap* plasmático. A administração de outros sais de cloreto pode produzir "acidose dilucional" quando há retenção de Cl^-, como em situações de depleção do volume do extracelular ou na expansão rápida de volume com soro fisiológico endovenoso.

Diagnóstico

O Fluxograma 12.2 ilustra a abordagem diagnóstica da acidose metabólica.

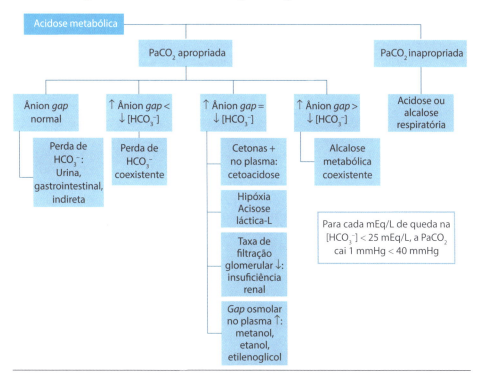

Fluxograma 12.2 Abordagem diagnóstica do paciente com acidose metabólica.
Fonte: Adaptado de Halperin ML; Goldstein MB, 1999.

Hidratação em Pediatria

Inicialmente, determina-se se a resposta fisiológica esperada está presente ($PaCO_2$ apropriada) ou não ($PaCO_2$ inapropriada), lembrando que, para cada mEq/L de queda na concentração plasmática de HCO_3^- abaixo de 25 mEq/L, a $PaCO_2$ cai 1 mmHg abaixo de 40 mmHg. Se a $PaCO_2$ for maior do que a esperada, tem-se acidose respiratória associada à acidose metabólica; caso a $PaCO_2$ seja menor do que a esperada, há alcalose respiratória coexistente. Em seguida, calcula-se o ânion *gap*: ($[Na] - [Cl^-] - [HCO_3^-]$). O valor normal do ânion *gap* plasmático é de 12 mEq/L. Portanto, valores acima de 12 mEq/L definem uma acidose metabólica do tipo ânion *gap* aumentado. Subsequentemente, compara-se a variação do ânion *gap* com a variação do HCO_3^-. Se o ΔAG for menor do que o ΔHCO_3^-, tem-se acidose metabólica do tipo ânion *gap* normal (ou hiperclorêmica) associada à acidose metabólica do tipo ânion *gap* aumentado. Se o ΔAG for maior que o ΔHCO_3^-, há alcalose metabólica coexistente.

Manifestações clínicas

As principais manifestações clínicas da acidose metabólica são respiração profunda e rápida (ritmo de Kussmaul), diminuição da contratilidade cardíaca, arritmias cardíacas, vasodilatação arterial e vasoconstrição venosa, distensão abdominal (íleo) e proteólise.

Tratamento

Inicialmente, deve-se fazer o "ABC", ou seja, permeabilizar as vias aéreas, garantir oxigenação adequada e restabelecer a circulação. A causa subjacente deve ser tratada, tomando-se medidas para diminuir a produção de H^+ (p. ex., otimizar o débito cardíaco em pacientes com acidose láctica-L, administrar insulina em pacientes com cetoacidose diabética ou remover a substância tóxica nas intoxicações). O uso de bicarbonato de sódio ($NaHCO_3$) é controverso, embora seja utilizado na maioria dos serviços em situações de acidose metabólica grave (pH < 7,20), especialmente em pacientes gravemente enfermos. A quantidade de HCO_3^- pode ser calculada pela fórmula: peso × 0,3 × *base excess* (BE). Lembrar que a administração de $NaHCO_3$ resulta na produção de CO_2 e H_2O e, portanto, é importante garantir uma ventilação adequada para que o CO_2 produzido seja eliminado apropriadamente pelos pulmões. Ressalta-se a importância da adequação do débito cardíaco e do fluxo sanguíneo tecidual para diminuir a PCO_2 nas células e minimizar o tamponamento de H^+ pelas proteínas intracelulares. A PCO_2 venosa (coletada preferencialmente da veia braquial ou da veia femoral) pode ser útil para monitorar o fluxo sanguíneo tecidual, considerado adequado quando a diferença entre a $PvCO_2$ e a $PaCO_2$ situa-se abaixo de 6 mmHg. Outro ponto a ser considerado é que o uso de $NaHCO_3$ se associa ao deslocamento de K^+ do compartimento EC para o IC. Desta forma, deve-se acrescentar K^+ à solução contendo $NaHCO_3$, caso as concentrações plasmáticas de K^+ estejam normais ou diminuídas. Além da hipopotassemia, os riscos do tratamento com $NaHCO_3$ incluem hipocalcemia, correção rápida de hiponatremia crônica com desmielinização osmótica, sobrecarga cardiovascular e edema agudo de pulmão. Deve-se, portanto, monitorar as concentrações plasmáticas de Ca^{++} e Na^+ e repor de acordo com o

Acidose Metabólica

déficit. Em pacientes com hiponatremia, deve-se estar atento à velocidade de elevação da concentração de Na+, não ultrapassando 8-10 mEq/L/dia, caso a hiponatremia seja crônica (> 48 horas de duração).

Caso clínico

Lactente de 2 meses é levado à sala de emergência pediátrica com história de ter iniciado há 2 dias com fezes líquidas três vezes/dia e febre alta, evoluindo com apatia e queda do estado geral. Ao exame físico, a criança encontra-se em mau estado geral, com pulsos finos, extremidades frias, tempo de enchimento capilar de 5 segundos, frequência respiratória 25 rpm, frequência cardíaca 170 bpm e pressão arterial 55/30 mmHg. Temperatura axilar 36,5 °C. Os exames laboratoriais (sangue arterial) revelam: pH 7,26; PO_2 80 mmHg; PCO_2 39 mmHg; bicarbonato 16 mEq/L; BE -9; sódio plasmático 145 mEq/L; potássio plasmático 2,5 mEq/L; cloro plasmático 111 mEq/L; lactato 6 mmol/L (normal < 2 mmol/L). Pergunta-se: quais são os diagnósticos e o tratamento?

Resposta: como o pH é < 7,40 e a concentração de bicarbonato é reduzida (< 25 mEq/L), há acidose metabólica. A $PaCO_2$ esperada é de 31 mmHg (deveria cair 1 mmHg abaixo de 40 mmHg para cada mEq/L de queda do bicarbonato abaixo de 25 mEq/L). Como a queda do bicarbonato foi de 9 mEq/L, a $PaCO_2$ deveria cair 9 mmHg (40 – 9 = 31). Como a $PaCO_2$ é de 39 mmHg, há também acidose respiratória. O ânion *gap* é de 18 (145-16-111) mEq/L (aumentado). O ânion *gap* aumentou 6 mEq/L (normal = 12 mEq/L) e o bicarbonato caiu 9 mEq/L (25 – 16); portanto, como o ΔAG é menor do que o ΔHCO_3^-, há acidose metabólica do tipo ânion *gap* aumentado e acidose metabólica tipo ânion *gap* normal.

Assim, os diagnósticos são: acidose metabólica tipo ânion *gap* aumentado (acidose láctica pelo choque séptico/ hipovolêmico); acidose metabólica tipo ânion *gap* normal (perda de bicarbonato nas fezes pela diarreia); e acidose respiratória em decorrência de fraqueza muscular secundária à hipopotassemia.

O tratamento inicial é abrir vias aéreas pela colocação de coxim debaixo dos ombros, fornecer suporte ventilatório invasivo ou não invasivo com administração de oxigênio, obter acesso vascular (veia periférica ou acesso intraósseo) e fazer expansão com soro fisiológico 20 mL/kg em 5 a 10 minutos (pode ser necessário fazer mais de uma expansão para reversão do choque), iniciar antibioticoterapia na 1ª hora (ceftriaxona) e fazer a correção do potássio com cloreto de potássio 0,3 mEq/kg/h endovenoso em 3 horas.

■ Bibliografia

Burger MK, Schaller DJ. Metabolic acidosis. [Updated 2020 Jul. 25]. In: StatPearls [Internet]. Treasure Island (FL): StatPearls Publishing.

Carlotti APCP. Abordagem clínica dos distúrbios do equilíbrio ácido-base. Departamento de Clínica Médica da Faculdade de Medicina de Ribeirão Preto da Universidade de São Paulo (FMRP/USP). 2012;45(2);244-62.

Carlotti APCP, Bohn D, Jankiewicz N, Kamel KS, Davids MR, Halperin ML. A hyperglycaemic hyperosmolar state in a young child: diagnostic insights from a quantitative analysis. Quarterly Journal of Medicine. 2007;100(2):125-37.

Carmody JB, Norwood VF. A clinical approach to paediatric acid-base disorders. Postgraduate Medical Journal. 2012;88(1037):143-51.

Gluck SL. Acid-base. Lancet. 1998;352(9126):474-9.

Halperin ML, Goldstein MB. Fluid, electrolyte, and acid-base physiology: a problem-based approach. 3. ed. Philadelphia: WB Saunders, 1999.

Halperin ML, Kamel KS, Goldstein MB. Fluid, electrolyte, and acid-base physiology: a problem-based approach. 4. ed. Philadelphia: Saunders Elsevier; 2010.

Hopkins E, Sanvictores T, Sharma S. Physiology, acid base balance. [Updated 2020 Set. 14]. In: StatPearls [Internet]. Treasure Island (FL): StatPearls Publishing.

Kamel SK, OH MS, Halperin ML. L-lactic acidosis: pathophysiology, classification, and causes; emphasis on biochemical and metabolic basis. Kidney International. 2020;97(1):75-88.

Kraut JA, Madias NE. Metabolic acidosis: pathophysiology, diagnosis and management. Nature Reviews Nephrology. 2010;6(5):274-85.

Matyukhin I, Patschan S, Ritte O, Patschan D. Etiology and management of acute metabolic acidosis: an update. Kidney Blood Press Res. 2020;45(4):523-31.

13

Diabetes Insípido e a Síndrome de Secreção Inapropriada do Hormônio Antidiurético

Ludmilla Renie Oliveira Rachid • Alexandre Viana Frascino • Ruth Rocha Franco

Os distúrbios dos fluidos corporais estão entre os problemas mais comuns encontrados na prática clínica, principalmente na pediatria. Isso ocorre em grande parte porque muitas doenças podem interromper os mecanismos finamente equilibrados que controlam a entrada e saída de água e soluto. Dependendo da magnitude desse agravo, pode-se comprometer a regulação do volume circulatório e diminuir o suprimento tanto de oxigênio como de nutrientes e representar risco de vida ou de sequelas.

A água constitui aproximadamente 55% a 65% do peso corporal, variando com a idade, sexo e quantidade de gordura corporal e, portanto, é o maior constituinte do organismo.[1] Apesar de sua abundância e das amplas variações de ingestão alimentar, atividade metabólica e estressores ambientais, manter o conteúdo de água corporal, assim como as concentrações de eletrólitos, dentro de limites estreitos é extremamente importante para o bom funcionamento do organismo. Desta forma, entender os mecanismos fisiopatológicos do metabolismo da água e dos eletrólitos é fundamental para a correta compreensão, diagnóstico e abordagem que garantam a normovolemia e a estabilidade hemodinâmica.

Os distúrbios da homeostase da água corporal podem ser divididos em distúrbios hiposmolares, nos quais há um excesso de água corporal em relação ao soluto, e distúrbios hiperosmolares, nos quais há uma deficiência de água corporal em relação ao soluto. A água corporal é o principal determinante da osmolaridade do líquido extracelular (LEC) e o sódio o principal constituinte do plasma; desta forma, esses distúrbios são tipicamente caracterizados por hiponatremia e hipernatremia, respectivamente. O transtorno hiperosmolar clássico é o diabetes insípido (DI), e o transtorno hiposmolar clássico é a síndrome de secreção inadequada de hormônio antidiurético (SIADH). Antes da discussão desses distúrbios em detalhes, incluindo a patogênese, diagnóstico diferencial e tratamento, serão analisados os mecanismos reguladores do metabolismo da água e do sódio.

Capítulo 13

Hidratação em Pediatria

O controle do balanço hídrico se dá por meio de um complexo sistema integrado, que envolve a entrada e o débito de água no organismo. A interação coordenada entre o hormônio antidiurético (*antidiuretic hormone* – ADH), o sistema renina angiotensina-aldosterona (SRAA) e o mecanismo da sede garantem a manutenção do equilíbrio hidroeletrolítico e da constância da osmolalidade plasmática (Posm).[2,3] Osmolaridade é definida como a concentração de todos os solutos em um determinado peso de água. A fórmula para calcular a osmolalidade é:

$$Posm\ (mOsm/kg\ H_2O) = 2 \times [Na^+]\ (mmol/l) + glicose\ (mmol) + ureia\ (mmol/L)$$

Em circunstâncias normais, a osmolalidade plasmática é mantida dentro de uma faixa relativamente estreita (280 a 295 mOsm/kg). Essa homeostase requer ingestão adequada de água, regulada por um mecanismo de sede intacto e excreção de água livre adequada pelos rins, mediada pela secreção de arginina vasopressina (AVP), também conhecida como "hormônio antidiurético" (ADH). O ADH é produzido por um subconjunto de neurônios magnocelulares nos núcleos paraventriculares (PVN) e núcleos supraópticos (SON) do hipotálamo e permanece estocado na neuro-hipófise até sua secreção.[4] O ADH atua nos túbulos coletores e na porção espessa ascendente da alça de Henle, por meio dos receptores V2 que ativam as aquaporinas (ou canais de água), aumentando, assim, a permeabilidade às moléculas de água que retornam pelos túbulos ascendentes.[5] A síntese, o transporte e a secreção de ADH são regulados principalmente por mudanças na osmolaridade plasmática e, em menor grau, por alterações no volume circulante. Osmorreceptores no hipotálamo estimulam a secreção de ADH quando a osmolaridade plasmática aumenta em apenas 1% em indivíduos saudáveis. Os níveis basais de ADH são normalmente baixos, 0,5 a 2 pg/mL, e não aumentam até que a osmolaridade plasmática exceda 280 mOsm/kg.[6] Inicialmente, com uma osmolaridade sérica em torno de 285 mOsm/kg, o ADH é secretado, e quando a osmolaridade sérica se encontra por volta de 295 mOsm/kg, o centro da sede é ativado para regular o volume circulatório. Em uma situação inversa, com a redução da osmolaridade plasmática abaixo de 280 mOsm/kg, suprime-se a liberação do ADH, permitindo os rins excretarem água livre.[4]

■ Diabetes insípido

Diabetes insípido (DI) resulta da incapacidade de reabsorver água livre. Poliúria, polidipsia e urina hipo-osmolar são as marcas desse distúrbio, embora a hipernatremia possa estar presente, principalmente em bebês, no momento do diagnóstico. O diabetes insípido pode ser central ou nefrogênico.

Diabetes insípido central

Diabetes insípido central (DIC) ocorre quando há deficiência de produção e/ou secreção do ADH. O DI central raramente é congênito e, mais frequentemente, adquirido. O DI central congênito pode ser causado por malformações estruturais que afetam o hipotálamo ou por mutações autossômicas dominantes ou recessivas no gene que codifica AVP e neurofisina II (NFII). Essa mutação gera acúmulo de uma proteína mal enovelada que causa uma destruição gradual desses neurônios. Nesses pacientes, o DI clínico geralmente se desenvolve vários meses a anos após o nascimento.[6] Uma forma autossômica recessiva rara de DI central foi relatada em associação com uma mutação no gene AVP-NPII, resultando em um AVP biologicamente inativo. A síndrome de Wolfram (DI, diabetes *mellitus*, surdez e atrofia do nervo óptico) e a displasia septo-ótica também devem ser lembradas como diagnóstico diferencial de DIC. As formas adquiridas de DIC ocorrem em associação com uma variedade de distúrbios nos quais há destruição ou degeneração dos neurônios. As causas incluem tumores primários (p. ex., craniofaringioma, germinoma) ou metástases, infecção (meningite, encefalite), histiocitose, granuloma, distúrbios vasculares, distúrbios autoimunes (neuro-hipofisite linfocítica) e trauma ou cirurgia. O DI idiopático (DII) é um diagnóstico de exclusão, em decorrência da melhora da sensibilidade da ressonância magnética do cérebro e dos exames de líquido cefalorraquidiano (LCR) e marcadores tumorais séricos, cada vez menos esse diagnóstico de DII é feito.[6]

Diabetes insípido I nefrogênico

Diabetes insípido I nefrogênico (DIN) ocorre quando os rins não respondem à ação do ADH. Pode ser genético ou adquirido. O DIN adquirido pode ser causado por várias condições, incluindo algumas formas de doença renal primária, uropatia obstrutiva, hipocalemia, hipercalcemia e medicamentos como lítio e demeclociclina.[5,7] Poliúria prolongada de qualquer etiologia também pode ocasionar algum grau de DIN em virtude de redução da tonicidade do interstício medular renal e da diminuição subsequente do gradiente necessário para concentrar a urina. As causas genéticas são originadas por mutações inativadoras do gene AVPR2, localizadas no cromossomo X (Xq28), ou autossômico com mutações recessivas ou dominantes no gene aquaporina 2 (AQP-2), localizadas no cromossomo 12 (12q13). O DIN ligado ao X é raro e afeta aproximadamente 4 em 1 milhão de homens em todo o mundo, e é responsável por cerca de 90% das causas genéticas de DIN.[8] Os pacientes com diabetes insípido podem manifestar desidratação e hiperosmolaridade se as perdas renais de água não puderem ser totalmente compensadas pela ingesta hídrica. Os sintomas resultantes podem ser divididos em produzidos por desidratação, que são amplamente cardiovasculares (incluindo hipotensão, necrose tubular aguda secundária à hipoperfusão renal e choque) e aqueles causados por aumento da osmolaridade.[7]

Quadro clínico

A tríade formada por poliúria, polidipsia e nictúria é o principal sintoma relacionados ao DI. Nas crianças, esses sintomas podem ser menos específicos, podendo ser observados desidratação, vômitos, constipação, febre, irritabilidade, alterações do crescimento e desenvolvimento esquelético e cognitivo,

Hidratação em Pediatria

fraqueza, letargia e mialgia.[9] A hipernatremia geralmente não ocorre se os pacientes têm um mecanismo de sede intacto, adequado acesso a fluidos e nenhuma perda contínua adicional de fluidos (p. ex., diarreia). Bebês com DI, além de poliúria e polidipsia, podem ser irritáveis e podem ter febre de origem desconhecida.[6] As crianças mais velhas também podem ter nictúria e enurese. O DI pode não ser aparente em pacientes com insuficiência de glicocorticoide não tratado, pois o cortisol é necessário para gerar a excreção de água livre normal.[10]

Diagnóstico

O DI central é diagnosticado quando há evidência de hiperosmolaridade plasmática (> 300 mosm/L) ou hipo-osmolaridade urinária (< 300 mosm/L). É importante ressaltar que cerca de 30% dos pacientes submetidos a cirurgias hipofisárias apresentarão quadro de DI central transitório com diminuição da osmolaridade urina/plasma 2 horas consecutivas após a cirurgia (volume urinário < 4 a 5 mL/kg/h).[11] Como a maioria dos pacientes com DI tem sede intacta e pode beber água para prevenir hiperosmolaridade e hipernatremia, um teste padronizado de privação de água é frequentemente necessário para fazer o diagnóstico de certeza. O teste de restrição hídrica é uma ferramenta importante, pois em resposta à privação hídrica ocorre aumento da secreção de ADH. Ausência de resposta no teste é sugestivo de DI central. O diagnóstico de DI é estabelecido se a osmolaridade sérica aumentar acima de 300 mOsm/kg e a osmolaridade urinária permanecer abaixo de 300 mOsm/kg. Osmolaridade da urina na faixa de 300 a 750 mOsm/kg durante a privação de água pode indicar DI parcial. Se a osmolaridade urinária for maior que 750 mOsm/kg alcançada com qualquer grau de privação de água, a DI pode ser excluída. Entre os diversos exames laboratoriais utilizados para complementar o diagnóstico da DI, a copeptina é um biomarcador diagnóstico utilizado no teste direto para diagnóstico diferencial de DIC do DIN e polidipsia primária (PP). A copeptina é secretada em uma quantidade equimolar com o ADH. Pode ser facilmente medida no plasma ou no soro. Os principais estímulos para a copeptina são semelhantes aos do ADH, ou seja, um aumento da osmolaridade e uma diminuição do volume e da pressão arterial. Os níveis basais de copeptina, sem sede prévia, identificam inequivocamente os pacientes com diabetes insípido nefrogênico se o valor vier elevado, em geral > 20 pmol/L.[12] O teste de infusão de solução salina hipertônica pode complementar diagnósticos mais complexos, quando o resultado da copeptina é inconclusivo. Em contraste, para a difícil diferenciação entre diabetes insípido central e polidipsia primária, um nível de copeptina estimulado de 4,9 pmol/L após infusão de solução salina hipertônica diferencia essas duas entidades com alta precisão diagnóstica e é claramente superior ao teste clássico de privação de água;[13] porém, em crianças, a infusão salina hipertônica não é utilizada em razão de seu potencial risco. Desta maneira, a dosagem de copeptina sem usar a solução salina hipertônica com valores entre 5 e 20 pmol/L direciona o diagnóstico para PP, enquanto valores < 2,2 pmol/L direciona o diagnóstico para DIC.

Tratamento

O tratamento para o DI não apresentou alterações significativas ao longo das últimas décadas quando comparados aos avanços observados no diagnóstico laboratorial. O tratamento continua sendo a administração da desmopressina (DDAVP), por via oral, nasal ou endovenosa. O efeito antidiurético do DDAVP é prolongado, com duração de 6 a 24 horas. A administração não é recomendada em horários fixos pelo risco de intoxicação hídrica.[14] O DDAVP oral substituiu o DDAVP nasal como um modo mais confiável de tratamento para diabetes insípido central crônico. A hiponatremia é um efeito colateral comum e acomete 25% dos pacientes. A hipernatremia é menos comum e normalmente ocorre durante a hospitalização, quando o acesso à água é restrito, e nos casos de DI dipsogênico. O manejo do DI pode ser desafiador e requer avaliação inicial do paciente internado para se estabelecer a dose de DDAVP, com a prescrição diária de fluidos que podem orientar os alvos diários de fluidos a longo prazo. Para o DIN, os diuréticos tiazídicos, com a baixa ingestão de sódio, são historicamente usados, pois essa combinação diminui a taxa de filtração glomerular e resulta em diminuição da produção de urina.[15]

Controle de diabetes insípido pós-operatório

Cerca de 70% dos pacientes submetidos à abordagem cirúrgica da glândula pituitária podem apresentar DI transitório. No pós-operatório, deve-se suspeitar de DI se houver poliúria (débito urinário > 4 a 5 mL/kg/dia ou > 250 mL/h por 2 horas consecutivas) com ou sem hipovolemia.[16]

Na avaliação laboratorial, a densidade urinária < 1,010 é útil para uma ação imediata, uma vez que os resultados laboratoriais de eletrólitos e osmolaridade podem ser atrasados. A osmolaridade urinária geralmente é < 100 mOsm/kg; além disso, o paciente pode ter aumento da osmolaridade sérica e plasmática. Outras causas de poliúria pós-operatória precisam ser excluídas: fluidos perioperatórios excessivos, diabetes *mellitus* não controlada ou hiperglicemia de estresse e diuréticos. O teste de privação de água não é viável neste cenário. O monitoramento diário da ingestão e a produção de líquidos e do peso corporal e o monitoramento duas vezes ao dia dos eletrólitos séricos e da osmolaridade da urina são necessários.[17]

Na maioria dos indivíduos, o DI que ocorre no pós-operatório é leve e transitório. Alguns pacientes podem ter DI transitório durante 1 a 4 dias, seguido por uma fase de oligúria (4 a 7 dias) em virtude da liberação de ADH armazenado nos neurônios em degeneração. Uma única dose de desmopressina subcutânea ou intravenosa pode ser administrada. A dose seguinte é administrada apenas se a produção de urina começar a aumentar novamente (> 250 mL/h por 2 horas com baixa densidade urinária e/ou osmolaridade) para evitar intoxicação por água e hiponatremia.[13]

■ Síndrome da secreção inapropriada do hormônio antidiurético

A síndrome da secreção inapropriada do hormônio antidiurético (*syndrome of inappropriate antidiuresis* (SIADH)) é uma condição caracterizada por prejuízo na excreção de água livre por incapacidade de suprimir a secreção do ADH ou por ação contínua dos receptores de vasopressina. O aumento do ADH resulta em distúrbio hiposmolar, com aumento da retenção hídrica e hipervolemia.[18] Seguindo-se os critérios originais estabelecidos por Bartter e Schwartz, um diagnóstico de SIADH é feito quando ocorre o seguinte: 1) hiposmolaridade plasmática (< 275 mOsm/kg); 2) osmolaridade urinária > 100 mOsm/kg; 3) euvolemia (secundária a adaptações regulatórias); 4) natriurese; 5) função renal normal; e 6) nenhuma evidência de deficiência de tiroxina ou cortisol.[19,20] Vários distúrbios e condições estão associados a SIADH e podem ser agrupados em cinco categorias: 1) distúrbios neurológicos e psiquiátricos; 2) drogas (p. ex., fenotazinas, antidepressivos tricíclicos); 3) vários distúrbios pulmonares e intervenções (pneumonia, asma, ventilação com pressão positiva); 4) tumores com produção ectópica de AVP; e 5) causas diversas (estado pós-operatório, deficiência de glicocorticoide, hipotireoidismo grave).[21] A perda de sal cerebral (CSW), associada a algumas doenças intracranianas (p. ex., hemorragia subaracnoide), é frequentemente considerada no diagnóstico diferencial de SIADH. No entanto, a hiposmolaridade, a hiponatremia e a natriurese em CSW são associadas à contração de volume, que distingue esse distúrbio da condição euvolêmica de SIADH.[1,22] A medição de copeptina tem pouco valor diagnóstico da SIADH. Nesses pacientes, os níveis de copeptina se sobrepõem amplamente, enfatizando a heterogeneidade da doença. Além disso, uma variedade de fatores apresenta elevações inespecíficas de copeptina no quadro agudo, complicando ainda mais sua interpretação.[12]

A terapia para SIADH inclui o tratamento do distúrbio subjacente ou descontinuação da droga agressora e restrição de líquidos. A substituição da perda de sódio também pode ser necessária, mas geralmente pode ser alcançada por meio da ingestão normal de sal na dieta. A hiponatremia grave (sódio sérico < 120 mEq/L) pode estar associada a anormalidades do SNC, incluindo convulsões, e pode exigir tratamento com solução salina hipertônica 3%. O uso concomitante de um diurético, como a furosemida, pode ser indicado quando a expansão de volume é severa. Os antagonistas específicos do receptor de AVP (tolvaptan) representam uma nova opção terapêutica no SIADH.[23]

Poucos estudos foram publicados até o momento sobre a utilização de tolvaptan na faixa etária pediátrica; tanto na Europa como nos Estados Unidos, atualmente é considerado um medicamento *off-label*. Na hiponatremia relacionada à SIADH euvolêmica na pediatria, os dados indicam boa eficácia e segurança, porém mais estudos são necessários para fortalecer esses resultados.[24]

■ Referências bibliográficas

1. Verbalis JG. Disorders of body water homeostasis. Best Pract Res Clin Endocrinol Metab. 2003;17(4):471-503.
2. Hunter JD, Calikoglu AS. Etiological and clinical characteristics of central diabetes insipidus in children: a single center experience. Int J Pediatr Endocrinol. 2016;2016:3.
3. Sperling MA. Overview and principles of pediatric endocrinology. Sperling Pediatric Endocrinology: Elsevier, 2021;1-8.

4. Maghnie M, Cosi G, Genovese E, Manca-Bitti ML, Cohen A, Zecca S, et al. Central diabetes insipidus in children and young adults. New England Journal of Medicine. 2000;343(14):998-1007.
5. Guerrero-Pérez F, Marengo AP, Vidal N, Iglesias P, Villabona C. Primary tumors of the posterior pituitary: a systematic review. Rev Endocr Metab Disord. 2019;20(2):219-38.
6. Ranadive SA, Rosenthal SM. Pediatric disorders of water balance. Pediatr Clin North Am. 2011;58(5):1271-80, xi-xii.
7. Hui C, Radbel JM. Diabetes Insipidus. StatPearls. Treasure Island (FL): StatPearls Publishing Copyright © 2020, StatPearls Publishing LLC.
8. Fujiwara TM, Morgan K, Bichet DG. Molecular biology of diabetes insipidus. Annu Rev Med. 1995;46:331-43.
9. Refardt J. Diagnosis and differential diagnosis of diabetes insipidus: Update. Best Pract Res Clin Endocrinol Metab. 2020;34(5):101398.
10. Vargatu I. Williams textbook of endocrinology. Acta Endocrinol (Buchar); 2016;113.
11. Di Iorgi N, Napoli F, Allegri AE, Olivieri I, Bertelli E, Gallizia A, et al. Diabetes insipidus – diagnosis and management. Horm Res Paediatr. 2012;77(2):69-84.
12. Refardt J, Winzeler B, Christ-Crain M. Copeptin and its role in the diagnosis of diabetes insipidus and the syndrome of inappropriate antidiuresis. Clin Endocrinol (Oxf). 2019;91(1):22-32.
13. Harrois A, Anstey JR. Diabetes insipidus and syndrome of inappropriate antidiuretic hormone in critically ill patients. Crit Care Clin. 2019;35(2):187-200.
14. Priya G, Kalra S, Dasgupta A, Grewal E. Diabetes insipidus: a pragmatic approach to management. Cureus. 2021;13(1):e12498.
15. Garrahy A, Thompson CJ. Management of central diabetes insipidus. Best Pract Res Clin Endocrinol Metab. 2020;34(5):101385.
16. Kadir ML, Islam MT, Hossain MM, Sultana S, Nasrin R. Incidence of diabetes insipidus in postoperative period among the patients undergoing pituitary tumour surgery. Mymensingh Med J. 2017;26(3):642-9.
17. Kristof RA, Rother M, Neuloh G, Klingmüller D. Incidence, clinical manifestations, and course of water and electrolyte metabolism disturbances following transsphenoidal pituitary adenoma surgery: a prospective observational study. J Neurosurg. 2009;111(3):555-62.
18. Cuesta M, Thompson CJ. The syndrome of inappropriate antidiuresis (SIAD). Best Pract Res Clin Endocrinol Metab. 2016;30(2):175-87.
19. Yasir M, Mechanic OJ. Syndrome of Inappropriate Antidiuretic Hormone Secretion. StatPearls. Treasure Island (FL): StatPearls Publishing.
20. Bartter FC, Schwartz WB. The syndrome of inappropriate secretion of antidiuretic hormone. Am J Med. 1967;42(5):790-806.
21. Baylis PH. The syndrome of inappropriate antidiuretic hormone secretion. Int J Biochem Cell Biol. 2003;35(11):1495-9.
22. Verbalis JG, Goldsmith SR, Greenberg A, Schrier RW, Sterns RH. Hyponatremia treatment guidelines 2007: expert panel recommendations. Am J Med. 2007;120(11 Suppl 1):S1-21.
23. Kleindienst A, Georgiev S, Schlaffer SM, Buchfelder M. Tolvaptan versus fluid restriction in the treatment of hyponatremia resulting from SIADH following pituitary surgery. J Endocr Soc. 2020;4(7):bvaa068.
24. Tuli G, Matarazzo P, de Sanctis L. Clinical approach to sodium homeostasis disorders in children with pituitary-suprasellar tumors. Neuroendocrinology. 2020;110(3-4):161-71.

14

Hidratação e Manejo Eletrolítico no Período Neonatal

Daniela Marques de Lima Mota Ferreira • Cláudia Lúcia Carneiro
Vânia Olivetti Steffen Abdallah

O manejo de fluidos e eletrólitos é uma parte importante e desafiadora no cuidado do recém-nascido (RN), especialmente do pré-termo (RNPT) ou gravemente doente.[1,2]

A transição da vida fetal para a neonatal está associada a grandes mudanças na homeostase hídrica e eletrolítica. Antes do nascimento, o feto tem um suprimento constante e prontamente disponível de água e eletrólitos pela mãe através da placenta e o balanço hídrico e eletrolítico é, em grande parte, uma função de mecanismos homeostáticos maternos e placentários.[3]

Após o nascimento, o recém-nascido passa rapidamente a ser o responsável por essa homeostase, mesmo com pequena capacidade de controlar a ingestão hídrica e com limitações da função renal em razão da imaturidade.[3]

Assim, o conhecimento das mudanças fisiológicas que ocorrem após o nascimento na quantidade de água corporal e nos solutos é essencial para garantir a transição adequada do meio intra para o meio extrauterino. O objetivo da terapia com fluidos e eletrólitos no período pós-natal imediato não é apenas manter o equilíbrio, mas também permitir que as mudanças apropriadas ocorram sem prejudicar a homeostase.[3,4]

A taxa de crescimento intrauterino, as patologias gestacionais, o tipo de parto, a idade gestacional, a terapia hídrica e de eletrólitos durante o trabalho de parto e após o nascimento e a função renal do recém-nascido interferem na distribuição do líquido corporal total.[5]

O manejo de líquidos e eletrólitos no RN, em especial no RNPT, é ainda controverso. Há dúvidas se é indicada a administração de volumes elevados de líquidos para favorecer a nutrição ou a restrição hídrica para reduzir a incidência de patologias como a persistência do canal arterial (PCA), enterocolite necrosante (ECN) e displasia broncopulmonar (DBP).[2,6,7]

Capítulo 14

167

Hidratação em Pediatria

■ Equilíbrio hidroeletrolítico

Água corporal

A água é o principal componente do corpo humano em qualquer idade e é um carreador essencial de nutrientes e metabólitos. As necessidades hídricas e de eletrólitos são, em geral, proporcionais à taxa de crescimento e, portanto, são relativamente muito altas nos RN e diminuem com o avançar da idade.[8]

Conforme apresentado no capítulo 2 – "Compartimentos Hídricos", a água corporal total é dividida em dois compartimentos: líquido intracelular (LIC); e líquido extracelular (LEC). O compartimento extracelular é constituído pelo intravascular e pelo líquido intersticial.[5,9]

Durante a vida intrauterina, principalmente durante o 3° trimestre de gestação, o conteúdo de água corporal diminui juntamente com o aumento relativo de massa gorda. Dessa forma, os RNPT menores de 1.500 g, denominados "RNPT de muito baixo peso" (MBP) e os RNPT menores de 1.000 g, denominados "RNPT extremo baixo peso" (EBP), apresentam baixo teor de gordura corporal e maior percentagem de água corporal do que os RNT.[8]

A água corresponde a aproximadamente 90% do peso corporal no feto de 24 semanas; 75%, no RNT; e 60%, no indivíduo adulto.[6,9]

Após o nascimento, ocorre uma rápida passagem de líquido intracelular para o compartimento extracelular que determina aumento do fluxo sanguíneo renal e o consequente aumento da diurese com perda renal de água e sal.[10]

Uma das principais adaptações à vida neonatal é a eliminação do fluido pulmonar fetal residual logo após o nascimento. O nascimento está associado à estimulação nervosa renal que, por sua vez, aumenta a resistência vascular renal. Sugere-se que, em decorrência dessa estimulação simpática, a taxa de filtração glomerular (TFG) e o fluxo urinário são suprimidos, produzindo a fase pré-diurética. À medida que o fluido pulmonar é gradualmente absorvido, o volume extracelular é expandido, resultando em inibição da atividade simpática e da resistência vascular renal, aumento da TFG e da fração de excreção do sódio (FENa) e produção de urina, caracterizando a fase diurética. Com isso, o fluido pulmonar fetal reabsorvido é eliminado e o volume extracelular, reduzido.[8]

A perda do excesso de líquido extracelular resulta na perda fisiológica de peso que ocorre na 1ª semana de vida do RN. Como esse compartimento extracelular é maior no RNPT, a perda ponderal é ainda maior nesse grupo. Dessa forma, a perda ponderal esperada é de 10% nos RNT e de até 15% nos RNPT.[8,11]

A dificuldade na perda do líquido extracelular pode estar associada a hiper-hidratação e a problemas como PCA, ECN e DBP nos RNPT.[11]

A proporção de LEC (intra e extravascular) também diminui durante a infância até a idade adulta (o leitor pode consultar a Tabela 2.2 do capítulo 2 – Compartimentos Hídricos). O volume de sangue em RN é de 85 a 100 mL/kg de peso corporal em comparação com 60 mL a 70 mL de volume de sangue/kg de peso corporal em adolescentes e adultos.[11]

168

Capítulo 14

Eletrólitos

O sódio (Na) é o principal cátion do LEC e sua concentração influencia os volumes intravascular e intersticial. A excreção de Na ocorre principalmente através da urina, mas também do suor e das fezes.

O cloro (Cl) é o principal ânion do LEC e permanece relativamente constante por unidade de peso corporal em diferentes idades. O *turnover* diário do Cl é elevado e a reabsorção tubular é de 60% a 70% da quantidade filtrada. Além disso, o Cl está envolvido na manutenção da pressão osmótica, na hidratação e, juntamente com o sódio, é responsável pela neutralidade iônica corporal.

O potássio (K) é o principal cátion intracelular e sua quantidade está correlacionada com a massa corporal magra. A concentração intracelular de potássio é dependente da atividade da enzima Na/K-ATPase e pode ser reduzida quando há oferta inadequada de oxigênio e energia.

No RN, as perdas de eletrólitos pelo trato gastrointestinal e pela pele são muito baixas. No caso do sódio, por exemplo, as perdas gastrointestinais representam 0,1 a 0,2 mmol/kg/d em RNPT e cerca de 0,01 a 0,02 mmol/kg/d no RNT. Entretanto, essas perdas podem ser aumentadas sob condições patológicas e devem ser monitoradas como nos casos de obstrução intestinal, ileostomia, derrames pleurais, drenagem peritoneal e drenagem externa do líquido cefalorraquidiano (LCR).[8]

Fases de adaptação no período neonatal

Os processos de adaptação na transição da vida intra para extrauterina afetam o metabolismo de água e eletrólitos como resultado da interrupção da troca placentária e da imaturidade fisiológica do RN.

O nascimento implica o início da termorregulação acompanhada muitas vezes por consideráveis perdas insensíveis de água, além do início da adaptação renal.

Esse processo de adaptação pode ser dividido em três fases:

- Fase I: fase pós-natal imediata de transição, caracterizada por oligúria relativa inicial com duração de horas a dias, e aumento da perda insensível de água através da pele imatura. A seguir, inicia-se uma fase diurética com diminuição progressiva da perda insensível de água concomitante ao aumento da cornificação da epiderme. Essa primeira fase, em geral, termina quando ocorre a perda ponderal máxima do RN.
- Fase II: a fase intermediária corresponde ao período entre o peso mínimo (perda de peso máxima) e o retorno ao peso de nascimento.
- Fase III: fase de crescimento estável caracterizada por ganho ponderal contínuo com um saldo positivo de água e eletrólitos.

Deve-se ressaltar que a ocorrência e duração dessas fases são variáveis e, portanto, o manejo hidroeletrlítico deve ser diferenciado para cada RN.[8,12]

Fatores que interferem no balanço hídrico

Função renal

Taxa de filtração glomerular

A taxa de filtração glomerular (TFG) aumenta rapidamente após o parto como resultado do aumento do fluxo sanguíneo renal, da pressão arterial média e da permeabilidade glomerular. Entretanto, alguns autores sugerem que a queda na resistência vascular renal é a principal causa do aumento da TFG e, consequentemente, da diurese pós-natal.[2,9]

Após este rápido aumento inicial, a TFG continua aumentando de acordo com a idade gestacional, pois a superfície glomerular, que corresponde à área disponível para filtração, é pequena em RNPT em comparação aos RNT e adultos e pode ainda ser alterada por situações patológicas como o PCA e a necessidade de ventilação mecânica. A velocidade mais lenta de aumento da TFG no RNPT precisa ser considerada para a estimativa das necessidades de fluidos e eletrólitos.[2,9]

A imaturidade do néfron distal no RN, com a alça de Henle anatomicamente encurtada, é responsável pela capacidade reduzida de concentrar urina. As concentrações urinárias máximas são de até 600 mosm/L em RNPT e 800 mosm/L em RNT, em comparação aos 1.200 mosm/L nos adultos. Dessa forma, os recém-nascidos apresentam maior risco de depleção de volume quando recebem uma alta carga de soluto renal, pois ela não pode ser compensada pela capacidade limitada de concentração urinária.[13]

Embora os sistemas hormonais renina-angiotensina-aldosterona e arginina-vasopressina estejam funcionantes desde o início da gestação, seus efeitos no RN são ainda limitados pela imaturidade renal. Assim, a produção de urina em RNPT MBP pode ultrapassar, com frequência, 5 mL/kg/h. Além disso, a pressão oncótica mais baixa no plasma e a permeabilidade capilar mais elevada aumentam a passagem de água do compartimento intravascular para o interstício aumentando o risco de edema nos RNPT, principalmente, em condições patológicas como a sepse.[1,3]

Função tubular

A capacidade tubular de reabsorver sódio está desenvolvida com cerca de 24 semanas de idade gestacional, mas até 34 semanas ainda é baixa e a fração de excreção do sódio (FENa) varia de 5% a 10%. A partir de 34 semanas, a reabsorção de sódio torna-se cada vez mais eficiente e, no termo, cerca de 99% do sódio pode ser reabsorvido determinando uma fração de excreção de sódio menor do que 1%.[9]

A Na/K-ATPase é a enzima responsável pelo transporte de sódio no rim e está localizada na membrana basolateral da célula tubular renal.[8]

O nível dessa enzima é baixo ao nascimento determinando a diurese/natriurese e a consequente contração fisiológica do LEC. A seguir, ocorre aumento rápido na atividade da Na/K-ATPase que determina um aumento na capacidade renal de reabsorção do Na, importante para o crescimento.[2]

Hidratação e Manejo Eletrolítico no Período Neonatal

Após o parto, ocorre também uma rápida maturação da função tubular em resposta aos hormônios reguladores no túbulo distal.

Entretanto, os RNPT, especialmente menores de 34 semanas, como descrito anteriormente, apresentam imaturidade da função tubular com limitada capacidade de excreção e retenção de sódio em comparação aos RNT. Além disso, o sistema renina-angiotensina-aldosterona não pode ser totalmente inibido representando um risco real de sobrecarga de Na nos casos de oferta excessiva para o RNPT.[3]

Perda de água transepidérmica

Além da perda obrigatória de água pelos rins e sistema gastrointestinal, ocorrem perdas adicionais de água em consequência da evaporação pela pele e pelo trato respiratório denominadas "perda insensível de água". Essas perdas insensíveis de água tendem a ser maiores em RNPT (Tabela 14.1).[14]

Tabela 14.1 Perda insensível de água de acordo com o peso de nascimento no 1º dia de vida.

Peso de nascimento	Perda insensível de água (mL/kg/d)
< 1.000 g	60 a 80
1.000 a 15.000 g	40 a 60
> 1.500 g	20

Fonte: Adaptada de Chawla *et al.*, 2008.

A perda insensível de água reduz rapidamente nos dias subsequentes ao nascimento por uma redução exponencial da permeabilidade epidérmica, mas ainda é significativamente maior em RNPT em comparação os RNT.

Ela pode ser reduzida de forma substancial pelo controle da umidade do ambiente por meio do uso de incubadoras umidificadas de parede dupla. O RNPT colocado em um ambiente com umidade de 20% perde aproximadamente 200 g/kg/d, ou 20% do peso de nascimento. Isso pode ser reduzido para 50g/kg/d, ou 5% do peso de nascimento se a umidade for de 80%.

Os aparelhos de fototerapia utilizados atualmente com lâmpadas de LED, ao contrário dos aparelhos antigos com lâmpadas fluorescentes, não são mais responsáveis por aumentos consideráveis na perda insensível de água.

Outros métodos de redução de perda insensível de água corporal incluem o uso de gases umidificados e agentes tópicos à base de petrolato.[1,2,6,10,13,14]

Síndrome do desconforto respiratório

A síndrome do desconforto respiratório (SDR), muito comum no RNPT, retarda a contração do LEC e, consequentemente, retarda a diurese interferindo no equilíbrio hídrico pós-natal.

O aumento da diurese, desencadeado pela natriurese, precede a recuperação da SDR e, quanto mais tardia a diurese, maior é o risco de o RN desenvolver doença pulmonar crônica. Como a excreção de sódio é limitada no

Hidratação em Pediatria

RNPT, é aconselhável restringir a sua oferta até que esse aumento na diurese pós-natal ocorra.[2,3,9]

Procedimentos cirúrgicos

O hormônio antidiurético (ADH) está presente no RN e é responsável pela osmolalidade urinária máxima alcançada após o nascimento, ainda que ela não seja tão elevada no RN, como no indivíduo adulto, em virtude da tonicidade intersticial renal reduzida.

O ADH aumenta em situações de estresse como o parto, hemorragia peri-intraventricular, síndrome de escape de ar e procedimentos cirúrgicos determinando com frequência a síndrome da secreção inapropriada do ADH (SSIHAD).

No pós-operatório, os RN também requerem com frequência suporte ventilatório invasivo, com consequente redução na TFG e maior sobrecarga hídrica. Por isso, após os procedimentos cirúrgicos, é recomendado restringir o volume total de líquidos administrados para até 60% da necessidade total com monitorização adequada dos parâmetros fisiológicos e bioquímicos.[2]

■ Necessidades hidroeletrolíticas

Necessidade hídrica

O objetivo da oferta hídrica nos primeiros dias de vida do RN é prevenir a desidratação enquanto ocorre a perda fisiológica de peso.

A necessidade hídrica de manutenção corresponde à soma do débito urinário e da perda insensível de água. Nos primeiros dias de vida, especialmente, em RNPT, a perda de fluido fecal é muito pequena e não precisa ser considerada.

A quantidade de líquido na manutenção pode ser aumentada ou diminuída de acordo com as necessidades individuais de cada RN considerando-se o peso/idade gestacional ao nascer e os fatores que interferem na perda insensível de água (Tabela 14.2).

Além disso, os achados do exame físico, as variações no peso corporal e os exames laboratoriais são também utilizados na avaliação e no planejamento da oferta hídrica.[3,5]

Tabela 14.2 Necessidade hídrica no 1º mês de vida de acordo com o peso ao nascer.

Peso de nascimento (g)	Necessidade hídrica total (mL/kg/d)		
	1 a 2 dias	3 a 7 dias	8 a 30 dias
< 750	80 a 140	120 a 200	120 a 180
750 a 1.000	80 a 120	100 a 150	120 a 180
1.001 a 1.500	80 a 100	100 a 150	120 a 180
> 1.500	60 a 80	100 a 150	120 a 150

Fonte: Adaptada de Yildizdas et al., 2018.

Necessidade de eletrólitos

Sódio

Conforme discutido anteriormente, o rim neonatal tem capacidade limitada de excretar e absorver o sódio. Portanto, o sódio não deve ser adicionado a fluidos intravenosos antes do início da natriurese/diurese pós-natal e da perda ponderal fisiológica de pelo menos 5% a 6%, que ocorre nas primeiras 48 a 72 horas de vida.

A necessidade diária inicial de sódio é atendida com a adição de 1 a 2 mEq/kg/d de cloreto de sódio e após a 1ª semana de vida; se o balanço hídrico permanece estável, a necessidade diária aumenta para 3 a 5 mEq/kg/d.

Em razão da imaturidade renal, a necessidade de sódio pode chegar a 6 a 8 mEq/kg/d em RNPT extremos. O suprimento de baixas quantidades e os estoques reduzidos de sódio podem estar associados ao baixo ganho ponderal nos RN.[4,5]

Potássio

Nos RN, a concentração de potássio sérico aumenta nas primeiras 24 a 72 horas após o nascimento, mesmo na ausência de oferta e/ou injúria renal, como resultado da passagem do potássio, do LIC para o LEC, e da capacidade limitada de excreção renal.

A magnitude desse aumento correlaciona-se com a idade gestacional e não é muito significativo em RN maiores de 32 a 34 semanas. A explicação fisiológica dessa mudança não é conhecida, mas observa-se hipercalemia em 25% a 50% dos bebês com peso inferior a 1.000 g ao nascer ou idade gestacional inferior a 28 semanas.

Com o início da diurese e da natriurese, a concentração de potássio sérico geralmente cai, mesmo em RN com níveis mais elevados anteriormente, podendo ocorrer hipocalemia a seguir.

Portanto, o potássio deve ser iniciado nos fluidos de manutenção após débito urinário adequado, função renal normal e dosagem normal de eletrólitos que ocorre, em geral, após 48 a 72 horas de vida.

A necessidade diária é de 1 a 2 mEq/kg podendo chegar a 2 a 3 mEq/kg nos dias seguintes.[4,5]

Necessidade de glicose

Com o clampeamento do cordão, a concentração de glicose sérica neonatal cai drasticamente durante os primeiros 60 a 90 minutos de vida. As alterações nos hormônios contrarreguladores e na insulina resultam na mobilização de glicose e gordura e estimulam a gliconeogênese.

Na maioria dos neonatos, o aumento resultante na produção de glicose endógena resulta em aumento e estabilização da concentração de glicose no plasma.

Hidratação em Pediatria

No entanto, a produção endógena de glicose pode ser inadequada ou incapaz de ser sustentada em uma taxa adequada em situações como a prematuridade, asfixia perinatal, restrição de crescimento intrauterino, filhos de mães diabéticas e jejum.

A administração de glicose exógena é, então, necessária para prevenir a hipoglicemia e conservar os estoques de glicogênio.

A oferta inicial deve estar em torno de 4 a 6 mg/kg/minuto em soluções com concentração de 10%.

Por sua vez, o estresse pode resultar também em hiperglicemia em decorrência da mobilização das reservas de glicogênio mediada por catecolaminas. Além disso, os RNPT apresentam risco aumentado de hiperglicemia, com infusão de glicose exógena, em razão da resposta lenta da insulina ao aumento das concentrações de glicose no plasma.

Assim, as taxas usuais de administração de glicose podem resultar em hiperglicemia com os riscos concomitantes de hiperosmolalidade e diurese osmótica.[8]

■ Monitorização dos fluidos e eletrólitos

Peso

O peso é um dos parâmetros mais úteis para a monitorização do equilíbrio hídrico do RN, pois mudanças rápidas refletem alterações na água corporal. Portanto, ele deve ser obtido, com precisão, pelo menos uma vez ao dia ou até duas vezes ao dia nos RN com qualquer problema no balanço hídrico.

Lembrando que os RNT perdem 1% a 2% do peso de nascimento diariamente até o total de 5% a 10% na 1ª semana de vida, enquanto, nos RNPT, a perda diária é de 2% a 3%, podendo chegar até 15% a 20% do peso de nascimento no total.

A perda excessiva de peso indica a necessidade de aumento da oferta hídrica enquanto o ganho ponderal ou perdas muito pequenas, nessa fase inicial, indicam a necessidade de restrição hídrica.[1,4,5]

Exame físico

No RN, os sinais de desidratação não são evidentes, como nas crianças maiores, o que dificulta a avaliação clínica.

Entretanto, RN com quadro de desidratação estimada em 10% podem apresentar olhos encovados, fontanela deprimida, pele fria, redução do turgor e da elasticidade da pele e oligúria. Nos quadros com desidratação estimada em 15%, os RN podem apresentar hipotensão, taquicardia e pulsos fracos além dos sinais anteriores.[4,5]

Bioquímica

A avaliação bioquímica é importante para a monitorização do balanço hídrico e eletrolítico no período neonatal, ainda que as coletas de sangue sejam um

Hidratação e Manejo Eletrolítico no Período Neonatal

problema tanto pela dificuldade técnica como pela espoliação sanguínea nos RN. As técnicas de micrométodo reduzem substancialmente a espoliação, além de facilitarem a coleta; entretanto, nem sempre estão disponíveis.

Dessa forma, as coletas devem ser otimizadas, individualizadas e planejadas para favorecer o manejo hidroeletrolítico do RN.

O sódio sérico e a osmolaridade plasmática são muito úteis na avaliação do estado de hidratação dos RN. O sódio sérico deve ser mantido entre 135 e 145 mEq/L.

A hiponatremia com perda ponderal sugere depleção de sódio e pode indicar necessidade de reposição. Entretanto, hiponatremia com ganho ponderal sugere excesso de água e indica a necessidade de restrição hídrica.

Por sua vez, hipernatremia com perda ponderal sugere desidratação e necessidade de reposição hídrica nas 48 horas seguintes, e a hipernatremia com ganho ponderal sugere sobrecarga de água e sal, indicando a necessidade de restrição hídrica e de sódio.

A concentração sérica de ureia, em geral, não tem se mostrado útil no monitoramento do equilíbrio de fluidos, pois reflete mais o estado nutricional e a carga de nitrogênio do que o estado de hidratação na fase de crescimento rápido do RN.

Os níveis de creatinina sérica, todavia, são importantes para a monitorização da função renal. Eles tendem a aumentar nos primeiros 2 a 3 dias após o parto e caem a seguir nas semanas seguintes.[4,8]

Débito urinário e densidade urinária

A produção de urina deve ser acompanhada em todos os RN e, na maioria das vezes, ela pode ser obtida por intermédio da pesagem das fraldas ou do uso de sacos coletores.

Em situações mais raras, em RN de maior gravidade e maiores, pode-se recorrer à sondagem vesical.

A produção de urina deve ser contabilizada a cada 6 a 8 horas com o objetivo de se alcançarem valores superiores a 0,5 mL/kg/h, idealmente, em torno de 1 a 3 mL/kg/h.

Tanto a capacidade renal de concentração como a de diluição urinária são limitadas no RN e a determinação da densidade urinária também é útil para guiar a terapia hídrica, sendo os valores considerados dentro da normalidade quando entre 1,005 e 1,012.[4,5]

Reposição hídrica

Quadros de desidratação com déficits hídricos moderados (10%) a graves (15%) devem ser corrigidos gradualmente ao longo das próximas 24 horas, sempre por via endovenosa.

Nos quadros de choque, alíquotas de 10 a 20 mL/kg de solução cristaloide devem administrados em 1 a 2 horas nas primeiras 8 horas e o déficit restante

Capítulo 14

Hidratação em Pediatria

deve ser administrado nas 16 horas seguintes. Alguns autores sugerem administrar a metade do volume de reposição estimado em até 8 horas e a outra metade em 16 horas juntamente com a manutenção.[4]

Restrição hídrica

Mais recentemente, estudos sugerem que ofertas hídricas mais restritas com maior perda ponderal em RNPT MBP estão associadas à redução na incidência PCA, ECN e óbito. Além disso, os efeitos também parecem ser benéficos na incidência de DBP.

O volume de fluidos usados nos grupos restritos difere da fluidoterapia, descrita anteriormente, em torno de 20 a 30 mL/kg/d nos primeiros 3 a 4 dias.

De qualquer forma, a oferta hídrica deve ser adequada o suficiente para atender as necessidades fisiológicas normais e evitar a desidratação.[3,7,15]

■ Conclusão

A transição da vida fetal para a neonatal está associada a grandes mudanças na água e na homeostase eletrolítica. O manejo de fluidos e de eletrólitos é particularmente desafiador nos recém-nascidos, principalmente nos pré-termos nos quais a perda de água é grande e altamente variável. Além disso, os rins dos RNPT têm uma capacidade mais limitada de compensar os desequilíbrios de água e eletrólitos do que os RNT.

As dificuldades no manuseio podem ser atenuadas pelo entendimento dos princípios básicos da fisiologia que afetam o balanço hidroeletrolítico no período neonatal.

Estudos mais recentes sugerem que o balanço hídrico negativo, nos primeiros 7 dias de vida, associa-se com melhor evolução e menores complicações como PCA, ECN e BDP nos RNPT.

■ Referências bibliográficas

1. Lorenz JM. Fluid and electrolyte therapy in the very low-birthweight neonate. NeoReviews. 2008;9(3):e102-8.
2. Hartnoll G. Basic principles and practical steps in the management of fluid balance in the newborn. Semin Neonatology. 2003;8(4):307-13.
3. Costarino A, Baumgart S. Modern fluid and electrolyte management of the critically ill premature infant. Pediatr Clin North Am. 1986;33(1):153-78.
4. Aggarwal R, Deorari AK, Paul VK. Fluid and electrolyte management in term and preterm neonates. Indian J Pediatr. 2001;68(12):1139-42.
5. Yildizdas HY, Demirel N, Ince Z. Turkish Neonatal Society Guideline on fluid and Electrolyte Balance in the Newborn. Turk Pediatri Ars. 2018;53(1):S55-64.
6. Bhatia J. Fluid and electrolyte management in the very low birth weight neonate. Journal of Perinatology. 2006;26(1):S19-21.
7. Grace E, Keir AK. Fluid therapy: friend or foe? Clinics in Perinatology. 2020;47(3):515-28.

Hidratação e Manejo Eletrolítico no Período Neonatal

8. Jochum F, Moltu SJ, Senterre T, Nomayo A, Goulet O, Iacobelli S, et al. Espghan/Espen/Espr/Cspen Guidelines on Pediatric Parenteral Nutrition: fluid and electrolytes. Clinical Nutrition. 2018;37(6):2344-53.

9. Moreira MEL, Lopes JMA, Carvalho MC. O recém-nascido de alto risco: teoria e prática do cuidar. Editora Fiocruz, 2004.

10. Oh W. Fluid and electrolyte management of very low birth weight infants. Pediatrics & Neonatology. 2012;53(6):329-33.

11. Puthoff TD. Fluids and electrolytes management. Newborn and Infant Nursing Reviews. 2004;4(2):98-105.

12. Lorenz JM, Kleinman LI, Ahmed G, Markarian K. Phases of fluid and electrolyte homeostasis in the extremely low birth weight infant. Pediatrics. 1995;96(3):484-9.

13. Modi N. Management of fluid balance in the very immature neonate. Arch of Dis Child Fetal Neonatal Ed. 2004;89(2):F108-11.

14. Chawla D, Agarwal R, Deorari AK, Paul VK. Fluid and electrolyte management in term and preterm neonates. Indian J Pediatr. 2008;75(3):255-9.

15. Selewski DT, Gist KM, Nathan AT, Goldstein SL, Boohaker LJ, Akcan-Arikan A, et al. The impact of fluid balance on outcomes in premature neonates: a report from the AWAKEN study group. Pediatr Res. 2020;87(3):550-7.

Capítulo 14

15

Hidratação na Criança com Desnutrição Moderada ou Grave

Érica Rodrigues Mariano de Almeida Rezende • Tatyana Borges da Cunha Kock

A desnutrição infantil, definida como inadequado estado nutricional em relação a um referencial (subnutrição ou obesidade), deve ser tratada como um problema transcendental porque ultrapassa a barreira da infância com consequências para toda uma existência.[1]

Em recente documento do Fundo das Nações Unidas para Infância (Unicef), publicado em 2019, foi observado que, apesar do atual aumento das taxas de obesidade na infância, 149 milhões de crianças menores de 5 anos ainda sofrem de deficiência de crescimento, 50 milhões com baixo peso e 340 milhões de crianças sofrem com a fome oculta – por deficiências de vitaminas e minerais na dieta, sendo ainda um grande problema em países subdesenvolvidos e fator decisivo para morbimortalidade e complicações como pneumonia, diarreia e desidratação, particularmente nos primeiros mil dias de vida.[2,3]

O Brasil, nesse cenário, apresentou melhora expressiva nos indicadores de subnutrição primária nos últimos 40 anos, com queda na taxa de prevalência global (37% para 5%); porém, em algumas regiões, particularmente no norte e nordeste, pode chegar a mais de 35%.[4] Outros grupos vulneráveis que devem ser lembrados são constituídos por crianças com neurodesabilidades, doenças crônicas e, em particular, por aquelas que estão em ambiente hospitalar, com taxas de 18% a 58%, aumentando a morbidade e o tempo de internação.[5,6]

A realização da triagem nutricional e a correta identificação do estado nutricional com utilização de adequados instrumentos de coleta de dados, medidas antropométricas e dados bioquímicos são imprescindíveis para o planejamento da ação, sendo a desnutrição um complicador na avaliação de um paciente desidratado, uma vez que pode ocorrer sobreposição dos sinais clínicos como letargia, aparência comprometida e edema em uma avaliação subjetiva.[1,7]

Capítulo 15

Hidratação em Pediatria

■ Diagnóstico e classificação da desnutrição

A anamnese detalhada com dados de vida prenatal e neonatal e morbidades pregressas, o recordatório alimentar e o exame físico minucioso são fundamentais na admissão do paciente, particularmente para nortear complicações infecciosas associadas.

O diagnóstico do estado nutricional, atualmente, é realizado utilizando-se a nomenclatura adotada para cada faixa de percentil ou escore z (Tabela 15.1), relacionando-se o peso para idade, a estatura para a idade e o peso para estatura, conforme recomendação da Organização Mundial de Saúde (OMS), publicada em 2006, capaz de predizer se a subnutrição é de início recente ou tardio, avaliando o grau de emaciação e atrofia, além da severidade do acometimento.[8] Outros parâmetros como circunferências cefálica, abdominal e do braço, além das pregas cutâneas, podem ser utilizados para avaliar a adiposidade.

Tabela 15.1 Diagnóstico antropométrico na criança entre 0 e 10 anos de idade.

Escore Z (E)	Crianças de 0 a 5 anos incompletos			Crianças de 5 a 10 anos incompletos		
	Peso para idade	Peso para estatura	IMC para idade	Estatura para idade	Peso para idade	IMC para idade
E < -3	Muito baixo	Magreza acentuada	Magreza acentuada	Muito baixa estatura	Muito baixo peso	Magreza acentuada
-3 < = E < -2	Baixo peso	Magreza	Magreza	Baixa estatura	Baixo peso	Magreza
-2 < = E < =1	Peso adequado	Eutrofia	Eutrofia	Estatura adequada	Peso adequado	Eutrofia
-1< = E <= +1						
+1< = E < = + 2		Risco de sobrepeso	Risco de sobrepeso			Sobrepeso
+ 2 < = E < = + 3	Peso elevado	Sobrepeso	Sobrepeso		Peso elevado	Obesidade
E > + 3		Obesidade	Obesidade			Obesidade

Fonte: Adaptada de Ministério da saúde, CGPAN. Incorporação da curvas de Crescimento da Organização Mundial da Saúde de 2006 e 2007 no SISVAN. Disponível em: http://nutricao.saude.gov.br/documentos/curvas-oms-2006-2007. Acessada julho de 2020.

Crianças gravemente comprometidas, antes classificadas pelos parâmetros antropométricos, clínicos e laboratoriais como marasmo (habitualmente lactentes menores de 2 anos com emagrecimento acentuado, pobreza de tecido celular subcutâneo, comprometimento de fâneros e em algumas situações irritabilidade ou apatia) e *Kwashiorkor-marasmático* (geralmente crianças acima de 2 anos de idade com edema, hepatomegalia, alterações de pele e fâneros e

180

Capítulo 15

Hidratação na Criança com Desnutrição Moderada ou Grave

notada apatia), atualmente podem ser classificadas como desnutridas atrofiadas ou consumidas e desnutridas edemaciadas.[9] As avaliações hematimétrica, bioquímica e do nível sérico de vitaminas e oligoelementos podem auxiliar no correto diagnóstico, revelando as implicações fisiológicas passíveis de observação (Quadro 15.1).[9]

A avaliação criteriosa dessas análises deve ser realizada considerando-se a possibilidade de quadros infecciosos associados alterarem os achados laboratoriais.

Quadro 15.1 Avaliação do paciente desnutrido.	
Dado observado	Achado
Anamnese	Histórico alimentar detalhado, idade gestacional, peso ao nascimento, condição social, doenças crônicas associadas
Exame físico	Apatia, irritabilidade, pele e fâneros, musculatura, ossos visíveis, presença de edema
Antropometria	Peso para altura, peso para idade, circunferência do braço (menor que 2 DP)
Achados laboratoriais	Albumina e pré-albumina sérica baixa, ureia, colesterol, hemoglobina, transferrina, vitaminas e oligoelementos abaixo dos valores de referência

Fonte: Adaptado de Antwi A, 2011.

■ Manejo

Crianças severamente desnutridas são mais susceptíveis a inúmeras comorbidades, incluindo infecções severas e, quando desidratadas, permanecem como um verdadeiro desafio na prática clínica do pediatra em virtude da vulnerabilidade fisiológica e do alto risco de mortalidade.

Essas infecções de repetição podem gerar uma resposta adaptativa e danos à membrana celular por radicais livres, tornando as crianças acometidas mais vulneráveis a distúrbios da fisiologia normal, incluindo os hidroeletrolíticos, com aumento do sódio intracelular, retenção de fluídos e diminuição do potássio por perda extracelular.[10,11] A desnutrição severa tem um estado de adaptação reduzida com retenção de líquidos promovendo expansão do volume extracelular, atrofia do miocárdio e hipocirculação.[12] O volume cardíaco parece estar reduzido em tamanho proporcional à redução da musculatura esquelética, porém ambas as funções sistólica e diastólica estão preservadas.

Outra causa importante é a diarreia que provoca desbalanço na homeostase da água e solutos, provocando distúrbios hidroeletrolíticos. Estudos demonstram que metade a dois terços das crianças desnutridas apresentam diarreia. De um lado, a desnutrição aumenta a mortalidade por diarreia e, do outro lado, a diarreia resulta na desnutrição em crianças jovens. Distúrbios eletrolíticos em crianças com desnutrição se tornam mais evidentes na presença de

Hidratação em Pediatria

diarreia e necessitam de intervenção imediata. Desta forma, a dosagem sérica de eletrólitos é essencial na admissão.[11] O aparato celular em crianças desnutridas está debilitado. A função tecidual e a composição corporal alteradas não podem ser restabelecidas até que esse aparato esteja reparado. Pela fragilidade das crianças desnutridas, é necessário um cuidado particular no manejo da diarreia e da desidratação.[10]

Embora estudos em países desenvolvidos demonstrem que o consenso para o manejo de crianças com desnutrição severa traga benefícios, viabilidade e sustentabilidade, a mortalidade neste grupo de crianças ainda permanece alta.[12,13] A sepse, a desidratação grave e o choque hipovolêmico têm sido identificados como causas comuns de complicações em crianças desnutridas, associadas a uma alta mortalidade. Sinais de choque e desidratação severa estão associados a uma alta taxa de mortalidade e devem ser identificados precocemente.[13] Um estudo prospectivo com 920 crianças quenianas com desnutrição severa tentou identificar sinais que podem demonstrar uma evolução desfavorável.[14] Desta forma, critérios para identificar grupos de crianças desnutridas graves com alto risco ou risco intermediário na admissão hospitalar foram estabelecidos (Quadro 15.2). Esses critérios podem ser úteis para identificar crianças que necessitam de intervenção mais precoce e de um monitoramento mais rigoroso.

Quadro 15.2 Critérios de risco para crianças desnutridas à admissão hospitalar.
Alto risco (mortalidade 34%)
• Depressão do nível de consciência, prostração ou coma • Bradicardia (FC < 80 bpm) • Evidência de choque (TEC > 2 segundos ou pulso fino) • Hipoglicemia < 3 mmol/L
Risco intermediário (mortalidade 23%)
• Acidose metabólica • Sinais de desidratação grave (> 3 evacuações líquidas em 24 horas) • Letargia • Hiponatremia (Na < 125 mmol/L) • Hipocalemia (K < 2,5)
Baixo risco (mortalidade 7%) Nenhuma das anteriores

Fonte: Adaptado de Maitland K, 2006.

Manejo da desidratação sem choque

Crianças desnutridas têm tolerância reduzida para alterações rápidas no volume intravascular, bem como podem apresentar riscos associados à alta taxa de mortalidade. O manejo dessas crianças deve ser feito com cuidado e avaliação contínua dos parâmetros clínicos.[10,11] Logo, uma criança com desnutrição grave deve ser reidratada, sempre que possível, por via oral, uma vez que a infusão endovenosa de líquidos pode resultar em hiper--hidratação e falência cardíaca e deve ser usada somente quando houver sinais de choque.[10,11] Como a criança com desnutrição tem deficiência de potássio e altos níveis de sódio, está recomendado o uso de um soro de reidratação oral que contenha menor quantidade de sódio e maior de potássio. A recomendação inicial da OMS, de 1999, é o uso de uma solução de reidratação modificada que contém 45 mmol/L de sódio e 40 mmol/L de potássio (Tabela 15.2).[10]

Tabela 15.2 Composição do ReSoMal e outras soluções de reidratação oral.

	ReSoMal	ReSoMal modificado	SRO modificado	SRO-glicose	SRO-glicose+ ARS	SRO arroz	SRO hipos-molar	SRO padrão antigo	SRO hipos-molar padrão
Osmolaridade (mOsm/L)	300	300	302	305	305	215	224	311	245
Sódio (mmol/L)	45	75	75	75	75	75	60	90	75
Potássio (mmol/L)	40	x	40	40	40	40	20	20	20
Cloreto (mmol/L)	76	x	87	87	87	87	50	80	65
Glicose (mmol/L)	125	x	90	90	90	0	84	111	125
Pó de arroz	0	0	0	0	0	50	0	0	0
ARS* g/L	0	0	0	0	50	0	0	0	0
PHGG** g/L	0	0	15	0	0	0	0	0	0

*Amido resistente à amilase. **Goma guar parcialmente hidrolisada

Fonte: Adaptada de Houston KA, 2017.

Essa solução está disponível comercialmente e recebe o nome de ReSoMal®. Além do soro de reidratação oral (SRO), recomendava-se também a administração de vitaminas e minerais como magnésio, zinco e cobre para corrigir deficiências, por meio de preparações contendo esses microelementos e vitaminas (Tabelas 15.3 e 15.4).[10]

Hidratação em Pediatria

Tabela 15.3 Composição da solução de minerais.

Substância	Quantidade
Cloreto de potássio	89,5 g
Citrato tripotássico monoidratado ($C_6H_5K_3O_7$)	32,4 g
Cloreto de magnésio	30,5 g
Cloreto de magnésio	3,3 g
Acetato de zinco	0,56 g
Sulfato de cobre	10 mg
Selenato de sódio (Na2Se)	5 mg
Água para reconstituir	1.000 mL

Fonte: Adaptada de WHO,1999.

Tabela 15.4 Composição da solução de vitaminas.

Vitamina	Quantidade
Hidrossolúvel	
Tiamina (vitamina B1)	0,7 mg
Riboflavina (vitamina B2)	2 mg
Ácido nicotínico	10 mg
Piridoxina (vitamina B6)	0,7 mg
Cianocobalamina (vitamina B12)	1 µg
Ácido fólico	0,35 mg
Ácido ascórbico	100 mg
Ácido pantotênico (vitamina B5)	3 mg
Biotina	0,1 mg
Lipossolúvel	
Retinol (vitamina A)	1,5 mg
Calciferol (vitamina D)	30 µg
∂-tocoferol (vitamina E)	22 mg
Vitamina K	40 µg

Fonte: Adaptada de WHO, 1999.

Nos locais onde a solução de ReSoMal não está disponível, pode-se utilizar 1 envelope de SRO de baixa osmolaridade para diluir em 2 L, em vez de 1 L, acrescentando glicose e potássio.[10,11] Há relatos de que a soroterapia em volumes acima do ideal pode provocar sobrecarga cardíaca na criança desnutrida mais facilmente do que na criança eutrófica.[8] Ainda neste sentido, crianças desnutridas com edema depressível tendem a reter mais sódio no espaço intracelular e, desta forma, têm tendência a reter líquidos e são mais

Hidratação na Criança com Desnutrição Moderada ou Grave

susceptíveis a complicações impostas pela sobrecarga hídrica e falência cardíaca.[12]

O SRO de baixa osmolaridade recomendado para crianças não desnutridas tem composição semelhante à do ReSoMal em relação ao conteúdo de sódio, mas com osmolaridade bem menor (em virtude do menor conteúdo de glicose). O que pode significar que, pelo menos teoricamente, ele tem menor potencial de aumentar as perdas diarreicas em crianças desnutridas.[12] Há evidências atuais de que o risco de sobrecarga de sódio em crianças com desnutrição severa e com desidratação pode ser cuidadosamente manejado com uso do SRO de baixa osmolaridade preconizado pela OMS.[11] A segurança no uso do SRO de baixa osmolaridade sem diluições adicionais está relacionada com a habilidade do profissional de saúde de avaliar o estado de hidratação da criança e com a possibilidade de monitorização contínua de mudanças no volume circulante desde o início da reidratação.[11] Um estudo com 110 crianças com idade entre 6 e 59 meses com desnutrição severa e diarreia aguda demonstrou que a hiponatremia esteve menos presente no grupo que recebeu SRO de baixa osmolaridade com adição de potássio (1,9%) quando comparado com o grupo que recebeu solução de ReSoMal modificada (15,4%).[8] Nenhum dos dois grupos desenvolveu hipo ou hipernatremia severa e ambos os grupos demonstraram sucesso com a terapia de reidratação, demonstrando a segurança do uso do SRO de baixa osmolaridade. Uma revisão sistemática comparou diferentes soluções disponíveis para crianças desnutridas graves com diarreia e desidratação (Tabela 15.2), utilizadas nos ensaios clínicos randomizados.[12] Foram avaliados os desfechos importantes como a ocorrência de hiponatremia, mortalidade, volume de perdas diarreicas e falha na terapia de reidratação oral. Não foi observado aumento de hiponatremia na comparação entre o SRO padrão, anteriormente recomendado pela OMS e o SRO de baixa osmolaridade, embora este último tenha mostrado superioridade na diminuição das perdas diarreicas, na duração da diarreia e no tempo para reidratação. Por sua vez, o uso de ReSoMal, comparado ao do SRO padrão e ao de baixa osmolaridade, esteve relacionado com maior proporção de crianças evoluindo com hiponatremia após a terapia de reidratação. Reforça ainda que existem argumentos que favorecem o uso do SRO de baixa osmolaridade e que estudos devem ser conduzidos avaliando seu uso para crianças desnutridas.[12]

A quantidade suficiente de ReSoMal para restaurar a hidratação normal varia entre 70 e 100 mL/kg de peso. Essa quantidade deve ser administrada em até 12 horas, de forma lenta e gradual, começando com 5 mL/kg a cada 30 minutos nas primeiras 2 horas e, posteriormente, 5 a 10 mL/kg por hora.[10] Pode ser administrada por via oral se a criança tolerar bem ou, se necessário, por sonda nasogástrica (SNG). Em geral, crianças com desnutrição severa encontram-se prostradas e mostram-se exaustas, tendo dificuldade de manter aceitação oral. Neste caso, ou na presença de vômitos persistentes, dispneia e lesões orais como estomatite, a administração por SNG pode ser uma boa alternativa.

A criança deve ser reavaliada pelo menos a cada hora. A quantidade exata a ser oferecida dependerá da aceitação da criança, das perdas pelas evacuações e da presença de vômitos ou sinais de hiper-hidratação. A reidratação está completa quando a criança não apresentar mais sede, apresentar diurese

Capítulo 15

Hidratação em Pediatria

e os outros sinais de desidratação desaparecerem. A terapia de reidratação oral deve ser interrompida quando houver aumento da frequência respiratória (FR) ou cardíaca (FC), na presença de ingurgitamento jugular ou se houver aumento do edema (edema bipalpebral).[10]

No Quadro 15.3, estão descritas recomendações da OMS de 2013 para atualização do manejo de desnutrição severa em crianças e adolescentes de 2013.

Quadro 15.3 Resumo das orientações do *guideline* para manejo de crianças desnutridas graves sem choque (2013).

1. Crianças com desnutrição severa e algum grau de desidratação sem choque devem receber soro ReSoMal 5 mL/kg a cada 30 minutos nas primeiras 2 horas. Depois, se a criança se mantiver desidratada, 5 a 10 mL/kg por um período máximo de até 10 horas, exceto em crianças com cólera ou diarreia secretora

2. Sinais de melhora do estado de hidratação ou hiper-hidratação devem ser monitorizados a cada 30 minutos nas primeiras 2 horas e, após, a cada hora

3. O ReSoMal pode ser preparado diluindo-se 1 envelope em 2 L de água (em vez de 1 L), adicionando-se 50 g de açúcar e 40 mL de uma preparação com combinação de vitaminas e minerais

4. A suplementação de zinco (10 a 20 mg/dia) deve ser oferecida a toda criança até que a duração e a intensidade da diarreia comecem a diminuir. A suplementação de zinco por 10 a 14 dias reduz o risco de novos episódios diarreicos nos próximos 2 a 3 meses

5. Se a criança estiver tolerando alimentar-se, com alimentos ricos em potássio, zinco e magnésio ou preparações contendo estes minerais, não há necessidade de acrescentá-los ao SRO

6. Crianças que não necessitam de um tratamento de emergência, sobretudo por hipotermia, desidratação ou choque, devem receber fórmula o mais rápido possível, usualmente após 2 a 3 horas do início da reidratação. A amamentação não deve ser interrompida durante a reidratação. As dietas devem ser ricas em carboidrato e pobre em proteínas, gorduras e sódio

---

Fonte: Adaptado de WHO, 2013.

Manejo da desidratação com choque

A única condição para hidratação endovenosa em crianças com desnutrição severa é a presença de colapso circulatório causado por desidratação grave ou choque séptico.[10,11] Desidratação e choque séptico são difíceis de se diferenciarem em crianças com desnutrição severa. A desidratação evoluiu de algum grau para grave conforme a perda de peso esteja entre 5% e 10% e > 10%, respectivamente, enquanto o choque séptico progride de "incipiente" para "estabelecido" à medida que o fluxo de sangue para os tecidos diminui. Além disso, muitos casos de choque séptico cursam com história de diarreia e algum grau de desidratação. E muitos sinais de desidratação estão presentes no choque séptico.[13]

A OMS recomenda evitar o uso de fluidoterapia endovenosa e restringe o uso de ressuscitação volêmica para crianças com sinais de choque avançado.[12] Esses sinais incluem pulso rápido e fino, extremidades frias, tempo de

Hidratação na Criança com Desnutrição Moderada ou Grave

enchimento capilar (TEC) maior do que 3 segundos e sinais de rebaixamento do nível de consciência. Para estas crianças, deve ser feito, preferencialmente, o uso de baixos volumes de solução hipotônica (0,45% de sódio), uma vez que elas apresentam risco aumentado para desenvolver falência cardíaca e sobrecarga de água e sódio.[11] Neste sentido, a OMS recomenda, desde 1999, o uso das seguintes soluções: solução de Darrow ao meio com glicose a 5%; Ringer-lactato com glicose a 5% ou solução salina a 0,45% com glicose a 5% (Tabela 15.5).[10] Entretanto, na atualização de 2013, considera-se que a solução de Darrow ao meio com glicose a 5% seja a mais segura, pela quantidade menor de sódio e maior de potássio. A solução de Darrow ao meio não está comumente disponível em muitos países. Logo, soluções isotônicas, como o Ringer-lactato, devem ser administradas em bolus de 10 a 15 mL/kg e repetidas a cada 15 a 20 minutos até que os sinais de choque desapareçam.[3] O Quadro 15.4 sintetizam as recomendações da OMS, de 2013, para atualização do manejo de desnutrição severa em crianças e adolescentes em choque.

Quadro 15.4 Resumo das orientações (*guideline*) da Organização Mundial de Saúde para manejo de crianças e adolescentes desnutridos graves com choque (2013).
1. A única indicação de infusão endovenosa de fluidos em crianças e adolescentes com desnutrição grave é na presença de colapso circulatório por desidratação grave ou choque séptico, quando a criança está letárgica ou com rebaixamento do nível de consciência
2. Toda criança e todo adolescente com desnutrição grave e sinais de choque com rebaixamento do nível de consciência devem ser tratados para choque séptico. Isso inclui crianças e adolescentes com sinais de desidratação sem história de diarreia, com hipotermia, hipoglicemia e com edema e sinais de desidratação
3. A recomendação para o manejo de crianças e adolescentes desnutridos graves com choque é a administração intravenosa de: a) Solução ao meio de Darrow com glicose 5%   b) Ringer-lactato com glicose 5%   c) Se nenhuma das anteriores estiver disponível, utilizar NaCl a 0,45% e glicose 5%
4. Essas soluções devem ser administradas imediatamente, em bólus de 10 a 15 mL/kg, repetido a cada 15 a 20 minutos
5. Entretanto, sobretudo em serviços de emergência, fica difícil dosar a quantidade correta de soro glicosado. Desta forma, o uso de soluções isotônicas, como o Ringer-lactato está recomendado
6. É importante avaliar atenciosamente a criança ou o adolescente a cada 5 a 10 minutos, com atenção para sinais de hiper-hidratação ou de insuficiência cardíaca. Se forem observados, a infusão deve ser interrompida imediatamente
7. Se a criança ou o adolescente com desnutrição grave com choque não demonstrar resposta após 1 hora de iniciada a expansão volêmica, a transfusão sanguínea deve ser considerada (10 mL/Kg lentamente em pelo menos 3 horas). Crianças e adolescentes com desnutrição severa devem receber hemoderivados nas primeiras 24 horas de admissão hospitalar
8. Crianças e adolescentes com desnutrição severa devem receber hemoconcentrado se estiverem com anemia (Hb < 4 g/dL ou < 6 g/dL com sinais de desconforto respiratório)
9. Os princípios gerais de ressuscitação, em particular oferecer oxigênio e ventilação, se aplicam da mesma forma para crianças e adolescentes com desnutrição severa

Fonte: Adaptado de WHO, 2013.

Hidratação em Pediatria

O manejo do choque em crianças com desnutrição severa continua controverso.[13,14,15] Um estudo realizado em crianças do Quênia, maiores de 6 meses, com desnutrição grave e choque, demonstrou segurança no uso de solução isotônica (Ringer-lactato) para ressuscitação volêmica, com melhora dos parâmetros hemodinâmicos do choque, sem impactos importantes na taxa de sobrevida.[14] Esse estudo reforça a importância da expansão volêmica para redução da mortalidade, demonstrando que a cada hora que o choque deixa de ser corrigido, a taxa de mortalidade pode dobrar. Todavia, o cuidado com uso de altos volumes de fluidos isotônicos é necessário. O maior ensaio clinico sobre ressuscitação volêmica, *Fluid Expansive as a Supportive Treatment* (FEAST), traz evidências fortes de que a ressuscitação fluídica rápida e agressiva pode aumentar o risco de morte em crianças desnutridas graves ao gerar sobrecarga no sistema cardiovascular.[15] Nesse grupo, esse estudo recomenda a administração de Ringer-lactato com glicose 5%, ou solução de Darrow ao meio com glicose a 5%, ou solução salina a 0,45% com glicose 5%, ou simplesmente Ringer-lactato na ausência das demais (Tabela 15.5). A administração do fluido deve ser feita em até 1 hora, no volume de 15 mL/kg; e, se necessário, repetir o volume de 15 mL/kg nas horas seguintes para aqueles responsivos a volume. Naqueles cujo choque não melhora com volume, presume-se que tenha choque séptico, indicando-se a administração de hemoderivados. Entretanto, nesse estudo não foram incluídas crianças com diarreia. Para os casos de desidratação por síndromes diarreicas, está recomendada a soroterapia de reidratação oral, ficando reservada a ressuscitação volêmica apenas para os casos de choque.[16]

Tabela 15.5 Constituição das principais soluções recomendadas para ressuscitação fluídica em crianças com desnutrição grave e choque.

Tipo de fluido	Composição						
	Na⁺ mmol/L	K⁺ mmol/L	Cl⁻ mmol/L	Ca++ mmol/L	Lactato mmol/L	Glicose g/L	Caloria cal/L
Ringer lactato+glicose 5% ao meio	65	2,7	56	1	14	50	200
Solução Darrow+glicose 5% ao meio	61	17	52	-	27	50	200
Solução lalina 0,45% +glicose 5%	77	-	77	-	-	50	200
Solução de Darrow	121	35	103	-	53	-	-
Ringer-lactato (Hartmann's)	130	5,4	112	1,8	27	-	-

Fonte: Adaptada de WHO, 1999.

Hipocalemia

Distúrbio de íons mais comum em crianças desnutridas e com diarreia. Estudos demonstram que a hipocalemia, nestas crianças, aumenta a

Hidratação na Criança com Desnutrição Moderada ou Grave

mortalidade se os níveis séricos de potássio estiverem abaixo de 2,5 mEq/L.[17] Baixa ingesta e redução da massa muscular resultam na queda de mais de 25% dos níveis séricos de potássio. A hipocalemia nestas crianças pode ser assintomática, embora, durante os episódios de diarreia, elas apresentam maior risco de desenvolver manifestações graves como fraqueza muscular e arritmias que, se não identificadas e imediatamente tratadas, ocasionam risco de vida. Taquicardia ventricular e fibrilação podem ser resultantes mesmo de uma hipocalemia moderada, decorrentes da inibição da bomba de sódio e potássio do músculo cardíaco. Como consequência à hipocalemia, a fraqueza muscular, depressão dos reflexos tendinosos profundos e até mesmo uma paralisia flácida, sobretudo dos músculos respiratórios, podem levar à depressão respiratória.

A suplementação de potássio pode ser feita pela via enteral ou oral ou por sondas em caso de pacientes assintomáticos e/ou com hipocalemia moderada (2,5 a 3 mEq/L). Em pacientes desnutridos, a OMS recomenda a suplementação oral em conjunto com a terapia de reidratação oral, descrita anteriormente, que contenha concentrações maiores de potássio quando comparada às do soro de reidratação oral padrão.[10,17] Em pacientes sintomáticos e com hipocalemia severa (K abaixo de 2,5), deve ser feita via parenteral. A recomendação é que a suplementação seja lenta e gradativa, em pelo menos 2 semanas. O uso de fluidos endovenosos e a rápida manipulação da composição química do sangue podem aumentar a mortalidade. Não há descrito o nível mínimo de potássio que pode ser tolerado pela criança desnutrida para manter a correção lenta; entretanto, o estudo demonstrou que, na hipocalemia severa, o uso da suplementação endovenosa mostrou menor taxa de mortalidade.[17]

Manejo da desidratação em pacientes desnutridos e com cólera ou diarreia secretora

Nas crianças com desnutrição severa e cólera ou diarreia secretora profusa, por se tratar de quadros com grandes perdas de volume e, desta forma, com maiores perdas de sódio, chegando até a 90 mmol/L, o uso do soro de hidratação oral conforme descrito anteriormente não está recomendado.[10,14,18] Neste caso, a recomendação consiste no uso endovenoso de Ringer-lactato no volume de 30 mL/kg rapidamente e 70 mL/kg lentamente, em 2,5 a 5 horas.

Em países subdesenvolvidos como Yemen, Sudão, Somália e Etiópia, o acesso limitado à água potável e a falta de saneamento básico contribuem para aumentar os casos de cólera. A OMS estima que 25% dos casos de cólera ocorrem em menores de 5 anos.[18] Existem poucos protocolos para manejo de fluidos em crianças com cólera e desnutrição severa, sobretudo em menores de 5 anos. Em 2017, o Centro de Prevenção e Controle de Doenças, em Atlanta, revisou as principais recomendações já descritas para tratamento de cólera em crianças com desnutrição severa. A revisão mostrou discrepâncias entre as recomendações. Diante disso, foi criado um painel (Quadro 15.5) para estimular a padronização de condutas, levando em conta que estas crianças têm risco de hipotermia, hipoglicemia, sepse e falência cardíaca.[18]

Capítulo 15

Hidratação em Pediatria

Quadro 15.5 Painel de recomendações para manejo para crianças com cólera e desnutrição severa.

Diagnóstico	• Combinação de aparência visual e dados antropométricos. Lembrando que, na cólera, a desidratação pode falsear o Z-escore peso para estatura, originando diagnóstico incorreto de desnutrição, a não ser que outros sinais estejam presentes como perda de massa em região glútea e costelas visíveis • Considerar o uso da circunferência média do braço • O teste rápido para cólera não deve ser usado como um *screening* individual e sua negatividade não exclui a necessidade de reidratar o paciente conforme o protocolo
Tratamento	• Definir claramente indicações para uso hidratação oral ou intravenosa • Definir claramente quando o paciente deve passar de hidratação endovenosa para oral • Sinais específicos de melhora do estado de hidratação – como pulso, estado geral, débito urinário, nível consciência – devem ser monitorados, assim como os sinais vitais • Definir critérios para uso de antibioticoterapia incluindo o antibiótico, as dosagens e os regimes de uso • Definir indicações de uso de SNG para reidratação ou início para realimentação
Complicações	• Identificar pacientes com cólera que têm alto risco de complicações como hipoglicemia, hipotermia, sepses e falência cardíaca • Definir sinais de hiper-hidratação e sobrecarga hídrica
Tratamento nutricional	• Definir indicações para administração de fontes de energia como glicose e uso de fórmulas ou de suplementos lácteos, incluindo regime de administração (volume, tempo) • Prover recomendações sobre o aleitamento materno e o uso de leite materno durante o tratamento • Listar indicações para transferência para centros de suporte nutricional

Fonte: Adaptado de Ververs M, Narra R, 2017.

■ Referências bibliográficas

1. Mehta NM, Corkins MR, Lyman B, Malone A, Goday OS, Carney LN, et al. Defining pediatric malnutrition: a paradigma chift toward etiology-relataded definitions. J Parenter Enteral Nutr. 2013;37(4):460-81.
2. UNICEF (2019). The State of the World's Children 2019. Children, food and nutrition: crowing well in a changing world. New York: UNICEF, 2019. [2022 Nov. 07]. Disponível em: https://www.unicef.org/brazil/media/5581/file/SOWC2019_relatorio_completo_em_ingles.pdf (unicef.org).
3. UNICEF (2013). Improving child nutrition: the achievable imperative for global progress. New York: UNICEF; 2013. [2022 Nov. 07]. Disponível em: em:https://www.unicef.org/publications/files/Nutrition_Report_final_lo_res_8_April.pdf.

4. Araújo TS, Oliveira CSM, Muniz PT, Nunes MS, Cardoso MA. Child undernutrition in one of the cities with greater nutritional risk in Brazil: population based study in the Western Brazilian Amazon. Rev Bras Epidemiol. 2016;19(3):554-66.
5. Silva BN, Brandt KG, Cabral PC, Mota VV, Camara MM, Antunes MMC. Malnutrition frequency among cerebral palsy children: differences in onset of nutritional intervention before or after the age of five years. Rev. Nutri. 2017;30(6):713-722.
6. Josten KFM, Hulst JM. Malnutrition in pediatric hospital patients: current issues. Nutrition. 2011;27(2):133-7.
7. Spolidoro JV, Cardoso AL. Avaliação e risco nutricional em pediatria in Manual de Suporte Nutricional da Sociedade Brasileira de Pediatria. 2019;1:14-20.
8. WHO Multicentre Growth Reference Study Group – WHO Child Growth standards based on length/height, weight and age. In: De Onis M, Garza C, Onyango AW, Martorell R. WHO Child Growth Standards. Acta Paediatrica. 2006;95(450):76-85.
9. Antwi A. Assessment and management of severe malnutrition in children. West Afr J Med. 2011;30(1):11-8.
10. WHO. Management of severe malnutrition: a manual for physicians and other seniors health workers. Geneva: WHO; 1999. [2022 Nov. 07]. Disponível em: https://www.who.int/nutrition/publications/en/manage_severe_malnutrition_eng.pdf.
11. WHO. Guideline: updates on the management of severe acute malnutrition in infants and children. Geneva: WHO; 2013. [2022 Nov. 07]. Disponível em: https://www.who.int/nutrition/publications/guidelines/update-management_SAM_infantandchildren/en.
12. Houston KA, Gibb JG, Maitland K. Oral rehydration of malnourished children with diarrhoea and dehydration: a systematic review. Wellcome Open Res. 2017;2:66-86.
13. Maitland K, Berkley JA, Shebbe M, Peshu N, English M, Newton CR. Children with severe malnutrition: can those at highest risk of death be identified with the WHO protocol? Plos Med. 2006;3(12):e500. Epub 2006 Dez 30.
14. Akech S, Karisa J, Nakamya P, Boga M, Maitland K. Phase II trial of isotonic fluid resuscitation in Kenyan children with severe malnutrition and hypovolaemia. BMC Pediatrics. 2010;10:71. doi:10.1186/1471-2431-10-71.
15. Obonyo N, Maitland K. Fluid management of shock in severe malnutrition: what is the evidence for current guidelines and what lessons have been learned from clinical studies and trials in other pediatric populations. Food Nutr Bull. 2014;35(2):S71-8.
16. Kumar R, Kumar P, Aneja S, Kumar V, Rehan HS. Safety and eficcacy of low-osmolarity ORS vs. modified rehydratation solution for malnutrition children with severe acute malnutrition and diarrhea: a ranfomized controlled trial. J Trop Pediatrics. 2015;61(6):435-41.
17. Alasad SM, Salih OAM, Hassan M. Insight into potassium's role in childhood mortality due to severe acute malnutrition. Sudan J Paediatr. 2019;19(1):44-51.
18. Ververs M, Narra R. Treating cholera in severely malnourished children in the Horn of Africa and Yemen. Lancet 2017;390(10106):1945-6.

16

Hidratação na Criança com Cetoacidose Diabética

Ana Carolina de Carvalho Ruela Pires
Auxiliadora Damianne Pereira Vieira da Costa

O diabetes *mellitus* do tipo 1 (DM1) é a doença endócrina mais frequente na infância. A cetoacidose diabética (CAD) é a principal urgência endócrino-metabólica, sendo a causa mais comum de hospitalização e óbito de pacientes diabéticos nesta faixa etária.[1]

A mortalidade por CAD em crianças varia de 0,15% a 0,3%. O edema cerebral, que ocorre em 0,5% a 1% dos casos de CAD, é a principal causa de morte, com uma mortalidade global de 21% a 24% em países desenvolvidos, e é responsável por 60% a 90% de todas as mortes associadas à CAD.[1,2]

Há uma variação geográfica ampla, de 15% a 70%, na incidência de CAD como abertura do quadro de DM1, inversamente proporcional às taxas locais de ocorrência da doença. São fatores de risco: menor idade (especialmente os menores de 2 anos); diagnóstico tardio; populações em desvantagem socioeconômica; e dificuldade de acesso aos serviços de saúde.[2,3] Em pacientes com diagnóstico prévio de DM1, a incidência de CAD varia de 1% a 10% por paciente/ano. Nestes, o risco de CAD é maior em crianças e adolescentes com DM1 descontrolado e episódios prévios de CAD, omissão do uso de insulina, vigência de episódios infecciosos, principalmente as síndromes diarreicas, transtornos psiquiátricos; transtornos alimentares; consumo de álcool; situações de vulnerabilidade (p. ex., violência domiciliar); e dificuldade de acesso aos serviços de saúde.[2]

Além das manifestações típicas do DM1 como poliúria, polidipsia e perda inexplicada de peso, a CAD se manifesta pela associação em graus variados de náuseas, vômitos, dor abdominal, hiperventilação, desidratação e/ou rebaixamento do nível de consciência.[4] Por definição, a CAD ocorre na vigência de: 1) hiperglicemia (glicemia > 200 mg/dL); 2) acidose (pH < 7,30 ou bicarbonato sérico < 15 mEq/L); e 3) cetonúria (++ ou mais) e/ou cetonemia (beta-hidroxibutirato acima de 3 mmol/L).[1,5]

O grau de acidose determina a gravidade da CAD, classificada em: 1) leve, se pH menor que 7,3 ou bicarbonato menor que 15 mmol/L; 2) moderada,

Hidratação em Pediatria

se pH menor que 7,2 ou bicarbonato menor que 10 mmol/L; e 3) grave, se pH menor que 7,1 ou bicarbonato menor que 5 mmol/L.[1]

O sucesso no tratamento da CAD depende de reconhecimento precoce e do manejo inicial com foco na insulinoterapia e na reposição fluídica precoce, monitorando complicações.[4,6] Neste capítulo, será dada atenção especial ao manejo de fluidos e de eletrólitos durante o tratamento da CAD em crianças e adolescentes.

■ Fisiopatologia

Insulinopenia, absoluta ou relativa, decorrente de falência das células pancreáticas ou da falha na administração exógena da insulina, podendo estar associada a altas concentrações de hormônios contrarreguladores, causam estado de hipercatabolismo e falha na utilização periférica da glicose. Consequentemente, há aumento nas taxas de glicogenólise e de gliconeogênese no fígado e rins, além de lipólise e proteólise. A hiperglicemia resultante aumenta significantemente a osmolaridade plasmática. Lipólise e cetogênese (produção principalmente de acetoacetato e β-hidroxibutirato) resultam em cetonemia e acidose metabólica. Hiperglicemia, excedendo o limiar renal de excreção (cerca de 180 mg/dL), aliada ao aumento da cetonemia, promove diurese osmótica e desidratação com depleção de eletrólitos, principalmente potássio, o que pode ser agravado ainda pela presença de vômitos (intensificados em vigência de acidose grave). Há hipoperfusão desencadeada pela depleção de volume ou mesmo pela possibilidade de associação com sepse aumenta os níveis de ácido láctico, o que agrava ainda mais a acidose metabólica.

Estas alterações acabam estimulando mais ainda a liberação de hormônios contrarreguladores (de estresse), com agravamento da hiperglicemia e cetonemia e instalando um ciclo vicioso que só é interrompido com adequadas administração de insulina e reposição fluídica.[1,7]

Além de hiperglicemia, aumento da osmolaridade, desidratação e acidose, ocorrem distúrbios hidroeletrolíticos importantes. O potássio é certamente o eletrólito mais afetado. Ocorrem perdas urinárias, por diurese osmótica e pelo hiperaldosteronismo, consequente ao estado de depleção de volume; e gastrointestinais, por vômitos. Além disso, há efluxo transcelular do íon para o meio extracelular, ocasionado por aumento da osmolaridade (o potássio é levado junto com a água), acidose e proteólise. Finalmente, durante o tratamento, a insulina administrada e a própria correção da acidose levam o potássio de volta ao meio intracelular, reduzindo seus níveis séricos.[2]

Em relação ao sódio, há variados graus de perda urinária, minimizada pelo estado de hiperaldosteronismo, com aumento na retenção e reabsorção renal desse íon, além da redução da filtração urinária comumente presente. Esse eletrólito acaba não sendo um indicador confiável do grau de depleção do intravascular por conta da hiperglicemia, que promove movimento da água para o extracelular e causa, portanto, hiponatremia dilucional. Por isso, a concentração sérica do íon deve ser corrigida pela glicemia. Para cada 100 mg/dL de elevação da glicemia acima do valor basal, há uma queda de aproximadamente

Hidratação na Criança com Cetoacidose Diabética

1,6 mEq/L no Na sérico. O inverso ocorre durante o tratamento, em que é esperado um aumento nos níveis de sódio com a redução da glicemia.[2]

Menos comumente, há redução nos níveis de fosfato, cálcio e magnésio e isso deve ser monitorado. No caso do fosfato, à semelhança do que ocorre com o potássio, há perda urinária pela diurese osmótica e efluxo transcelular, principalmente após o início do tratamento com insulina. Em geral, essa depleção só é clinicamente significativa após período de jejum maior do que 24 horas.[2]

Finalmente, a formação de cetoácidos na CAD consome o sistema-tampão de bases do organismo, causando consumo de bicarbonato e acidose.[1] Não há, entretanto, necessidade de correção com níveis de pH superiores a 6,9/7, pois o início da terapia com insulina e reposição de fluidos interrompem a produção de cetoácidos e, portanto, reduzem a acidose, com metabolização dos cetoácidos e geração de bicarbonato. A correção da hipovolemia também melhora a perfusão renal, com consequente aumento na excreção de ácidos orgânicos.[2] Durante o tratamento, pode ocorrer também acidose hiperclorêmica, transitória, tanto pela perda urinária de cetoácidos (que deixam de gerar bicarbonato pela sua betaoxidação) como pela carga de cloro advinda da administração de cristaloides, especialmente de NaCl 0,9%.[2]

■ Laboratório

Testes laboratoriais na CAD são realizados com os seguintes objetivos: 1) dar o diagnóstico de CAD; 2) fazer aferições mais precisas e caracterizar o *status* hidroeletrolítico e acidobásico do paciente; 3) diagnosticar infecção e condições clínicas mais específicas.[1,2]

Para o diagnóstico específico da CAD, são necessários: glicemia capilar (> 200 mg/dL); beta-hidroxibutirato sérico ($\geq$ 3 mmol/L) ou pesquisa de cetonúria; e gasometria arterial venosa (pH < 7,3; bicarbonato < 15 mEq/L). Uma vez iniciado o tratamento específico, o beta-hidroxibutirato sérico e o ânion *gap* (AG) podem ser usados para monitorar a resposta terapêutica. Embora a cetonúria seja útil no diagnóstico, é preciso considerar que o teste afere acetoacetato e este pode persistir por algum tempo após a resolução da CAD. Portanto, não é um método útil para monitorar resposta ao tratamento.

Outros exames laboratoriais incluem a dosagem de eletrólitos, ureia, creatinina, hemograma, lactato. Em circunstâncias clínicas específicas, pode ser considerado o rastreio infeccioso com exame de urina (EAS), radiografia e culturas de sangue e de locais específicos. Eletrocardiograma pode ser necessário nos distúrbios de potássio.

Alguns cálculos são importantes e obtidos após dosagens séricas de glicemia, eletrólitos e gasometria arterial. O AG está aumentado pela presença de cetoácidos na CAD. É obtido pela fórmula:

$$AG = Na^+ - (Cl^- + HCO3^-)$$

Hidratação em Pediatria

e apresenta variação de 12 ± 2 mmol/L. Na CAD, encontram-se valores entre 20 e 30 mmol/L. A osmolaridade efetiva é obtida pela fórmula Osm = 2 × Na + glicose/18. Na CAD, os valores são altos; em geral, entre 300 e 350 mOsm/L. Quanto ao Na plasmático, como citado anteriormente, ocorre uma hiponatremia dilucional pela hiperglicemia e pelo aumento da osmolaridade plasmática. A fórmula Na^+ corrigido = Na^+ aferido + 1,6 × (glicemia aferida – 100)/100 estima o valor corrigido do Na pela glicemia.[1,2]

■ Hidratação

Na CAD, há variados graus de depleção de volume e eletrólitos, tanto do intra como no extracelular. Mesmo com depleção volêmica importante, o choque é raro e a pressão arterial é mantida geralmente às custas do aumento da pressão osmótica, da secreção de hormônio antidiurético (HAD) e de catecolaminas em resposta à hiperosmolaridade. Os graus de desidratação, hiperglicemia e déficits hidroeletrolíticos variam de acordo com a duração do quadro, tipo de fluidos e alimentação consumidos antes do atendimento no serviço de emergência.[2]

Na emergência, o paciente com CAD deve ser avaliado seguindo as diretrizes do Suporte Avançado de Vida em Pediatria (PALS). Na avaliação inicial, observar a alteração do nível de consciência, padrão respiratório e palidez, que podem estar presentes em variados graus a depender da depleção de volume e acidose; e providenciar imediatamente acesso venoso periférico, além da monitorização e suporte. Um segundo acesso periférico pode ser útil para a coleta repetida de exames laboratoriais. Evitar acessos venosos centrais pelo risco aumentado de trombose nestes pacientes, além dos riscos inerentes ao procedimento (necessidade de sedação, acidentes de punção, entre outros).[2]

São objetivos da terapia corrigir a desidratação, a acidose e a cetose; reduzir gradualmente a hiperosmolaridade com a queda lenta da glicemia; identificar e tratar os eventos precipitantes (p. ex., como as infecções); e monitorar as complicações da CAD e seu tratamento. A expansão inicial com fluidos cristaloides (habitualmente, NaCl 0,9% ou Ringer-lactato) deve preceder o início da insulinoterapia. Coloides não devem ser utilizados com essa finalidade. Nos raros casos de choque, a expansão deve ser feita em bólus de 20 mL/Kg em 20 a 30 minutos. Na desidratação sem choque, infusões de 10 a 20 mL/kg de fluidos devem ser administrados em 1 a 2 horas.

A insulinoterapia venosa (EV), na dose de 0,05 a 0,1 unidade/kg/h, só deve ser iniciada após o paciente receber a expansão inicial. Uma solução sugerida inclui a diluição de 50 unidades de insulina regular em 50 mL de NaCl 0,9%, em uma concentração final de 1 unidade/mL.[2,4]

Após a ressuscitação inicial com cristaloides, deve ser feito o cálculo do déficit estimado de volume a ser reposto em até 48 horas e este ser acrescentado às necessidades hidroeletrolíticas de manutenção. Esse cálculo pode ser feito, idealmente, por meio do déficit ponderal a partir do peso aferido até 1 ou 2 semanas antes da admissão, o que raramente é possível. Na impossibilidade desse dado, calcular a partir da classificação de gravidade da CAD.

Hidratação na Criança com Cetoacidose Diabética

Em quadros leves a moderados, assumir um déficit de 5% e, nos graves, de 10%. Excetuando-se os casos de choque, todo o líquido administrado na expansão inicial deve ser descontado do déficit de fluidos calculado para a reposição posterior, junto com a manutenção.[2,4,8] Exemplificando:

> Em uma criança de 10 kg, com CAD grave, o déficit estimado seria de 10%, ou seja, 1 L.
>
> Se ela estava com desidratação sem choque e fez, na emergência, 2 expansões de 10 mL/kg cada (200 mL ao todo), o déficit de fluidos será de 1.000 mL - 200 mL = 800 mL.
>
> Cálculo do volume para 48 horas: 400 mL por dia + hidratação de manutenção para o peso.

No cálculo da manutenção, o volume recomendado segue aquele proposto por Holliday ou pela fórmula baseada na superfície corporal para crianças que pesam mais de 10 kg (1.500 mL/m^2/24 h), mas a solução utilizada deve ser preferencialmente isotônica. A Tabela 16.1 apresenta as fórmulas original e simplificada de Holliday-Segar.[9] Crianças e adolescentes com peso superior a 32 kg devem ter o volume ajustado a fim de não se exceder o dobro da taxa de manutenção de administração de fluidos.[2]

Tabela 16.1 Necessidades diárias de fluidos de manutenção em crianças normais.

Peso da criança/ adolescente	Fórmula de Holliday-Segar	Fórmula simplificada de Holliday-Segar
< 10 kg	100 mL/kg/24 h	4 mL/kg/h
11 kg a 20 kg	1.000 mL + 50 mL/kg/24 h para cada kg > 10 kg	40 + 2 mL/kg/h para cada kg > 10 kg
> 20 kg	1.500 mL + 20 mL/kg/24 h para cada kg > 20 kg	60 + 1 mL/kg/h para cada kg > 10 kg

Fonte: Adaptada de Anigilaje EA, 2018.

Crianças com CAD, especialmente as mais jovens, podem desenvolver acidose hiperclorêmica durante o tratamento, algo atribuído a dois fatores principais: uso de soluções ricas em Cl$^-$ (cloreto de sódio 0,9% e cloreto de potássio); e a excreção preferencial dos cetoácidos em detrimento do Cl$^-$. É uma condição transitória, que se resolve espontaneamente e não necessita de intervenção específica. O uso de soluções balanceadas, como o RL, na reposição de volume e de acetato de potássio (em vez de cloreto de potássio) na correção da hipocalemia, reduz a carga de cloretos ao sistema.[2,4]

A partir do momento que a glicemia atinja valores próximos a 250 mg/dL e o paciente ainda necessite de infusão de insulina contínua, deve ser adicionada glicose aos fluidos isotônicos de reposição. Isso permite que se mantenha a insulinoterapia contínua endovenosa (EV) até correção da acidose, sem riscos de hipoglicemia. Inicia-se com taxas de 5% de glicose, podendo chegar a até

10% a 12,5%. São recomendados níveis de glicemia de 100 a 150 mg/dL para crianças maiores e de 150 a 180 mg/dL para as menores de 2 anos, durante a infusão de insulina EV.[10]

Um exemplo prático a ser utilizado, que reduz as trocas frequentes de soluções e permite pronta mudança da infusão de glicose de acordo com a glicemia, é o sistema de duas bolsas paralelas. Conectadas em Y, ambas com a mesma concentração de eletrólitos (NaCl 150 mEq/L e KCl 40 mEq/L), diferem apenas na concentração de glicose (uma com 0% e outra com 10%). O fluxo pode ser regulado a partir de cada bolsa, em uma infusão comum em Y, a partir da concentração de glicose que se pretende associar ao sistema (Figura 16.1).[11]

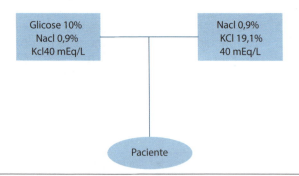

Figura 16.1 Esquema de duas vias endovenosas para infusão de fluidos no paciente com cetoacidose diabética.

Fonte: Adaptada de Piva JP, 2007.

■ Correção dos distúrbios hidroeletrolíticos e acidobásicos

Potássio

Como dito anteriormente, depleção do potássio decorre tanto de perdas gastrointestinais (vômitos) e urinárias (diurese osmótica, hiperaldosteronismo etc.) como de efluxo extracelular (hiperosmolaridade, acidose). Há sempre um déficit corporal total de K, mesmo que a potassemia esteja normal ou até aumentada (p. ex., na vigência de falência renal). Durante a administração de insulina, a correção da acidose promove a entrada do K na célula, reduzindo seus níveis séricos. A redução abrupta da calemia pode ocasionar arritmias graves. Portanto, deve-se fazer a terapia de reposição, independentemente dos níveis de potássio, exceto nos casos de insuficiência renal.[2]

A reposição de potássio depende dos níveis séricos à admissão. Nos casos de hipocalemia, começar a reposição no momento da expansão inicial e antes de iniciar a infusão de insulina; nos casos de normocalemia, começar a reposição após a expansão inicial e concomitantemente ao início da insulinoterapia; em vigência de hipercalemia, só começar a reposição em vigência de débito urinário documentado. Essa infusão de potássio deve ser na concentração

Hidratação na Criança com Cetoacidose Diabética

de 40 mEq/L, a não ser na expansão inicial, em que essa concentração deve ser de 20 mEq/L.[2,4]

Com a finalidade de se reduzir o risco de acidose hiperclorêmica, o potássio pode ser infundido na forma de fosfato de potássio, junto com cloreto ou com acetato de potássio na proporção de 1:1, por exemplo. O uso isolado de fosfato de potássio para esta reposição pode causar hipocalcemia.[2]

Sódio

Como mencionado anteriormente na fisiopatologia da CAD, a concentração de sódio deve ser monitorada e, durante o tratamento com fluidos e insulina, o sódio aferido tende a aumentar com a diminuição dos níveis de glicose. Esse incremento de Na aferido deve ser de aproximadamente 1,6 mEq/L para cada 100 mg/dL de queda na concentração de glicose. Por sua vez, o sódio corrigido pela glicemia (fórmula descrita anteriormente) tende a diminuir ou permanecer nos níveis normais. O não incremento do sódio aferido ou sua queda concomitante à redução nos níveis de glicemia durante o tratamento podem ser sinais de edema cerebral iminente.[2,4]

Fosfato

Embora não significante clinicamente, exceto em casos de jejum superior a 24 horas, ocorre hipofosfatemia na CAD por perdas urinárias e saída para o meio extracelular, principalmente após o início da terapia com insulina. Não há benefício comprovado na correção da hipofosfatemia sintomática e ainda existe o risco de indução de hipocalcemia.

Cálcio e magnésio

Hipomagnesemia e hipocalcemia são habitualmente assintomáticas e não requerem tratamento, mas os níveis séricos desses elementos devem ser monitorados.

Bicarbonato

Não há recomendação para reposição de bicarbonato, uma vez que a acidose tende a ser corrigida com o início da insulinoterapia, exceto nos casos de acidose com pH < 6,9, associada à hipercalemia grave ou de evidência de comprometimento da contratilidade miocárdica.[2,4] A terapia com bicarbonato pode causar acidose paradoxal em sistema nervoso central e hipocalemia. Quando indicada, fazer 1 a 2 mEq/kg EV diluídos e infundir em 2 horas.[2]

Transição para fluidos orais

A suspensão da fluidoterapia EV, com transição para alimentação oral, bem como para a terapia insulínica subcutânea, deve ocorrer mediante melhora clínica, com resolução da cetonemia, pH igual ou superior a 7,3 e com o paciente alerta e tolerando fluidos orais sem náuseas ou vômitos. Como mencionado anteriormente, cetonúria pode persistir e não determina essa transição.[2,4]

Hidratação em Pediatria

Edema cerebral

Reconhecer sinais e sintomas de deterioração neurológica que pode ocorrer nas primeiras 12 horas de tratamento é fundamental para garantir sucesso na abordagem da CAD. No Quadro 16.1, estão descritos os principais indícios da ocorrência de edema cerebral. No entanto, essa complicação pode ocorrer também já à admissão ou, mais raramente, 24 a 48 horas após o tratamento.[2,4,12]

Quadro 16.1 Sinais e sintomas de edema cerebral.					
Sinais	Hipertensão	Bradicardia	Bradipneia	SatO^2 baixa	Paralisia de pares cranianos
Sintomas	Cefaleia	Confusão mental	Irritabilidade	Rebaixamento de nível de consciência	Vômitos

Fonte: Desenvolvido pela autoria.

As causas do edema cerebral ainda não são totalmente esclarecidas e algumas hipóteses são consideradas. A teoria dos osmóis idiogênicos e das mudanças abruptas da osmolaridade é uma delas, entretanto não explicam todas as alterações encontradas em pacientes com CAD. Estudos mostram que a gravidade do edema cerebral está mais associada ao grau de desidratação e hipocapnia à admissão do que à osmolaridade e à sua redução durante o tratamento. Em contrapartida, valores muito elevados de ureia, glicemia e sódio à admissão, assim como baixos de bicarbonato, foram relatados como preditores de edema cerebral.[13,14] Assim, desidratação e hipoperfusão cerebral podem estar relacionadas à lesão cerebral CAD-mediada, e fatores intrínsecos à doença podem ser a causa da lesão, que piora com o tratamento. Já foi evidenciado, inclusive, quebra da barreira hematoencefálica em casos de evolução fatal do edema cerebral em pacientes com CAD.[2,12]

São fatores associados a um risco aumentado de edema cerebral na CAD: crianças menores; DM recém-diagnosticado; longa duração dos sintomas; hipocapnia grave; elevação de ureia à admissão; acidose grave; uso de bicarbonato para tratamento da acidose; queda acentuada; e precoce na osmalaridade efetiva; pouca elevação do Na aferido ou uma queda precoce do Na corrigido pela glicemia durante o tratamento; grandes volumes de fluidos nas primeiras 4 horas de tratamento; e administração de insulina na 1ª hora de expansão fluídica.[2,4,12,15]

O tratamento do edema cerebral deve ser precoce, assim que houver suspeita. A realização de exames de imagem não deve postergar a instituição da terapêutica. Terapia fluídica deve ser ajustada minimizando fluidos excessivos, evitando, porém, hipovolemia e hipotensão. Soluções hiperosmolares devem ser aplicadas imediatamente: manitol na dose de 0,5 a 1 g/kg EV em bólus, de 10 a 15 minutos, podendo ser repetido após 30 minutos. Na ausência de manitol, usar solução salina hipertônica 3%, 2,5 a 5 mL/kg. Entre as medidas de

200

Capítulo 16

Hidratação na Criança com Cetoacidose Diabética

suporte, estão a elevação da cabeceira a 30° e intubação nos casos de falência respiratória iminente secundária ao dano neurológico.[2,4,12,16]

Prevenção da CAD

A educação no diabetes é um processo contínuo, multidisciplinar e de baixo custo que garante melhor controle da doença, melhor reconhecimento dos sintomas de hipo e hiperglicemia e redução no número de admissões hospitalares decorrentes desses eventos.[10] Por se tratar de condição com alta taxa de morbimortalidade, medidas educativas são a principal ferramenta para prevenir eventos graves. Sabe-se que as principais causas de cetoacidose são primodiagnóstico por não reconhecimento dos sintomas da doença e nas sabidamente diabéticas, por supressão do uso da insulina.[17]

Outra forma possível de prevenir a CAD é por meio de investimento em tecnologia. Há dispositivos capazes de detectar precocemente e em domicílio a presença de cetonas séricas. Uma limitação para acesso a isso ainda é o elevado custo para a população brasileira em geral.[18]

Embora a educação e a disponibilização de tecnologias configurem uma etapa fundamental para suportar pacientes, familiares, cuidadores e educadores, no Brasil não há disseminação dessas práticas, sendo limitadas a grandes centros e Universidades.

■ Conclusões

As particularidades da hidratação venosa na cetoacidose devem fazer parte do processo educativo do médico desde sua graduação, com aprofundamento na residência médica de Pediatria.

O manejo adequado de fluidos, de eletrólitos e de insulina está relacionado a desfecho favorável da CAD. Em contrapartida, sobrecarga volêmica, não oferta de eletrólitos, ou baixa oferta de volume pode precipitar, respectivamente, edema cerebral, arritmias cardíacas e injúria renal. Desse modo, é possível afirmar que reduzir a mortalidade nesses casos não é somente possível, mas necessário.

■ Referências bibliográficas

1. Ferran K, Paiva IA. Abordagem da cetoacidose diabética na infância e adolescência. Rev Pediatr SopeRJ. 2017;17(1):S45-5.
2. Wolfsdorf JI, Glaser N, Agus M, Fritsch M, Hanas R, Rewers A, et al. ISPAD clinical practice consensus guidelines 2018: diabetic ketoacidosis and the hyperglycemic hyperosmolar state. Pediatr Diabetes. 2018;19(27):155-77.
3. Dabelea D, Mayer-Davis EJ, Saydah S, Imperatore G, Linder B, Divers J, et al. Prevalence of type 1 and type 2 diabetes among children and adolescents from 2001 to 2009. JAMA. 2014;311(17):1778-86.
4. Prentice P. Updated NICE guidance: diabetic ketoacidosis in children and young people 2020. Arch Dis Child Educ Pract Ed. 2021;106(4):229.

Capítulo 16

Hidratação em Pediatria

5. Abramovici S, Ranzini PC, Menezes Filho HC. Cetoacidose diabética. In: Burns DAR, Campos Júnior D, Silva, LR, Borges WG, Blank D (org.). Tratado de pediatria: Sociedade Brasileira de Pediatria. 4. ed. Barueri: Manole, 2017; p.169-174.

6. Rewers A, Chase HP, Mackenzie T, Walravens P, Roback M, Rewers M, et al. Predictors of acute complications in children with type 1 diabetes. JAMA. 2002;287(19):2511-8.

7. Dhatariya KK, Glaser NS, Codner E, Umpierrez GE. Diabetic ketoacidosis. Nat Rev Dis Primers 2020;6:40. doi.org/10.1038/s41572-020-0165-1

8. Tasker RC. Fluid management during diabetic ketoacidosis in children: guidelines, consensus, recommendations and clinical judgement. Arch Dis Child. 2020;105(10):917-8.

9. Anigilaje EA. Management of Diarrhoeal Dehydration in Childhood: a review for clinicians in developing countries. Front. Pediatr. 2018;6:28. doi:10.3389/fped.2018.00028.

10. Phelan H, Lange K, Cengiz E, Gallego P, Majaliwa E, Pelicand J, et al. ISPAD Clinical Practice Consensus Guidelines 2018: diabetes education in children and adolescents. Pediatr Diabetes. 2018;19(27):75-83.

11. Piva JP, Czepielewskii M, Garcia PC, Machado D. Current perspectives for treating children with diabetic ketoacidosis. J Pediatr (Rio J). 2007;83(5):S119-27.

12. Puliyel JM, Bhambhani V. Ketoacid levels may alter osmotonicity in diabetic ketoacidosis and precipitate cerebral edema. Arch Dis Child. 2003;88(4):366.

13. Lawrence SE, Cummings EA, Gaboury I, Daneman D. Population-based study of incidence and risk factors for cerebral edema in pediatric diabetic ketoacidosis. J Pediatr. 2005;146(5):688-92.

14. Edge JA, Jakes RW, Roy Y, Hawkins M, Winter D, Ford-Adams ME, et al. The UK case-control study of cerebral oedema complicating diabetic ketoacidosis in children. Diabetologia. 2006;49(9):2002-9.

15. Zhang P, Li T, Wu X, Nice EC, Huang C, Zhang Y. Oxidative stress and diabetes: antioxidative strategies. Front Med. 2020;14(5):583-600.

16. Levin DL. Cerebral edema in diabetic ketoacidosis. Pediatr Crit Care Med. 2008;9(3):320-9. Erratum in: Pediatr Crit Care Med. 2009;10(3):429.

17. Burns DAR, Campos Júnior D, Silva, LR, Borges WG, Blank D, (organiz). Tratado de pediatria: Sociedade Brasileira de Pediatria. 4. ed. Barueri: Manole, 2017.

18. Bismuth E, Laffel L. Can we prevent diabetic ketoacidosis in children? Pediatr Diabetes. 2007;8(6):24-33.

17

Hidratação na Criança com Queimadura

Pedro Eduardo Nader Ferreira

As queimaduras são lesões de tecidos orgânicos em decorrência de trauma de origem térmica resultante da exposição a chamas, líquidos ou superfícies quentes, eletricidade, substâncias químicas, frio, radiação ou atrito, provocando morte celular dos tecidos.[1] Representam a terceira causa de morte acidental na população pediátrica.[2] As queimaduras são responsáveis por gerar grande sofrimento ao paciente consequente às lesões, ao tratamento –que se constitui por um longo período de internação, curativos, banhos, desbridamentos cirúrgicos, enxertias cutâneas – e às sequelas sociais e psicológicas tanto para o paciente como para sua família.[3] O estado do paciente pode evoluir para complicações como choque hipovolêmico, hiponatremia, desnutrição progressiva e infecções.[4]

A abordagem inicial é fundamental para um prognóstico favorável a longo prazo, podendo reduzir a mortalidade e o número de complicações, cicatrizes e, posteriormente, a necessidade de cirurgias reconstrutivas. No Brasil, as queimaduras constituem um problema de saúde pública, estimando-se que alcancem 1 milhão por ano, com altos gastos financeiros. Entre os casos anuais que ocorrem no país, estima-se que 100 mil procuram atendimento hospitalar e, destes, 2.500 irão a óbito por causa direta ou indireta das lesões.[2]

No Brasil, segundo o Sistema de Informações Hospitalares do Sistema Único de Saúde (SUS)/Ministério da Saúde (MS), houve 7.600 internações, em 2020, de indivíduos de 0 a 14 anos. A maioria das queimaduras decorre de acidente doméstico, especialmente com menores de 7 anos; os líquidos quentes são os agentes mais comuns e a cozinha, a sede mais frequente.[5] A chama e a escaldadura são o destaque, determinando lesões mais extensas e profundas; em seguida vêm as lesões originadas pela alta variação térmica e as originadas pelo contato com produtos químicos, radiação solar e por eletricidade. Esses três últimos agentes, embora menos frequentes, provocam importantes danos musculovasculares e, em decorrência disso, mutilações.[4] Em crianças e idosos, é importante estar atento à possibilidade de queimaduras não acidentais.[6]

Capítulo 17

203

É importante o domínio dos conhecimentos sobre a classificação das queimaduras, para estabelecer os cuidados adequados ao paciente. Queimaduras de 1º grau não necessitam de reposição volêmica, já as demais necessitam do cálculo de área corporal queimada. Outro ponto fundamental é reconhecer a profundidade da lesão, pois interfere na mensuração da extensão da superfície corporal queimada (SCQ) e da terapêutica a ser adotada.[7]

Em relação ao cálculo da SCQ, a regra dos 9 de Wallace, apresentada na Tabela 17.1 e ilustrada na Figura 17.1, é a mais difundida para estimar a área corporal queimada, por ser de fácil execução, sendo a mais utilizada nos serviços de urgências.[8] No entanto, podem-se atribuir valores equivocados no cálculo em razão da dificuldade de imputar valores percentuais relativos às áreas anatômicas definidas.[9]

Tabela 17.1 Regra dos 9 de acordo com os sítios anatômicos para o cálculo da superfície corporal queimada, comparando adulto e criança.

Região corporal	Adulto	Criança
Cabeça	9%	19% decrescente em 1% ao ano até 11 anos
Membros superiores	9% cada	9%
Tronco anterior	18%	18%
Tronco posterior	18%	18%
Membros inferiores	18% cada	13% crescente em 0,5% ao ano em cada membro
Períneo	1%	1%

Fonte: Adaptada de Maciel E, Serra MC, 2004.

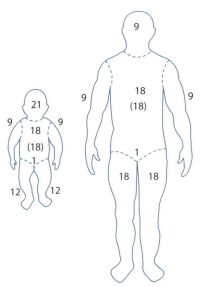

Figura 17.1 Percentual de cada região anatômica, no cálculo da extensão queimada, segundo a regra dos nove, comparando adulto e criança.

Fonte: Adaptada de Cartilha para tratamento de emergência das queimaduras, 2012.

A criança apresenta maior superfície corporal total (SCT) em relação ao peso, sendo essa relação 1,5 vez maior no recém-nascido do que na criança de 10 anos e três vezes maior se comparada com a do adulto.[4] O cálculo da superfície corporal na criança varia, em percentual, conforme a faixa etária e os diferentes sítios corporais, como pode ser visto nas Tabelas 17.2 e 17.3 de Lund-Browder.[10] Exemplificando-se, em relação ao tronco anterior (tórax e abdome), se esta região estiver totalmente queimada, representa 13% de superfície corporal queimada.

Tabela 17.2 Lund-Browder – estimativa do percentual de extensão de queimadura em criança por sítios corporais.

Região corporal	Idade (anos)					
	0	1	5	10	15	> 15
Cabeça					9	7
Pescoço	2	2	2	2	2	2
Tronco anterior	13	13	13	13	13	13
Tronco posterior	13	13	13	13	13	13
Nádegas	2,5	2,5	2,5	2,5	2,5	2,5
Genitais	1	1	1	1	1	1
Braço	4	4	4	4	4	4
Antebraço	3	3	3	3	3	3
Mão	2,5	2,5	2,5	2,5	2,5	2,5
Coxa	5,5	6,5	8	8,5	9	9,5
Perna	5	5	5,5	6	6,5	7
Pé	3,5	3,5	3,5	3,5	3,5	3,5

Fonte: Adaptada de Maciel E, Serra MC, 2004.

Tabela 17.3 Cálculo da superfície corporal – diagrama de Lund-Browder modificado.

% dos segmentos que variam com a idade					
	< 1 ano	1 a 4 anos	5 a 9 anos	10 a 14 anos	>15 anos
Cabeça	19,9%	17%	13%	11%	7%
Coxa	5,5%	6,5%	8%	8,5%	9,5%
Perna	5%	5%	5,5%	6%	7%

% dos segmentos que não variam com a idade			
Pescoço	2%	Mão	2,5%
Tronco	26%	Nádega	2,5%
Braço	4%	Pé	3,5%
Antebraço	3%	Genital	1%

Fonte: Adaptada de Maciel E, Serra MC, 2004.

Hidratação em Pediatria

A classificação da queimadura quanto à profundidade se dá por meio de zonas e graus. A *zona de coagulação* é a região de maior destruição de tecido; o tecido nesta zona está morto, terá necrose de coagulação tecidual e trombose dos vasos que circundam a lesão. A *zona de estase* é aquela que tem células com lesão, mas não irreversível. Já a *zona de hiperemia* é a mais afastada da lesão, apresenta lesões celulares mínimas e aumento de fluxo sanguíneo depois de uma reação inflamatória iniciada pela lesão de queimadura, sendo uma lesão reversível.

A outra classificação é dividida em 1º, 2º, 3º e 4º graus. O *1º grau* é caracterizado por lesão superficial na epiderme, com dor e hiperemia local. O *2º grau* envolve a epiderme e várias partes da derme subjacente, com formação de bolhas, dor, leito da ferida brilhante; pode ser de espessura parcial superficial ou profunda na derme. A queimadura de *3º grau* atinge a epiderme e a derme até a camada papilar, inclusive leito seco, endurecido e sem perfusão capilar, tendendo a ser escuro. O *4º grau* é aquele que queima todas as camadas da pele e os músculos, o tecido adiposo subjacente, os ossos ou os órgãos internos. É extremamente debilitante, gerando necrose tecidual (lesão irreversível).[10]

O paciente queimado grave evolui para o choque do tipo hipovolêmico e hiponatrêmico porque a queimadura provoca destruição celular e liberação de grande quantidade de mediadores sistêmicos e celulares. A hipovolemia resulta da liberação dos mastócitos que liberam histamina, aumentando a permeabilidade capilar.[4] Essa permeabilidade capilar permite a passagem do filtrado plasmático para o interstício dos tecidos afetados, gerando edema tecidual. Além disso, a hipovolemia é aumentada pelo sistema da calicreína, que produz cininas, com consequente aumento da permeabilidade capilar.[3]

A partir do 2º dia, já se observa regeneração capilar quase completa do ponto de vista clínico, mas os danos evidenciados à microscopia eletrônica se prolongam até a 4ª semana. Habitualmente, os capilares normais permitem o livre fluxo de água e eletrólitos, mas impedem a passagem da albumina, cujo peso molecular é de 60.000 Kd.[3]

A vasodilatação presente na microcirculação na queimadura permite a passagem de substâncias com peso molecular acima de 250.000 Kd.[11] Há movimento maciço de proteínas, água e eletrólitos do espaço vascular para o extravascular, com redução do volume do líquido intravascular e consequentes desidratação, choque hipovolêmico, insuficiência renal aguda e hipoproteinemia grave. A albumina, administrada nessa fase, passa ao espaço extravascular. Restaurada a perfusão capilar, a albumina retida no espaço extravascular contribui para a formação de edema e aumento dos riscos de complicações pulmonares.[4]

No paciente queimado, há diminuição dos débitos cardíaco e urinário. O excesso de líquido extravascular comprime os vasos sanguíneos, já em sofrimento pela hipovolemia e aumento da viscosidade, podendo acarretar aumento da área necrosada. O edema provocado pela vasodilatação capilar, em geral, se limita à área queimada e às proximidades. Mas nas queimaduras que

Hidratação na Criança com Queimadura

atingem mais de 40% da superfície corporal, aparece anasarca. Esta se dá pelo aumento de sódio e potássio intracelulares em virtude da diminuição da ação da ATPase e é agravada pela hipoalbuminemia.[4]

O choque causado pela queimadura tem componentes hipovolêmicos e celulares. A permeabilidade capilar é um dos principais componentes do choque da fase aguda (hipovolemia), observando-se também queda da pressão arterial, da pressão capilar pulmonar e do débito cardíaco em decorrência da liberação de fatores depressores do miocárdio e da elevação da resistência vascular sistêmica (vasoconstrição). Alterações cardiopulmonares resultantes da perda de volume plasmático e de alterações hemodinâmicas são evidentes nas queimaduras extensas, assim como alterações renais em decorrência da queda na taxa de filtração glomerular. O choque hipovolêmico e o trauma tecidual são causados pela interação da hipovolemia e pelos mediadores inflamatórios.

As alterações hemodinâmicas são evidentes nas queimaduras extensas. A terapia hídrica precoce reduz o efeito depressor sobre a função miocárdica. Desequilíbrios hidroeletrolíticos e metabólicos aparecem no decorrer da evolução clínica. Poderá haver hiperglicemia na fase inicial e hipoglicemia na fase tardia, hipercalemia na fase inicial e/ou hipocalemia na fase tardia em virtude da excreção aumentada.

Um resumo das alterações sistêmicas, múltiplas e variáveis, das queimaduras é apresentado no Quadro 17.1.

Quadro 17.1 Alterações sistêmicas das queimaduras.	
Sistema cardiovascular	• Extravasamento vascular • Hipovolemia • Choque hipovolêmico
Sistema respiratório	• Hiperventilação em grandes queimados • Edema de mucosa traqueobrônquica em inalação de produtos de combustão irritantes • Restrição respiratória por queimaduras da parede torácica com retenção de secreções e tosse ineficiente
Sistema digestório	• Úlcera de estresse (de Curling)
Alterações renais	• Necrose tubular aguda após choque hipovolêmico • Proteinúria
Alterações hematológicas	• Hemólise em grandes queimados • Hipoproteinemia

Fonte: Adaptado de Leão CEG, Pitanguy I, 2013.

A adequada reposição volêmica visa prevenir o choque hipovolêmico, pois, sem ela, pacientes com superfície corporal queimada superior a 20% poderão evoluir com choque. As fórmulas preestabelecidas que visam correção das alterações hemodinâmicas esperadas nas primeiras 24 horas e nas demais horas subsequentes são: 1) Parkland; 2) Muir e Barclay; 3) Brook; 4) Brook modificada; 5) Carvajal; 6) Galveston.

Hidratação em Pediatria

Nenhuma fórmula é precisa em relação ao volume, à composição ou à taxa de infusão. A fórmula de Parkland é utilizada pelo Suporte de Vida Avançado em Queimaduras como padrão para ressuscitação volêmica do paciente queimado.

Fórmula de Parkland:

> Entre 3 e 4 mL × peso corporal em kg × porcentagem da área total de SCQ.

Metade desses fluidos necessita ser administrada nas primeiras 8 horas desde a lesão e a metade restante nas 16 horas seguintes. A reposição de volumes excessivos nas primeiras horas está associada à sobrecarga hídrica manifestando-se por edema cardíaco e pulmonar, incremento na profundidade da área lesada, síndromes compartimentais e necessidades de fasciotomias. Se volumes forem infundidos em uma velocidade baixa por hora, será insuficiente em manter a perfusão orgânica e em restaurar tecidos potencialmente recuperáveis. A partir de 24 horas do acidente, deve ser ajustado o volume diário às variáveis hemodinâmicas e às perdas diárias, incluindo-se o controle da diurese. Deve ser feita monitorização da glicemia nas crianças e nos diabéticos.[8]

No tratamento da dor em crianças, utiliza-se dipirona de 15 a 25 mg/kg endovenosa (EV) ou morfina (10 mg/mL), diluindo 10 mg em 9 mL de SF a 0,9%. Administra-se de 0,5 a 1 mg para cada 10 kg de peso.

A cartilha para tratamento de emergência das queimaduras, do Ministério da Saúde, classifica como graves crianças com queimadura de extensão ou profundidade maior do que 10% de superfície corporal queimada e indica a instalação de sonda vesical de demora para o controle da diurese nas queimaduras em área corporal superior a 20% em adultos e 10% em crianças.[8]

O monitoramento da terapêutica de ressuscitação volêmica tem como parâmetro utilizado com maior frequência, a diurese horária, que deve ser mantida entre 0,5 e 1 mL/kg/h. Valores abaixo disso podem indicar sofrimento renal ou reposição inadequada de volume; valores acima causam complicações da hiper-hidratação (letargia, vômito, confusão mental, convulsões e coma).[9]

As crianças são mais sensíveis à hidratação, com maior suscetibilidade à desidratação por algumas particularidades. A primeira é a maior quantidade de água total do organismo, conforme apresentado no capítulo 1 – "Água na Saúde Humana". Outra característica é o percentual da distribuição dos líquidos no compartimento extracelular, mais disponíveis para perdas: 40% no recém-nascido; 25% a 30% à idade de 1 ano; e 18% a 20% no adulto.[4]

No manuseio terapêutico da hidratação de crianças com queimaduras, são propostas outras fórmulas de grande utilidade; entre as quais, podem-se explorar algumas:

1. **Fórmula de Carvajal:** 2.000 mL/m² de SCT + 5.000 mL/m² de SCQ. Pouco utilizada.
2. **Fórmula de Brooke modificada:** soro Ringer-lactato 2 mL/kg/SCQ.
3. **Fórmula de Galveston:** soro Ringer-lactato 5.000 mL/m² de SCQ + 1.500 mL/m² de SCT.

Hidratação na Criança com Queimadura

A solução infundida nas primeiras 24 horas deve ser o soro Ringer-lactato, que é o que mais se assemelha aos fluidos corporais e bastante utilizado na ressuscitação hemodinâmica de pacientes queimados.[3] Ela é levemente hipotônica, proporcionando melhor distribuição da água corporal, suficiente para as necessidades diárias do metabolismo, possibilitando a ressuscitação com êxito.

Não há vantagens clínicas no uso de coloides, não sendo recomendado seu uso nas primeiras 24 horas após a queimadura.[9] A solução salina 0,9% pode causar acidose metabólica hiperclorêmica. O edema nos tecidos afetados e a passagem dos coloides geram aumento da pressão coloidosmótica dos tecidos, com aumento da retenção hídrica. Dessa maneira, não é recomendado o uso de solução como o soro fisiológico. Entretanto, na ausência do Ringer-lactato, o SF 0,9% é uma opção, pois inicialmente o que se pretende é salvar a vida do paciente efetuando-se a reposição volêmica.[12] Se o paciente apresenta queimaduras térmicas e inalou fumaça requer uma quantidade maior de fluidos do que aquele que não a inalou.

A melhor forma de avaliar a reposição volêmica é por meio do débito urinário, por isso o paciente deve ser sondado. A diurese deve ser mantida em 1 a 2 mL/kg/h. Se houver hematúria ou hemoglobinúria, o ideal é manter a diurese de, no mínimo, 2 mL/kg/h. A reposição de coloide é mais bem realizada após 48 horas de queimadura, optando-se por albumina 20% no volume de 50 mL a cada 4 horas até diminuir o edema.

Toda fórmula de reposição volêmica fornece apenas uma estimativa da necessidade de líquidos, mas nenhuma fórmula é tão importante quanto a observação clínica com reavaliações seriadas, devendo-se evitar os extremos (hiper e hipovolemia). A criança que sofreu queimadura grave deve ser reavaliada imediatamente após a primeira dose. Portanto, a reposição deve ser individualizada para cada paciente. Nas crianças com queimaduras com extensão inferior a 15% da superfície corporal (10% se menor de 1 ano) basta a hidratação oral com base nas perdas e necessidades fisiológicas. Naqueles com queimaduras mais extensas, utiliza-se a hidratação endovenosa. A dissecção venosa deve ser evitada, a não ser nos casos de instabilidade hemodinâmica.

O débito urinário é o principal parâmetro para avaliação da volemia e da perfusão tissular, pois a liberação maciça de catecolaminas mantém o pulso cheio, a frequência cardíaca elevada e a pressão arterial normal ou elevada. Nas queimaduras acompanhadas de lesões inalatórias, há aumento de 50% das necessidades de aporte hídrico. O volume urinário deve ser mantido em torno de 1,5 mL/kg/h e, nas queimaduras elétricas, 2 mL/kg/h, em virtude do risco adicional de insuficiência renal aguda pela hemoglobinúria e mioglobinúria consequentes à intensa rabdomiólise. Em alguns pacientes, pode ser necessário prescrever $NaHCO_3$ (33 mL para cada litro de solução administrada, em substituição ao NaCl), mantendo-se o pH urinário acima de 6,5. É necessário monitorar o pH e o K+ sanguíneos, principalmente em razão dos riscos de hipopotassemia e de alcalose metabólica.[4]

Capítulo 17

Hidratação em Pediatria

De forma prática, pode-se resumir a hidratação venosa nas primeiras 24 horas da seguinte maneira:

> **Fórmula de reparação (Parkland modificada)[4]**
> = 3 mL × Peso × % SCQ. Considerar 50% como máximo de SCQ.

Seguindo as orientações Holliday & Segar, faz-se também a soroterapia de manutenção diária (necessidades fisiológicas), resumida da seguinte forma:[13]

> - 100 mL × Peso até 10 Kg;
> - 1.000 mL + 50 mL/kg entre 10 kg e 20 kg;
> - 1.500 mL + 20 mL/kg para crianças com peso acima de 20 kg.

Administra-se, no 1º dia, Ringer-lactato ou, na ausência deste, solução fisiológica 0,9% pura. Modo de administração: nas primeiras 8 horas, administra-se a metade do volume da fórmula de reparação de Parkland + soroterapia de manutenção de Holliday. A contagem de tempo é feita a partir do momento em que ocorreu a queimadura e não do momento em que a criança chegou ao hospital, portanto se a criança chegou com 4 horas de evolução, o volume calculado deverá correr em 4 horas. Nas 16 horas seguintes, administram-se: $1/2$ da fórmula de reparação + os $2/3$ restantes das necessidades fisiológicas. Considerar no volume administrado à ingestão oral ou por bomba de infusão enteral. Embora o *pool* de potássio e cálcio esteja diminuído, não se deve administrá-lo no 1º dia, pois a potassemia e a calcemia estão normais em virtude da liberação plasmática desses elementos pelas células lesadas. Exemplo: criança com 30 kg de peso e queimadura atingindo 40% da sua superfície corporal deverá receber, no 1º dia, Ringer-lactato ou, na falta deste, SF 0,9%: 3.600 mL (3 × 30 kg × 40%) de reparação mais 1.700 mL de manutenção (Holliday & Segar). Nas primeiras 8 horas: 1.800 mL ($1/2$ da reparação) + 566 mL ($1/3$ da manutenção). A solução restante deverá ser administrada nas outras 16 horas.[4]

Administra-se, no 2º dia, 2 mL × peso × %SCQ + solução de manutenção. A solução de Ringer-lactato ou, na ausência deste, a solução fisiológica 0,9% é diluída com solução glicosada isotônica 5%, na proporção de 1:SGI/1:SF e administrada igualmente ao longo das 24 horas.[4]

Acrescentar KCl 10% e gluconato de cálcio a 10%, em quantidades adequadas para cada 100 mL da solução de manutenção. Considerar no volume administrado à ingestão oral ou por via enteral.[4]

Administra-se no 3º dia, 1 mL × peso × %SCQ + solução de manutenção. Utiliza-se solução de Ringer-lactato ou solução fisiológica 0,9% diluída com solução glicosada isotônica 5%, na proporção de 2:SGI /1:SF e administrada igualmente ao longo das 24 horas, mantendo-se a mesma oferta de K^+ e Ca^{++}. No cálculo do volume administrado, considerar a ingestão oral ou infusão enteral.[4]

Em pacientes muito graves, 20% do volume líquido administrado permanece na circulação 1 a 2 horas após infusão: no tratamento do choque, é

Hidratação na Criança com Queimadura

necessário repor o líquido perdido, assim como o déficit vascular. O grande volume de líquidos de reparação necessário no tratamento do paciente queimado pode vir a se constituir em um problema a mais, ou seja, mais edema comprimindo os capilares e tecidos em sofrimento aumentando a área necrosada. A utilização de soluções hipertônicas tem por objetivo a restauração mais rápida da volemia, com redução do edema provocado pela hiper-hidratação, que está associada a injúrias pulmonares.[4]

Indica-se solução hipertônica principalmente nas seguintes situações: queimadura na criança atinge 30% ou mais da superfície corporal; ocorre um atraso e o paciente chega chocado ou evoluindo para o choque, pois a solução hipertônica permite rápida recuperação do choque e pronto restabelecimento dos débitos cardíaco e urinário; em queimaduras circulares, que podem provocar garroteamento de membros e comprometer o fluxo sanguíneo das extremidades; em lesões extensas de face e pescoço, que levam ao risco de insuficiência respiratória pelo edema; em queimaduras com lesões inalatórias.[4]

A administração de soluções hipertônicas permite a diminuição do fluxo hídrico para o tecido queimado. Admite-se que haja redução de 40% do volume líquido administrado. Outra vantagem do menor volume das soluções hipertônicas é a de se atingir mais rapidamente a temperatura corporal do que com as soluções isotônicas cujos volumes são bem maiores, protegendo o paciente com grande queimadura dos graves efeitos da hipotermia. Embora não haja consenso sobre a adoção da reidratação hipertônica, estudos clínicos indicam que ela é, no mínimo, tão benéfica quanto a isotônica.[4]

Há diferentes tipos de soluções hipertônicas para o tratamento do paciente com queimaduras graves. As mais utilizadas contêm NaCl 1,5% ou 7,5%. A solução a 1,5% contém 250 mEq/L de Na+ e osmolaridade de 500 mOsm/L. No preparo de 500 mL dessa solução, utilizam-se 16 mL de NaCl a 20% + 484 mL de NaCl a 0,9%. Administram-se bólus de 10 mL/kg de peso, até a restauração da perfusão capilar e da volemia, medida principalmente pelo fluxo urinário em torno de 1 mL/kg de peso/hora. A seguir, administra-se solução fisiológica 0,9%, conforme preconizado para as 16 horas seguintes à hidratação venosa nas primeiras 24 horas.[4]

A solução de 7,5% contém 1.250 mEq/L de Na+ e osmolaridade de 2.400 mOsm/L. No preparo de 100 mL dessa solução, utilizam-se 35 mL de NaCl a 20% + 65 mL de NaCl a 0,9%. Infundir 4 mL/kg de peso em 30 minutos, seguidos da administração de solução fisiológica 0,9%, conforme preconizado para as 16 horas seguintes à hidratação venosa nas primeiras 24 horas.[4]

As soluções hipertônicas, administradas corretamente, não trazem altos riscos. Se infundidas rapidamente, podem causar hipernatremia (acima de 150 mEq/L) e mielinólise e há riscos de hemorragia cerebral em crianças menores de 3 anos de idade.[4]

A acidose hiperclorêmica é outra complicação possível, quando se administram rapidamente soluções hipertônicas. Essas soluções não são recomendadas na hidratação em recém-nascidos. Pode ser utilizado acesso venoso periférico para a sua administração.[4]

Na queimadura elétrica, é realizada hiper-hidratação para conferir proteção renal objetivando-se débito urinário entre 1 e 2 mL/kg/h (em torno de 100 a

Hidratação em Pediatria

150 mL/h para pacientes de 70 kg). Nos casos refratários à hiper-hidratação (presença de mioglobinúria, oligúria e elevação de escórias renais), é realizada a alcalinização urinária com infusão de bicarbonato de sódio, medidas frequentes do pH urinário (aumentar a solubilidade da mioglobina) e administração de manitol.

O acompanhamento da hidratação requer cuidados e atenção, como observar os sinais clínicos (pele e mucosas ressecadas, constipação intestinal, relato de sede, enoftalmia, hipotensão arterial sistêmica, dilatação e estase jugular). Deve-se fazer a administração com cateter calibroso venoso e realizar balanço hídrico rigoroso (acompanhando o peso do paciente). É extremamente importante acompanhar os níveis séricos da albumina e dos eletrólitos, observar sinais de hipercalemia, como fraqueza muscular, sensibilidade reduzida, hiporreflexia e paresia, náuseas e cólicas intestinais. Também é necessário atentar aos sinais de hipocalcemia: formigamento de extremidades; espasmos musculares; convulsões; distúrbios de personalidade; memória prejudicada; confusão; irritabilidade; delírios; alucinações; hipotensão; constipação e dor abdominal; e sinais de hiponatremia como letargia, aumento de pressão intracraniana, fraqueza muscular, pele fria e viscosa, anorexia, náusea e vômitos.

■ Referências bibliográficas

1. Cardoso L, Orgaes FS, Gonella HA. Estudo epidemiológico das queimaduras químicas dos últimos 10 anos do CTQ-Sorocaba/SP. Rev Bras Queimaduras. 2012;11(2):74-9.
2. Barcellos LG, Silva APP, Piva JP, Rech L, Brondani TG. Characteristics and outcome of burned children admitted to a pediatric intensive care unit. Rev Bras Ter Intensiva. 2018;30(3):333-7.
3. Maciel E, Serra MC. Tratado de Queimaduras. São Paulo: Atheneu, 2004.
4. Prata PHL, Flávio Júnior WF, Lemos ATO. Reparação volêmica na criança queimada. Rev Med Minas Gerais. 2015;25(3):400-5.
5. Brasil. Ministério da Saúde, Sistema de Informações Hospitalares do SUS. Queimadura e corrosões [Internet]. Brasília: Ministério da Saúde; 2020. [2022 Nov. 07]. Disponível em: tabnet.datasus.gov.br/cgi/tabcgi.exe?sih/cnv/niuf.def.
6. Allison K, Porter K. Consenso sobre a abordagem pré-hospitalar no manejo do paciente queimado. Saunders Elsevier: Philadelphia, 2004;12(1):53-7.
7. Queimaduras. Sociedade Brasileira de Queimaduras. 2016;15(2).
8. Cartilha para tratamento de emergência das queimaduras/Ministério da Saúde, Secretaria de Atenção à Saúde, Departamento de Atenção Especializada. Brasília: Editora do Ministério da Saúde, 2012.
9. Cunha LVT, Cruz Junior FJA, Santiago DO. Atendimento inicial ao paciente queimado: avaliação do conhecimento de alunos do internato do curso de Medicina. Rev Bras Queimadura. 2016;15(2):80-86.
10. Townsend CM Jr., Beauchamp RD, Evers BM, Mattox KL. Sabiston textbook of surgery: the biological basis of modern surgical practice. 19. ed. chap. 21. Philadelphia: W.B. Saunders; 2012.
11. Leão CEG, Pitanguy I. Diretrizes clínicas e protocolos clínicos. Atendimento ao queimado. Fundação Hospitalar do Estado de Minas Gerais (FHEMIG), 2013.
12. Carvalho WB. Soluções hipertônicas em pediatria. J Pediatr (Rio J). 2003;79(2):S187-94.
13. Chile, Ministerio de Salud. Guías clínicas AUGE: gran quemado. Santiago, 2016;25-6.

18

Hidratação da Criança no Período Perioperatório

Marcelo Augusto Martins Aires • Flávio Rogério Nader Ferreira
Lúcia Caetano Pereira

A fluidoterapia perioperatória deve ser considerada uma prescrição médica, na qual tanto o volume como a composição dos fluidos que serão administrados devem ser personalizados, considerando-se o estado volêmico do paciente, o tipo de abordagem cirúrgica e os resultados possíveis no pós-operatório. Anestesia, cirurgia e jejum prolongado são causas de estresse ao organismo e ocasionam alterações na fisiologia. A infusão de fluidos no perioperatório tem por objetivo manter a homeostasia durante esse período. Água e eletrólitos são necessários para corrigir déficits e garantir adequado volume intravascular, débito cardíaco e, em última instância, suficiente perfusão tecidual, fornecendo nutrientes e oxigênio conforme a demanda.[1]

A perda de volume subestimada é uma das principais causas de parada cardíaca perioperatória na população pediátrica. Portanto, diagnóstico correto e planejamento adequado para a reposição de fluidos devem ser realizados cuidadosa e antecipadamente para a manutenção do estado de equilíbrio.[2]

De modo geral, os fluidos são administrados de acordo com diferentes objetivos clínicos. Um dos objetivos é a reanimação ou reparação, que consiste em correção de desidratação ou hipovolemia preexistentes; um segundo momento é a fluidoterapia de manutenção, a qual implica fornecimento de água, eletrólitos e calorias durante o período de jejum; um terceiro objetivo é a reposição, que considera as perdas provenientes de uma ferida cirúrgica aberta, dos diferentes graus de sangramento, hipertermia e de perdas para o 3º espaço.[1]

Se houver necessidade de reparar a volemia no pré-operatório por algum motivo, usa-se solução isotônica, preferencialmente Ringer-lactato para evitar a ocorrência de acidose hiperclorêmica, efeito adverso que pode ocorrer na infusão de solução de cloreto de sódio 0,9%. Isso porque todo aumento sérico de cloro desencadeia redução de bicarbonato, aumentando a carga positiva do plasma e potencializando a acidose. Entretanto, é preciso ressaltar que os mecanismos exatos que explicam a origem da acidose hiperclorêmica são motivo de debate.[3,4] Solução hipotônica deve ser evitada para não aumentar a água

Hidratação em Pediatria

livre que, juntamente com o aumento do hormônio antidiurético (ADH), pode precipitar uma hiponatremia dilucional.

As evidências atuais não apoiam de modo incontestável a prática ainda corrente da prescrição de fluidoterapia de manutenção proposta por Holliday & Segar[5] na década de1950 (apresentada no Capítulo 7 – Fluidoterapia de Manutenção e Reposição), uma vez que esse consagrado modelo de hidratação apresenta como única variável o peso, a partir do qual se faz a avaliação da demanda hídrica em pacientes pediátricos. Inicialmente, pode-se deduzir que é limitado propor uma mesma hidratação para pacientes com o mesmo peso, porém que serão submetidos a procedimentos cirúrgicos e técnicas anestésicas diferentes. Leva-se em conta, ainda, o risco de hiponatremia associado à solução de Holliday & Segar, principalmente em crianças doentes, visto ser um soro hipotônico, com baixa concentração de sódio.[6,7] Considerando-se o proposto por Holliday e Segar, questionamentos têm sido feitos nas últimas duas décadas por saber que parte do volume infundido de soluções hipotônicas extravasa para o interstício, evoluindo com edema, aumento da distância entre os vasos sanguíneos e os tecidos, causando hipoperfusão tecidual, menor extração de oxigênio, ativação do metabolismo anaeróbio e aumento do lactato (hiperlactatemia).[8,9]

A chamada "terapia de fluidos guiada por metas" busca cada vez mais uma avaliação do estado volêmico com base nos dados clínicos e parâmetros hemodinâmicos, invasivos ou não, para guiar de modo personalizado a reposição hídrica, considerando-se aspectos inerentes ao procedimento cirúrgico e anestésico. Atualmente, tem-se valorizado o uso de solução isotônica, com concentração de sódio semelhante à do plasma, prescrição que pode ser adotada na maioria das crianças.[10]

O manejo de fluidos guiado por metas individualizadas garante que apenas quantidade suficiente de cristaloides ou coloides seja administrada de modo a otimizar as variáveis hemodinâmicas, diferentemente da administração isolada de soluções hipotônicas que propiciaria a incidência de complicações pós-operatórias, como as descritas anteriormente.[11,12]

Sabe-se que a resposta metabólica no período pós-operatório imediato consiste fundamentalmente em perda de peso e em balanço nitrogenado negativo. Novamente, a magnitude desses fenômenos está relacionada com a extensão e a gravidade da doença e do ato operatório. Em cirurgias de pequeno e médio porte, junto a procedimento anestésico sem intercorrências, observa-se que a abreviação do jejum no período pré-operatório, com o uso de bebidas contendo carboidratos, melhora a resposta metabólica e inflamatória e reduz a ocorrência de desidratação e a necessidade de reposição hídrica. Isso porque crianças em jejum prolongado têm mais fome e sede, irritabilidade, ansiedade, desconforto, mal-estar, cefaleia e desidratação, o que atrapalha o acesso venoso, e demoram mais para se recuperarem da anestesia.[13-15]

Com o objetivo de evitar a broncoaspiração durante a indução anestésica, períodos de jejum prolongados eram e ainda são classicamente recomendados. Entretanto, sabe-se que o volume gástrico residual é menor com pH mais

Hidratação da Criança no Período Perioperatório

elevado, quando é permitida a ingesta de fluidos claros até 2 horas antes da cirurgia. Pequenas quantidades de fluidos claros estimulam o peristaltismo sem que haja aumento significativo de secreção gástrica.[16,17]

Pacientes submetidos a tempo de jejum prolongado apresentam depleção dos estoques de glicogênio e aumento da gliconeogênese, bem como agravamento do catabolismo com maiores níveis plasmáticos de corpos cetônicos e ácidos graxos, risco de hiperglicemia e resistência à insulina no pós-operatório imediato.[15,18] Essas características não são observadas em recém-nascidos e lactentes, que, diferentemente das crianças maiores, apresentam natural tendência ao anabolismo proteico e são menos susceptíveis ao aumento da perda urinária de nitrogênio ou retenção hidrossalina.[19-22]

As alterações volêmicas no jejum prolongado são decorrentes da não ingesta de líquidos, causando desidratação, e, na tentativa de correção no pré-operatório, frequentemente é dada solução hipotônica com excesso de água livre que, juntamente com o aumento do ADH pelo estresse, eleva a possibilidade de gerar uma condição hiponatrêmica já no início da cirurgia. Como se sabe, a hiponatremia é o distúrbio eletrolítico mais frequente, associando-se a aumento da morbimortalidade se mantido no ato anestésico e cirúrgico, tanto no intra como no pós-operatório.[17,23]

Do ponto de vista prático, considerando-se um período de jejum mais curto, como o apresentado na Tabela 18.1, na 1ª hora de cirurgia não será necessária a oferta hídrica adicional, principalmente se houve a ingestão no pré-operatório de solução contendo carboidrato até 2 horas antes da cirurgia. Naqueles em que essa ingesta não foi possível, na 1ª hora é proposta uma fluidoterapia com solução isotônica na dose de 25 mL/kg e 15 mL/kg nas crianças com idade até 3 anos e acima de 3 anos, respectivamente.[24,25]

Essa proposta, feita por Berry, em 1986, também merece ressalvas, uma vez que a conduta recomendada foi criada no contexto em que o jejum frequentemente perdurava por 8 horas ou mais, no qual a possibilidade de desidratação é aumentada e, mesmo que não houvesse período tão longo de jejum, a possibilidade de administrar excesso de volume pode ocorrer. Na prática diária, alíquotas de 10 a 20 mL/kg de solução isotônica durante intervalo de 30 a 60 minutos e subsequente avaliação do grau de hidratação e resposta volêmica resulta em menor probabilidade de excesso ou restrição de fluidos e suas respectivas consequências.

Tabela 18.1 Tempo de jejum para cirurgias eletivas de acordo com o tipo de alimento.	
Alimento ou líquido ingerido	Período mínimo de jejum (horas)
Líquidos claros	2
Leite humano	4
Fórmula infantil, leite não humano e dieta leve	6
Carne e alimentos gordurosos	8

Fonte: Adaptada de Practice Guidelines for Preoperative Fasting and the Use of Pharmacologic Agents to Reduce the Risk of Pulmonary Aspiration, 2017.

Capítulo 18

Um volume de reposição durante o período intraoperatório pode ser feito na dependência da importância do trauma cirúrgico (se pequeno, médio ou grande), o tempo cirúrgico, a exposição de cavidades e eventual perda sanguínea. A qualquer momento, se houver instabilidade hemodinâmica e não for por sangramento, por anestesia profunda ou por obstrução do retorno venoso por compressão, é preciso corrigir a volemia com 10 a 20 mL/kg de solução isotônica e avaliar a necessidade de infusão de hemoderivados e a conduta cirúrgica adequada para a situação precipitante.

São propostas várias estratégias a serem tomadas no período perioperatório para proporcionar melhores condições cirúrgicas, com menor tempo de pós-operatório e de permanência hospitalar. Conhecido como projeto ERAS (abreviatura do inglês *Enhanced Recovery After Surgery*), a maioria desses protocolos inclui evitar, ambos, jejum prolongado e preparo intestinal, o que diminui o risco de translocação bacteriana, e recomenda-se instituir aprimoramento nutricional e fornecimento de soluções com carboidratos no período pré--operatório. Também é proposta a ingestão oral precoce no pós-operatório, que resulta em diminuição do tempo de internação e retorno mais rápido da função do trato gastrointestinal. Maltodextrina a 12,5% pode ser oferecida até 2 horas antes da cirurgia na dose de 150 mL para crianças. Demonstra-se que não há alteração do volume gástrico e a resposta metabólica, a inflamatória e a adequada homeostase hidrossalina foram melhores.[26-30]

Nas situações em que a ingesta via oral não seja possível no período pós--operatório, quer por motivos intrínsecos à patologia de base, quer pela restrição imposta pelo ato operatório, a administração de fluidos por via intravenosa periférica deve ser mantida. Apesar de constituir excelente atitude terapêutica, não deve ser utilizada por períodos de jejum superiores a 4 dias. Nessa situação, recomenda-se a substituição por nutrição parenteral total (NPT).[19]

A avaliação da hidratação é realizada a partir de parâmetros do exame físico, conforme discutido no capítulo 4 – "Depleção de Volume – Desidratação". Levam-se em consideração a frequência cardíaca, a frequência respiratória, a pressão arterial, o tempo de enchimento capilar e o turgor da pele ou as fontanelas, quando presentes, além de outros dados clínicos, cada qual com sua força de validade. Daí a importância do exame clínico da criança antes do ato anestésico.

O manejo individual necessário de fluidos para manter os parâmetros hemodinâmicos e a perfusão tecidual adequados pode reduzir complicações pós-operatórias, visto que somente a quantidade necessária de fluidos é administrada, reduzindo o edema intersticial que afeta a oxigenação dos tecidos e altera o estado acidobásico do organismo.[11,12]

Para a reposição de fluidos do intraoperatório, consideram-se as perdas sensíveis e insensíveis que ocorrem no pré-operatório, às quais se somam os efeitos negativos impostos pelo jejum, e as que ocorrem durante o intraoperatório por meio da ferida operatória, da umidificação dos gases anestésicos, da ventilação mecânica e da produção urinária.[1]

A monitorização intraoperatória básica deve incluir oximetria de pulso, capnografia (anestesia geral), pressão arterial não invasiva, eletrocardiografia e

Hidratação da Criança no Período Perioperatório

temperatura corporal.[31] Essas variáveis são suficientes para procedimentos cirúrgicos em crianças, usualmente submetidas a cirurgias de pequeno e médio porte. Caso existam alterações nos valores da monitorização anterior, exames adicionais são necessários. Por exemplo, recomendam-se gasometria venosa ou arterial e avaliação do nível glicêmico, mandatórios nos procedimentos de grande porte e em pacientes considerados críticos.[32]

Na necessidade de monitorização mediante a gasometria seriada, esta determina a pressão parcial de O_2 arterial (PaO_2), pressão parcial de CO_2 arterial ($PaCO_2$), pH, HCO_3, base excess, hemoglobina (Hb), hematócrito (Ht) e saturação de O_2 (SaO_2) e permite uma visão global do transporte de oxigênio, da eficiência da ventilação, da eficácia da bomba cardíaca e das necessidades metabólicas. A eficiência dessas dosagens durante o procedimento cirúrgico é comprovada e possibilita de imediato o manejo dos desequilíbrios acidobásicos e hidroeletrolíticos. A acidose lática secundária à hipóxia tecidual por má perfusão ou provocada por hipotermia é precocemente detectada e corrigida, se necessário.

Nas cirurgias de grande porte, nas quais volumosa quantidade de fluidos intravenosos pode ser requerida, recomenda-se monitorização invasiva, acesso venoso central, pressão arterial invasiva e, como já exposto, gasometrias seriadas como forma de avaliação da eficácia da fluidoterapia.[32]

Nestes casos, a avaliação do lactato, saturação venosa central, a gasometria arterial ou venosa e a variação arteriovenosa do CO, e informativos da perfusão tecidual efetiva podem ser requeridos e a tonicidade plasmática pode ser calculada por meio das dosagens séricas de sódio, glicose e ureia aplicadas à fórmula já apresentada no capítulo 3 – "Conceitos Essenciais em Fluidoterapia". A monitorização invasiva por meio de canulação de uma das artérias tem a vantagem de permitir a medida contínua da pressão arterial e possibilita a coleta de sangue arterial para avaliação dos gases sanguíneos ou outros exames laboratoriais, se necessários. Habitualmente, utilizam-se as artérias radial, dorsal do pé (pediosa), tibial posterior e temporal superficial. Evitam-se as de maior calibre, como a femoral e a umeral, pelo risco de trombose e comprometimento isquêmico do membro.

Acesso venoso central fica na dependência do porte e do procedimento cirúrgicos. Esse acesso pode ser dado por cateterismo do sistema venoso por meio de colocação de cateter central de inserção periférica (PICC), por punção de veias profundas (a via mais comumente utilizada em crianças é a jugular interna, seguida da subclávia ou femoral) e, excepcionalmente, as dissecções venosas. O maior benefício do cateter venoso central é permitir verificações da saturação venosa central, do hematócrito central e uma reposição volêmica rápida. O acesso venoso central também permite a medida da pressão venosa central (PVC), desde que o lúmen distal do cateter esteja inserido na junção da veia cava superior com o átrio direito. A monitorização da PVC é útil no diagnóstico de tamponamento cardíaco e fornece informações sobre três parâmetros: volume sanguíneo; eficácia do coração como bomba; e tônus vascular.[33-35]

O progresso tecnológico das últimas décadas colocou à disposição do anestesiologista o instrumental para monitorar uma enorme variedade de

Hidratação em Pediatria

parâmetros fisiológicos. Usando monitores eletrônicos, pode-se conhecer continuamente a frequência cardíaca, o pulso radial, a pressão arterial periférica ou pulmonar, visualizar a onda de pulso radial ou da artéria pulmonar a cada batida do coração, ouvir o fluxo de sangue na carótida ou nas câmaras cardíacas a cada batimento, e assim por diante, inclusive por meio do uso do monitor bis (índice bispectral) pelo qual é possível medir o componente hipnótico da anestesia. O uso do monitor bis é útil também durante o despertar da anestesia geral e pode prevenir extubação traqueal precoce e suas consequências, principalmente em pacientes com algum grau de déficit cognitivo.[36]

O fluxo urinário é um instrumento de monitorização de perfusão frequentemente utilizado, lembrando que o débito urinário normalmente está reduzido no intraoperatório em virtude da secreção do ADH induzido pelo estresse. Ademais, a perfusão renal está reduzida nos casos de pressão intra abdominal aumentada por algum processo patológico, transmissão de forças a partir do tórax geradas pela ventilação mecânica ou criação de um pneumoperitônio para cirurgias videolaparoscópicas. Todos esses fatores podem comprometer a análise do débito urinário como parâmetro para guiar a hidratação no intraoperatório.[37]

Considerando-se que o paciente está submetido a um bom monitoramento, com o adequado equilíbrio hídrico, cabe sempre a escolha do fluido e do volume a ser infundido nas diferentes fases da cirurgia. A escolha deve levar em consideração que a hiponatremia é o distúrbio eletrolítico mais frequente no pós-operatório. Muitos estudos relatam incidências de hiponatremia que chegam a mais de 30% no período pós-operatório e praticamente todos os pacientes nesta fase estão em risco de desenvolver esse distúrbio. Esse risco se deve ao aumento de ADH, secreção estimulada por aumento da osmolalidade, pela própria condição cirúrgica, pela doença de base, eventualmente hipoxia e hipotensão e, também, pela infusão de soros hipotônicos. A concentração máxima de ADH é observada de 6 a 12 horas após a cirurgia e ficam estáveis nos 5 dias seguintes, em média.[21,38]

O gasto calórico em crianças saudáveis varia de acordo com o peso corporal, com a taxa variando em faixas amplas de peso (Tabela 18.2). Classicamente, para cada 100 kcal há uma demanda de 100 mL de água.[39]

Os fluidos para uso intravenoso podem ser prescritos de duas maneiras: uma com volumes para curtos intervalos de tempo ou com volume correspondente ao período mais longo, como 12 ou 24 horas, a depender da situação. Claro que os dois volumes são praticamente iguais, mudando apenas a forma de prescrevê-los; a primeira possibilita uma maior flexibilidade em reajustes em curtos intervalos, portanto mais usada durante o intraoperatório. Com a função renal normal, há capacidade individual de diluir ou concentrar a urina de acordo com as imposições da situação. Evidentemente, há ressalva para as idades bem precoces, como as crianças na 1ª semana de vida. Mas os cálculos de volume servem como ponto de partida para prescrição, devendo ser revistos temporariamente.

Hidratação da Criança no Período Perioperatório

Tabela 18.2 Necessidades diárias e por fração horária de líquidos para crianças com base no peso corporal.

	Necessidade diária de água	Necessidade de hora em hora (intraoperatório)
≤ 10 kg	100 mL/kg	4 mL/kg
> 10 kg a 20 kg	1.000 mL para os primeiros 10 kg de peso corporal mais 50 mL/kg para cada incremento de peso acima de 10 kg	Peso > 10 kg a 20 kg: 40 mL/h para os primeiros 10 kg de peso + 2 mL/kg por hora para cada kg de peso acima de 10 kg
> 20 kg	1.500 mL para os primeiros 20 kg de peso corporal mais 20 mL/kg para cada incremento de peso acima de 20 kg	Peso > 20 kg: 60 mL/h para os primeiros 20 kg de peso corporal mais 1 mL/ kg por hora para cada kg acima de 20 kg, até máximo de 100 mL/h
> 30 kg	Com pesos mais elevados, as necessidades de água não mostram o mesmo aumento com pesos mais baixos. A necessidade total geralmente está limitada em torno de 2.400 mL/dia, exceto em situações especiais, conforme discussão no capítulo 1 deste livro	

Fonte: Adaptada de Neilson J, O'Neill F, Dawoud D, Crean P, 2015.

A necessidade de eletrólitos em crianças também se baseia nos gastos de energia calórica e estão relacionadas às necessidades de água da seguinte forma:

- Sódio e cloreto de 2 a 5 mEq/100 mL de água/dia.
- Potássio de 2 a 5 mEq/100 mL de água/dia.

Essa oferta é, na realidade, a proposta por Holliday e Segar, portanto atualmente sujeita a debates pela sua hipotonicidade. Com isso, a oferta pode variar, dependendo das circunstâncias. Por exemplo, a sua oferta deve ser reduzida em pacientes portadores de insuficiência renal ou inversamente aumentada em pacientes com grandes perdas em procedimentos cirúrgicos de grande porte, mais vulneráveis a hiponatremias mais significativas.

A dextrose é geralmente adicionada como solução a 5%. Em circunstâncias normais, a administração de solução de dextrose de 5% a 10% é considerada segura, visto que essa quantidade é absorvida rapidamente pelas células e metabolizada. Portanto, a dextrose permanece apenas um curto período no espaço intravascular e não é um fator relevante quando se considera a tonicidade do líquido intravenoso, principalmente quando comparado ao sódio. Para infusão de manutenção durante o período intraoperatório, a adição de 1% a 2% de glicose é suficiente para evitar hipo ou hiperglicemia e lipólise.[17]

Capítulo 18

Pacientes recém-nascido pré-termo, pequeno ou grande para a idade gestacional, portadores de endocrinopatias, jejum maior que 8 horas ou em uso de solução glicosada previamente à admissão na sala de operação são mais suscetíveis a disglicemias, portanto a glicemia capilar deve ser aferida e corrigida, se necessário.[21] Além disso, em cirurgias com duração prevista maior do que 2 horas e em pacientes críticos, deve-se dosá-la periodicamente, e com atenção para corrigir uma eventual hipoglicemia ou hiperglicemia. Para correção de hipoglicemia, podem-se infundir continuamente 4 a 6 mg/kg/min de glicose em soro distinto da hidratação.[40]

Em tempos mais recentes, novas propostas relativas à fluidoterapia vêm sendo feitas, principalmente quanto à tonicidade do fluido empregado. A fluidoterapia em crianças inclui parâmetros em adequação com as diretrizes do Instituto Nacional de Excelência em Saúde e Cuidados (NICE)[41] e da Academia Americana de Pediatria (AAP).[42]

Classicamente, os fluidos usados são hipotônicos, mas agora opta-se por uma escolha com maior tonicidade. O volume a ser infundido permanece como proposto anteriormente, mas o cálculo por volume/hora é preferido atualmente e a composição dos fluidos deve ser realizada de maneira personalizada, respeitando diversas variáveis, entre as quais a técnica anestésica, o trauma cirúrgico, tempo de jejum, presença de doença associada e principalmente o retorno da ingesta oral. Na escolha do fluido, inicialmente recomenda-se o uso de solução isotônica, visto que o risco de hiponatremia aumenta com o uso da solução hipotônica, conforme exposto ao longo do texto.

Na prática, um exemplo de solução isotônica seria 460 mL de SG 5% + 41 mL de NaCl 10% (e, evidentemente, a metade de volume se o NaCl disponível for a 20%). É necessário lembrar que as concentrações de sódio nas soluções de NaCl a 0,9%, 10% e 20% são, respectivamente, 0,154 mEq/mL, 1,7 mEq/mL e 3,4 mEq/mL. Portanto, no exemplo dado, têm-se 69,7 mEq Na (em 41 mL do NaCl10%) em um volume final de 501 mL, o que corresponde a uma concentração de 140 mEq Na/L. Entretanto, cabe aqui uma ressalva: ainda não há uma solução isotônica de consenso para ser usada em pediatria.

A solução isotônica de manutenção pode encontrar restrições na prescrição. Entre estas, citam-se a faixa etária neonatal; pacientes portadores de doenças que causam desequilíbrio dos níveis de sódio, como hiperplasia adrenal congênita e síndrome de Barter, entre outros; crianças com distúrbios neurológicos crônicos ou em pós-operatório de neurocirurgia; e pacientes portadores de acidose metabólica, especialmente a hiperclorêmica.[43,44]

Pesos corporais diários são mandatórios para pacientes hospitalizados que permanecem em fluidoterapia endovenosa por um período de tempo superior a 48 horas. O balanço hídrico também é importante para monitorizar o paciente, mesmo que não esteja em um ambiente de terapia intensiva ou semi-intensiva, e pode ser feito a cada 8 horas ou mesmo diariamente, de acordo com a avaliação médica. O monitoramento de sódio deve ser feito periodicamente, de acordo com as características de cada caso. A taxa de sódio sérico deve ser obtida inicialmente à fluidoterapia e na vigência desta, de acordo com as mudanças imprevistas e nas características da doença.

Em cirurgia pediátrica, são poucas as situações que necessitam de fluido-terapia com coloides. Essa prescrição encontra respaldo em situações clínicas limitadas e são poucas as evidências que favorecem a relação benefício *versus* risco. A solução coloide mais usada em cirurgia pediátrica é a albumina a 5%. Hidroxietilamido e gelatinas modificadas em soluções eletrolíticas balanceadas podem ser usadas em situações especiais, mesmo em alguns casos de insta-bilidade circulatória e de perda sanguínea significativa. Em pacientes graves e em cirurgias longas, ocorre lesão do glicocálice endotelial, causando um pro-cesso patológico de permeabilidade às grandes moléculas e estas, se usadas em soluções coloidais, translocam-se para o interstício, piorando o edema e dificultando a oxigenação tecidual. Se o objetivo do emprego dos coloides era enxugar o interstício, isso não acontecerá. Por isso, o uso dos coloides continua sendo motivo de debate mesmo para situações críticas.[17]

Assim como em outras situações médicas, na prática cirúrgica também há muita discussão a respeito da fluidoterapia ideal. A prescrição de fluidos endovenosos deve ser considerada medicamentosa e, de forma similar, com riscos e efeitos adversos inerentes ao uso indiscriminado. A monitoriza-ção contínua dos pacientes em fluidoterapia, associada com a adequação da prescrição à condição clínica individual, é primordial para a segurança e a efetividade da fluidoterapia em pediatria.[7,45,46]

■ Referências bibliográficas

1. Murat I, Dubois MC. Perioperative fluid therapy in pediatrics . Update in Anaesthesia. Pediatric Anesthesia. 2008;18:363-70. doi:10.1111/j.1460-9592.2008.02505.x.
2. Bhananker SM, Ramamoorthy C, Geiduschek JM, et al. Anesthesia-related cardiac arrest in children: update from the pediatric perioperative cardiac Arrest Registry. Anesth Analg. 2007;105(2):344-50.
3. Burdett E, Roche AM, Mythen MG. Hyperchloremic acidosis: pathophysiology and clinical impact. Transfusions alternatives in transfusions medicine. 2003;5(4):424-30.
4. Berend K. Review of the diagnostic evaluation of normal anion gap metabolic acidosis. Kidney Dis. 2017;3(4):149-59. doi.org/10.1159/000479279.
5. Holliday M, Segar W. The maintenance need for water in parenteral fluid therapy. Pediatrics. 1957;19(5):823-32.
6. Alves JT, Troster EJ, de Oliveira CA. Isotonic saline solution as maintenance intravenous fluid therapy to prevent acquired hyponatremia in hospitalized children. J Pediatr (Rio J). 2011;87(6):478-86. doi.org/10.2223/JPED.2133.
7. McNab S. Intravenous maintenance fluid therapy in children. J Pediatr Child Health. 2016;52(2):137-40. doi:10.1111/jpc.13076.
8. Bellamy MC. Wet, dry or something else? Br J Anaesth. 2006;97(6):755-7.
9. Solus-Biguenet H, Fleyfel M, Tavernier B, et al. Non-invasive prediction of fluid responsiveness during major hepatic surgery. Br J Anaesth. 2006;97(6):808-16.
10. Silva ED, Perrino AC, Teruya A, Sweitzer BJ, et al. Consenso brasileiro sobre terapia hemodinâmica perioperatória guiada por objetivos em pacientes submetidos a cirurgias não cardíacas: estratégia de gerenciamento de fluidos – produzido pela Sociedade de Anestesiologia do Estado de São Paulo (SAESP). Rev Bras Anestesiol. 2016;66(6):557-71.

Hidratação em Pediatria

11. Wakeling HG, McFall MR, Jenkins CS, Woods WGA, Miles WFA, Barclay GR, et al. Intraoperative esophageal Doppler guided fluid management shortens postoperative hospital stay after major bowel surgery. Br J Anaesth. 2005;95(5):634-42.

12. Kehlet H, Bundgaard-Nielsen M. Goal- directed perioperative fluid management: why, when, and how? Anesthesiology. 2009;110(3):453-5.

13. Brady M, Kinn S, Stuart P. Preoperative fasting for adults to prevent preoperative complications. Cochrane Database Syst Rev. 2003;(4):CD004423.

14. Svanfeldt M, Thorell A, Hausel J, Soop M, Rooyackers O, Nygren J, et al. Randomized clinical trial of the effect of preoperative oral carbohydrate treatment on postoperative whole-body protein and glucose kinetics. Br J Surg. 2007;94(11):1342-50.

15. Carvalho CALB, Carvalho AA, Preza AOG, Nogueira PLB, Mendes KBV, Dock-Nascimento DB, et al. Benefícios metabólicos e inflamatórios da abreviação do jejum pré-operatório em cirurgia pediátrica. Rev Col Bras Cir. 2020;47:e20202353. doi:10.1590/0100-6991e-20202353.

16. Splinter WM, Schaefer JD. Unlimited clear fluids ingestion two hours before surgery in children does not affect volume or pH of stomach contents. Anaesth Intensive Care. 1990;18(4):522-6.

17. Sümpelmann R, Becke K, Zander R, Witt L. Perioperative fluid management in children: can we sum it all up now? Curr Opin Anaesthesiol. 2019;32(3):384-91. doi:10.1097/ACO.0000000000000727.

18. Soop M, Nygren J, Thorell A, Ljungqvist O. Stress-induced insulin resistance: recent developments. Curr Opin Clin Nutr Metab Care. 2007;10(2):181-6.

19. Jones MO, Pierro A, Hammond P, Lloyd DA. The metabolic response to operative stress in infants. J Pediatr Surg. 1993;28(10):1258-62.

20. Falcão MC, Tannuri U. Nutrition for the pediatric surgical patient: approach in the peri-operative period. Rev Hosp Clin Fac. Med. 2002;57(6):299-308.

21. Pierro A, Eaton S. Metabolism and nutrition in the surgical neonate. Semin Pediatr Surg. 2008;17(4):276-84.

22. Bhardwaj N. Perioperative fluid therapy and intraoperative blood loss in children. Indian J Anesth. 2019;63(9):729-36.

23. Neville KA, Sandeman DI, Rubinstein A, et al. Prevention of hyponatremia during maintenance intravenous fluid administration: a prospective randomized study of fluid type versus fluid rate. J Pediatr, 2010;156(2):313-9.

24. Berry F. Practical aspects of fluid and electrolyte therapy. In: Berry F. Anesthetic management of difficult and routine pediatric patients. New York: Churchill Livingstone; 1986;107-35.

25. Practice Guidelines for Preoperative Fasting and the Use of Pharmacologic Agents to Reduce the Risk of Pulmonary Aspiration: application to healthy patients undergoing elective procedures: an updated report by the American Society of Anesthesiologists Task Force on Preoperative Fasting and the Use of Pharmacologic Agents to Reduce the Risk of Pulmonary Aspiration. Anesthesiology. 2017;126(3):376-393.

26. Kehlet H. Multimodal approach to control postoperative pathophysiology and rehabilitation. Br J Anaseth. 1997;78(5):606-17.

27. Dock-Nascimento DB, Aguilar-Nascimento JE, Waitzberg DL. Ingestão de glutamina e maltodextrina duas horas no pré-operatório imediato melhora a sensibilidade à insulina pós-operatória: estudo aleatório, duplo-cego e controlado. Rev Col Bras Cir. 2012;39(6):449-455. doi:10.1590/S0100-69912012000600002.

Hidratação da Criança no Período Perioperatório

28. Francisco SC, Batista ST, Pena GG. Fasting in elective surgical patients: comparison among the time prescribed, performed and recommended on perioperative care protocols. Arq Bras Cir Dig. 2015;28(4):250-4.
29. Lau CS, Chamberlain RS. Enhanced recovery after surgery programs improve patient outcomes and recovery: a meta- analysis. World J Surg. 2017;41(4):899-913.
30. Hedrick TL, McEvoy MD, Mythen MMG, et al. American Society for Enhanced Recovery and Perioperative Quality Initiative Joint Consensus Statement on Postoperative Gastrointestinal Dysfunction within an Enhanced Recovery Pathway for Elective Colorectal Surgery. Anesthesia Analg. 2018;126(6):1896-907.
31. Conselho Federal de Medicina (CFM) RESOLUÇÃO 2.174, de 14 de dezembro de 2017. 2018;39(1):75-76-84.
32. Sümpelmann R, Becke K, Brenner S. Perioperative intravenous fluid therapy in children: guidelines from the Association of the Scientific Medical Societies in Germany. Pediatric Anesthesia. 2017;27(1):10-18. doi:10.1111/pan.13007.
33. Vieira ZEG. Monitoring in anestesia: a critical analysis. Rev. Bras. Anest. 1992;42(1):3-14.
34. Tannuri U. Vias de acesso vascular. In: Doenças cirúrgicas da criança e do adolescente. Barueri: Manole, 2010; p.12-34.
35. Monteiro BF, Lobo ALN, Salgado Filho MF, Fernandes A, Almeida RD. In: Cavalcanti IL, Cunha LBP, Abrão MA, Sarmento RFO. Monitorização em anestesia. Sociedade de Anestesiologia do Estado do Rio de Janeiro. 2011;55-158.
36. Queiroz LF, Arantes LJ, Fonseca NM, Mandim BLS, Ruzzi RA, Martins NA, et al. Uso correto do monitor de consciência. Revista Med Minas Gerais. 2011;21(2 Supl 3):S49-57.
37. Gomez Dammeier BH, Karanik E, Gluer S, et al. Anuria during pneumoperitoneum in infants and children: a prospective study. J Pediatr Surg. 2005;40(9):1454-8.
38. Halberthal M, Halperin ML, Bohn D. Lesson of the week: acute hyponatraemia in children admitted to hospital: retrospective analysis of factors contributing to its development and resolution. BMJ 2001;322(7289):780-2.
39. Neilson J, O'Neill F, Dawoud D, Crean P. Intravenous fluids in children and young people: summary of NICE guidance. BMJ. 2015;351:h6388. doi:10.1136/bmj.h6388.
40. de Azevedo RA, de Albuquerque MAC, Nunes RR. Educação Continuada em Anestesiologia. Rio de Janeiro: Sociedade Brasileira de Anestesiologia/SBA; 2017;VII:72. ISBN 978-85-98632-36-0.
41. NICE guidelines: Intravenous fluid therapy in children and young people in hospital, 2015. [2022 Nov. 08]. Disponível em: https://www.nice.org.uk/guidance/ng29.
42. APA Consensus Guideline On Perioperative Fluid Management In Children. 2007;1.1. Apagbi Review Date August 2010.
43. Feld LG, Neuspiel DR, Foster BA, Leu MG, Garber MD, et al. Clinical practice guideline: maintenance intravenous fluids in children. Pediatrics. 2018;142(6):e20183083. doi:10.1542/peds.2018-3083.
44. Izidoro EJS, Koliski A. Fluidoterapia de manutenção em crianças doentes: estado da arte. doi:10.25060/residpediatr-2019.vn9n3-33 ISSN-Online:2236-6814.
45. Choong K, McNab S. IV fluid choices in children: have we found the solution? J Pediatr (Rio J). 2015;91(5):407-9. In: McNab S. Intravenous maintenance fluid therapy in children. J Pediatr Child Health. 2016;52(2):137-140. doi:10.1111/jpc.13076.
46. Snyder LC, Robert KM. Fluid Management for the pediatric surgical patient. MedScape, 2017. [2022 Nov. 08]. Disponível em: http://emedicine.medscape.com/article/936511.

Capítulo 18

19

Hidratação na Criança com Cirrose Hepática

Bruna dos Santos Ibiapina Neres • Rafaella Karen Sousa Monterlei
Karina Medeiros Bastos

■ Introdução

A história natural da cirrose caracteriza-se por uma fase compensada assintomática, seguida por outra rapidamente progressiva marcada pelo desenvolvimento de complicações da hipertensão portal e/ou disfunção hepática, denominada "cirrose descompensada", caracterizada por elevação na pressão portal, disfunção hepática e desenvolvimento de ascite, hiponatremia, sangramento gastrointestinal, encefalopatia hepática, síndrome hepatopulmonar (SHP) e icterícia importante.[1,2]

Uma vez instalada a descompensação, a cirrose torna-se uma doença sistêmica, cursando com disfunção de múltiplos órgãos e sistemas.[3] Nesta fase, os pacientes tornam-se suscetíveis a infecções bacterianas por causa da disfunção imunológica complexa associada à cirrose, que envolve imunidade inata e adquirida. As infecções bacterianas elevam a morbimortalidade na cirrose e podem precipitar uma falência hepática aguda no paciente com hepatopatia crônica, denominada *acute on chronic liver failure* (ACLF), além de gerarem alta mortalidade.[4]

■ Fisiopatologia da hipertensão portal

Os pacientes cirróticos apresentam uma fisiologia peculiar. O aumento da pressão na microcirculação hepática gera ativação das células endoteliais dos sinusoides hepáticos, que promoverão uma resposta inflamatória sistêmica por meio da produção de diferentes citocinas e interleucinas e alteração de mecanismos moleculares, como a produção endotelial aumentada de substâncias vasodilatadoras; entre elas, o óxido nítrico, o monóxido de carbono, as prostaciclinas e os endocanabinoides.[2,3] Este mecanismo está envolvido no processo de vasodilatação do leito esplâncnico, principalmente do componente arterial;[5] o grau de vasodilatação pode afetar a volemia efetiva, resultando em hipoperfusão de órgãos periféricos, sendo o rim o mais frequentemente afetado.[5]

Hidratação em Pediatria

A redução relativa da volemia provoca uma resposta orgânica na tentativa de se reverter o quadro; desta forma, ocorre ativação do sistema vasoconstritor vascular e dos mecanismos de retenção de água e sódio, como o sistema renina-angiotensina-aldosterona (SRAA), o sistema nervoso simpático (SNS) e a secreção de arginina-vasopressina. A ativação do SRAA aumenta a liberação de hormônio antidiurético, provocando retenção de sódio e água, com o intuito de se aumentar o volume plasmático (ver Figura 2.2, no capítulo 2 – "Compartimentos Hídricos"). Porém, como a quantidade de retenção de água livre é mais intensa e desproporcional à quantidade de retenção de sódio, verifica-se uma hiponatremia hipervolêmica (ou dilucional) significativa e progressiva nos pacientes hepatopatas.[2,5]

O aumento da volemia gerado pela ativação do SRAA e o aumento da atividade do SNS, elevando a frequência cardíaca e o débito cardíaco, geram aumento do fluxo sanguíneo esplâncnico[6,7] e o conceito de circulação hiperdinâmica do cirrótico. Com o tempo e a evolução da hepatopatia, surge a miocardiopatia cirrótica, que envolve disfunções sistólica, diastólica e autonômica, com incompetência cronotrópica, aumento da atividade do SNS e diminuição da sensibilidade do barorreflexo, demonstrada por uma capacidade defeituosa de aumentar a frequência cardíaca sob esforço fisiológico e farmacológico.[6]

Outras manifestações atribuíveis às anormalidades hemodinâmicas na cirrose descompensada incluem SHP, aumento da suscetibilidade ao choque e redução da responsividade cardiovascular a estímulos vasoconstritores fisiológicos e farmacológicos.[2,5]

O aumento sistemático das substâncias pró-inflamatórias gera um estado de "inflamação crônica" no hepatopata, que ocasiona alteração da permeabilidade vascular e da mucosa intestinal. A permeabilidade vascular aumentada e a hipoalbuminemia são fatores que, em conjunto, explicam a presença da ascite e a má distribuição de líquido corporal, com presença de edema periférico.[1,3,5] A alteração na permeabilidade de mucosa intestinal resulta na disseminação sistêmica de produtos bacterianos, aumentando ainda mais a resposta inflamatória sistêmica, já exacerbada,[4] elevando a mortalidade destes pacientes por etiologia infecciosa decorrente de translocação bacteriana.[1,4] Na presença de eventos primários que geram descompensação clínica, a associação da disseminação sistêmica de produtos bacterianos pode desencadear disfunção orgânica e falha de múltiplos órgãos.[4]

O tratamento da descompensação e da falência de órgãos se baseia na fisiopatologia da cirrose descompensada, a fim de prevenir ou melhorar o resultado de cada complicação.[1,3,5]

■ *Status* volêmico do paciente com cirrose hepática

A determinação do *status* volêmico no paciente com cirrose é importante, mas muitas vezes difícil de determinar, uma vez que um volume excessivo do volume vascular pode ter extravasado para o interstício, manifestando-se na forma de ascite e edema periférico.[8,9] Assim, apesar de parecerem estar com volume total expandido, na verdade esses pacientes frequentemente apresentam

Hidratação na Criança com Cirrose Hepática

depleção de volume intravascular. Otimizar o volume intravascular é essencial no manejo de pacientes com cirrose, a fim de evitar lesão renal aguda induzida por hipovolemia efetiva e reduzir o risco de desenvolver síndrome hepatorrenal (SHR).[8,9] A expansão do volume intravascular, muitas vezes necessária para tratar esses pacientes, pode agravar a ascite ou gerar complicações, como derrame pleural e insuficiência cardíaca.[6,8,9]

A combinação de hipertensão portal e circulação hiperdinâmica é essencial para o desenvolvimento de complicações graves na cirrose.[6] Aumento da pressão portal, alterações na pressão capilar intestinal e permeabilidade e ativação do SRAA, SNS e vasopressina estão todos envolvidos no acúmulo de líquido na cavidade abdominal (ascite) e no comprometimento da função renal com diminuição marcante na excreção renal de água livre e sódio.[3,5,6]

■ Albumina no paciente cirrótico

A albumina é a proteína mais abundante no plasma e sintetizada exclusivamente no fígado.[10] Além de regular a pressão oncótica, participa de vários outros mecanismos fisiológicos que estão alterados no quadro da doença hepática. A albumina serve como um transportador para moléculas insolúveis em água (p. ex., hormônios, colesterol, drogas, ácidos graxos livres e bilirrubina), desempenha um papel na manutenção da competência da permeabilidade capilar, que pode aumentar em estados inflamatórios como a sepse, e atua como um eliminador de radicais livres em sua forma reduzida, diminuindo o estresse oxidativo.[9,10]

Nos casos avançados de hepatopatia em pacientes cirróticos, além da diminuição da síntese proteica agravada pela própria desnutrição, há alterações estruturais da albumina que são funcional e clinicamente significativas.[10,11] A função geral da albumina não está relacionada apenas ao seu nível circulante, mas também à quantidade de albumina estruturalmente intacta ou funcional, denominada "concentração efetiva de albumina".[11]

Os efeitos aditivos da diminuição da síntese de albumina, a diminuição da ingestão de seus precursores e o aumento da proteólise criam um estado de hipoalbuminemia global, com diminuição do volume circulante efetivo e da pressão oncótica, que se expressam por retenção de água no 3º espaço.[10]

■ Reposição de fluidos no paciente cirrótico

Em diversas situações, pode ser necessária a administração de fluidos nos pacientes cirróticos, em especial no paciente gravemente enfermo, com cirrose descompensada, em uma descompensação aguda por um evento infeccioso ou hemorragia digestiva. Além disso, em razão das peculiaridades da população pediátrica, particularmente entre lactentes e pré-escolares, pode ser necessária a infusão de fluidos de manutenção para oferta hídrica e/ou calórica por motivos não estritamente relacionados à cirrose em si.

Neste tópico, será abordado o manejo da infusão de fluidos nas situações em que mais comumente isso se faz necessário nos pacientes cirróticos, em especial na cirrose descompensada.

Capítulo 19

Hidratação em Pediatria

Hiponatremia

A hiponatremia é o distúrbio hidroeletrolítico mais comum nos pacientes hospitalizados,[12] sendo definida na população geral como sódio sérico < 135 mEq/L. Todavia, nos pacientes cirróticos, é definida como sódio sérico < 130 mEq/L,[13] sendo a hiponatremia hipervolêmica (ou dilucional) a mais comumente encontrada nessa população específica, decorrente dos mecanismos retentores de sódio explicados anteriormente.[14]

Frente ao paciente cirrótico com hiponatremia, pode ser necessária a infusão de fluidos, a depender da causa da redução de sódio sérico, sendo importante para isso diferenciar o tipo de hiponatremia subjacente, já que, apesar de a hiponatremia hipervolêmica (dilucional) ser a mais comum, o paciente cirrótico também está sujeito a outras causas de hiponatremia. Para a abordagem adequada, propõe-se um passo a passo conforme proposto por Jimenez, em 2017.[15]

1. Se o paciente estiver gravemente sintomático.
2. Se o evento for crônico (evolução em > 48 horas, mais frequente nos pacientes cirróticos), visto que a hiponatremia aguda (< 48 horas) provavelmente cursa com mais sintomas neurológicos e maior morbidade.
3. E se o paciente estiver hipervolêmico ou não.

A partir de então, primeiramente, deve-se excluir a hiponatremia não hipotônica, como a pseudo-hiponatremia (sódio sérico erroneamente mensurado como baixo, em virtude da técnica dilucional utilizada no teste diagnóstico, em vigência de concentração sérica elevada de lipídios ou proteínas)[16] e a hiponatremia translocacional (sódio sérico baixo por causa da translocação de água por osmose associada à hiperglicemia, sendo necessário corrigir o sódio sérico pela glicemia).[17]

Em segundo lugar, deve-se identificar a hiponatremia aguda sintomática que, na presença de sintomas graves ameaçadores à vida (convulsões, escala de coma de Glasgow (ECG) menor ou igual a 8, sonolência importante, desconforto respiratório), necessita de correção rápida com salina hipertônica a 3%, conforme os *guidelines* vigentes.[2,17,18] Todavia, isso deve ser realizado com cautela para evitar o excesso de volume.[18]

Em um terceiro momento, por meio da osmolalidade urinária, devem-se excluir as causas de hiponatremia independentes da secreção de arginina-vasopressina (AVP), como a baixa ingestão de solutos associada à ingestão normal ou aumentada de água ("potemania" em adultos, polidipsia primária e uma dieta pobre em solutos), o que pode ser identificado com a baixa osmolalidade urinária (níveis < 100 mOsm/kg refletem um mecanismo independente de AVP).[18,19] Todavia, uma vez identificada a hiponatremia hipotônica por meio de osmolalidade urinária > 100 mOsm/kg, deve-se avaliar o *status* volêmico do paciente para o diagnóstico diferencial e manejo adequado.[19]

A hiponatremia hipotônica hipovolêmica decorre da depleção de água total corporal e sódio, seja por perda renal (Na urinário > 30 meq/L), seja extrarrenal (Na urinário < 30 meq/L).[19,20] No caso do paciente cirrótico, pode haver mais

Capítulo 19

Hidratação na Criança com Cirrose Hepática

frequentemente a hiponatremia hipovolêmica renal por meio do uso excessivo de diuréticos como a furosemida, espoliando sódio e água, com apresentação geralmente sem edema ou ascite e com azotemia renal.[18-20] Nesta situação deve ser suspenso o agente causal, como o diurético, e deve ser mantida a hidratação do paciente conforme o habitual, a depender da gravidade e da possibilidade de reidratação oral ou não, sendo usada solução salina 0,9% se reposição venosa.[20]

Já a hiponatremia euvolêmica tem diversas causas (p. ex., déficits hormonais – hipotireoidismo, insuficiência adrenal, hipopituitarismo e outros; insuficiência renal; e algumas medicações), sendo o tratamento direcionado às causas subjacentes.[21]

Por fim, a hiponatremia hipervolêmica (ou dilucional), frequentemente encontrada no cirrótico descompensado, apresenta algumas particularidades no seu manejo. Neste caso, preconizam-se a restrição de fluidos e medidas para aumentar a excreção de água livre.[19,20] A restrição de fluidos deve ser realizada com o objetivo de atingir um balanço hídrico negativo (1 a 1,5 L/dia em adultos), devendo ser considerada se o Na sérico é < 120 mEq/L. Espera-se que haja aumento do sódio sérico em 24 a 48 horas do início dessa medida e deve ser continuada a restrição de sódio (menor do que 2 g/dia), já que geralmente estes pacientes também estão com ascite. Caso haja hiponatremia dilucional profunda com os níveis de Na < 110 mEq/L, ou estando a poucas horas do transplante hepático, ou ainda ocorram sintomas neurológicos e respiratórios, deve ser realizada a correção com salina hipertônica 3%, objetivando-se aumento máximo de 6 a 8 mEq/L de Na em 24 horas. Desta maneira, evitam-se mielinólise pontina, quadriplegia, coma e morte.[14,20]

Ainda em relação à hiponatremia dilucional do paciente cirrótico, ressalta-se que a correção da hipocalemia (oral ou enteral) é muito importante, pois tende a aumentar a natremia, bem como diminuir a ocorrência de encefalopatia hepática.[20,22]

A infusão endovenosa de albumina 20% na correção de hiponatremia hipervolêmica importante pode ser útil a curto prazo e a depender da gravidade do paciente, porém não apresenta benefícios comprovados a longo prazo e pode ser bastante onerosa.[23]

Ascite: paracentese de grande volume e peritonite bacteriana espontânea

Conforme já discutido, na cirrose descompensada o paciente pode manifestar ascite, que é a sua complicação mais comum.[5,6,24] A ascite é classificada em grau I (detectável apenas à ultrassonografia de abdome), grau II (vista ao exame físico, com moderada distensão abdominal) e grau III (há distensão abdominal volumosa, marcada e tensa, com restrição da mecânica ventilatória).[25]

É muito bem estabelecido que as indicações para paracentese diagnóstica incluem ascite nova, pacientes cirróticos com ascite na admissão hospitalar, pacientes cirróticos com ascite e sinais de infecção e pacientes cirróticos com ascite e deterioração clínica inexplicada,[26] visto o alto risco de peritonite bacteriana espontânea (PBE) que estes pacientes apresentam. Já a paracentese de alívio está indicada em pacientes com ascites grau III, que pode acabar se transformando em uma paracentese de grande volume (PGV) retirado, a depender de quão intensa é a ascite grau III do paciente.[20,26]

Hidratação em Pediatria

Ao diagnóstico de PBE, está indicada a infusão de albumina 20% 1,5 g/kg, seguida de 1 g/kg no 3º dia de tratamento.[27] Ressalta-se a importância de infundir albumina lentamente, em 4 horas, objetivando-se evitar complicações como edema pulmonar. O uso de albumina no 1º e no 3º dias de tratamento da PBE visa prevenir e diminuir a ocorrência de lesão renal aguda e SHR a que os pacientes estão altamente sujeitos, em virtude da má distribuição volêmica, com grande quantidade de líquido extracelular alocado na cavidade peritoneal e, consequentemente, baixa perfusão renal.[20,26,27] Deve-se monitorar atentamente a evolução dos pacientes em tratamento de PBE, por meio de parâmetros clínicos e laboratoriais, especialmente níveis séricos de creatinina, ureia, sódio, potássio e albumina, entre outros.

A PGV é caracterizada em crianças pela remoção de 50 mL/kg de peso seco de fluido ascítico ou mais. A sua realização com infusão de albumina 20% é o tratamento preferido na ascite grau III, podendo depois ser associado à furosemida, desde que os eletrólitos sejam monitorados. Em tese, podem ser removidos até 100 a 150 mL/kg na PGV, desde que assegurada a infusão de albumina.[25]

Todavia, a realização de PGV pode se associar à disfunção circulatória pós-paracentese (DCPP), em que há redução do volume sanguíneo efetivo, manifestada por lesão renal aguda, hiponatremia dilucional e encefalopatia hepática, com diminuição da sobrevida.[28] A DCPP pode ser prevenida pela infusão de albumina 0,5 a 1 g/kg em toda PGV ou 1 g/kg para cada 100 mL/kg (ou a cada 5 L em adultos)[2] de líquido ascítico retirados a cada 2 a 4 horas, no início e/ou no fim da paracentese, quando o volume do líquido a ser retirado já é conhecido ou predeterminado.[25]

Lesão renal aguda e síndrome hepatorrenal

De acordo com os critérios mais recentes do Clube Internacional de Ascite (ICA-AKI)[29] para manejo da lesão renal aguda (LRA) em pacientes cirróticos, reforçados pelo *guideline* para manejo clínico prático para pacientes com cirrose descompensada da Associação Europeia para o Estudo do Fígado (EASL),[2] define-se LRA como aumento da creatinina sérica basal (em relação à menor creatinina dos últimos 3 meses) maior ou igual a 0,3 mg/dL em 48 horas ou aumento maior ou igual a 50% da creatinina basal, que tenha ocorrido sabida ou presumidamente nos últimos 7 dias (Quadro 19.1), sendo a LRA dividida em estágios.[20,29]

A síndrome hepatorrenal (SHR) é um tipo de LRA no paciente cirrótico (SHR-LRA), caracterizada por apresentar as características resumidas no Quadro 19.1. Para essa definição, é necessário ter os diagnósticos de cirrose e ascite associados ao diagnóstico de LRA, conforme os critérios LRA-ICA anteriormente mencionados. O paciente não deve estar em choque; bem como não apresentar resposta por 2 dias consecutivos de suspensão de diuréticos e expansão volêmica com albumina 1 g/kg de peso seco; deve estar sem o uso atual ou recente de drogas nefrotóxicas; também é necessário estar documentada a ausência de sinais macroscópicos de lesão renal estrutural, que são a ausência de proteinúria > 500 mg/dia e de micro-hematúria > 50 hemácias/campo de grande aumento e achados normais de ultrassonografia renal.

Capítulo 19

Hidratação na Criança com Cirrose Hepática

Atualmente, pondera-se que é difícil diferenciar necrose tubular aguda (NTA) de SHR sem marcadores urinários de qualidade.[2,29]

Quadro 19.1. Critérios para diagnóstico de lesão renal aguda (LRA) em pacientes cirróticos e de síndrome hepatorrenal (SHR).

A. Critérios para diagnóstico de lesão renal aguda em pacientes cirróticos
- Aumento da creatinina sérica basal ≥ 0,3 mg% em 48 horas ou
- Aumento da creatinina basal ≥ 50% (mesmo que presumidamente) em 7 dias ou
- Volume urinário < 0,5 mL/kg/h por 6 horas ou
- Taxa de filtração glomerular diminuição acima de 25%

B. Critérios para diagnóstico de síndrome hepatorrenal
- Ter diagnóstico de cirrose e ascite
- Ter diagnóstico de LRA de acordo com o ítem A deste quadro
- Sem respostas após 2 dias da retirada do diurético e da expansão plasmática
- Ausência de choque
- Não estar em uso (nem uso recente) de drogas nefrotóxicas
- Sem sinais macroscópicos de lesão renal estrutural

Fonte: Adaptado de Angeli P, Ginès P, Wong F, *et al.*, 2015.

Abordagem do paciente cirrótico com LRA: uma vez diagnosticado com LRA, conforme o critério anterior, no estágio 1 (aumento ≥ 0,3 mg/dL da creatinina sérica ou ≥ 1,5 a 2 vezes do valor basal), os fatores de risco farmacológicos para LRA devem ser removidos e deve-se realizar expansão volêmica com cristaloides de acordo com a causa e a gravidade da perda de fluidos, se houver suspeita de hipovolemia, sendo a progressão do tratamento avaliada caso a caso, conforme o tipo de LRA identificado.[2,29] Não havendo resposta do tratamento da LRA estágio 1, ou se desde o princípio o paciente se enquadrar em LRA estágio 2 (aumento da creatinina sérica ≥ 2 a 3 vezes a do valor basal) ou estágio 3 (aumento da creatinina sérica ≥ 3 vezes a creatinina basal ou creatinina sérica ≥ 4,0 mg/dL, com aumento abrupto ≥ 0,5 mg/dL ou início de terapia de substituição renal (TSR) ou anúria ≥ 12 horas), deve-se suspender diuréticos (caso isso não tenha sido feito ainda) e iniciar expansão com albumina 1 g/kg/d por 2 dias, avaliando a resposta.[2,29] A classificação da LRA e a atitude básica na infusão de fluido estão sintetizadas na Tabela 19.1.

Abordagem do paciente com SHR: uma vez realizado o diagnóstico de SHR,[30] a terlipressina, um análogo da vasopressina, é a droga mais preconizada. Quando administrada em conjunto com albumina no tratamento da SHR, tem eficácia comprovada em diversos estudos[31-35] e é mais efetiva do que a terlipressina isoladamente.[32] A dose usada de albumina em crianças é de 1 g/kg/d e em adultos varia de 20 a 40 g/dia.[2,27,29,30] O tratamento deve ser mantido até resposta completa ou no máximo por 14 dias, se resposta parcial ou não resposta, conforme valores de referência para estas definições pelo posicionamento do ICA-AKI, 2015.[2,29]

Capítulo 19

231

Hidratação em Pediatria

Tabela 19.1 Critérios diagnósticos para classificação de lesão renal aguda e as medidas básicas sugeridas para cada estágio.

Lesão renal aguda	Critérios para classificação	Medidas básicas
Estágio 1	Creatinina sérica aumenta de 1,5 a < 2 vezes em relação ao valor basal ou Creatinina sérica aumenta ≥ 0,3 mg% ou Fluxo urinário < 0,5 mL/kg/h por 6 horas	Suspender todos os fatores de risco (anti-inflamatórios não esteroides e drogas nefrotóxicas, diuréticos, que podem ter suas doses reajustadas). Expansão com solução cristaloide dentro de uma análise individualizada. Transfundir, se necessário e se houver sangramento gastrointestinal
Estágio 2	Creatinina sérica aumenta de 2 a < 3 vezes a do valor basal *ou* Fluxo urinário < 0,5 mL/kg/h por ≥ 12 horas	Suspender o uso de diuréticos; fazer expansão com albumina 1 g/kg/d por 2 dias, avaliando a resposta. Se não houver resposta, ver se satisfaz critérios para síndrome hepatorrenal. Se sim, vasoconstritores e albumina
Estágio 3	Creatinina sérica aumenta ≥ 3 vezes em relação à creatinina basal ou Creatinina sérica ≥ 4 mg/dL, com aumento abrupto ≥ 0,5 mg/dL *ou* Início de terapia de substituição renal ou Anúria ≥ 12 horas	Mesmas orientações apresentadas para o estágio 2

Fonte: Adaptada de Angeli P, Ginès P, Wong F *et al.*, 2015.

Há uma grande revisão recentemente publicada[36] que aborda novas definições e classificação da SHR, com conceitos expandidos em relação ao *guideline* da EASL,[2,29] de 2018. Todavia, apesar do grande embasamento científico da revisão, essas definições e classificações da SHR ainda carecem de validação em estudos prospectivos, como sugerem os próprios autores.[36]

Ressuscitação volêmica do paciente crítico: hemorragia digestiva alta secundária a varizes gastroesofágicas

O sangramento gastrointestinal agudo secundário a varizes gastroesofágicas deve ser suspeitado em qualquer paciente cirrótico que se apresente com sangramento do trato gastrointestinal alto. O tratamento deve ser iniciado assim que o sangramento tiver confirmação clínica, independentemente da confirmação endoscópica, e a terapia inicial visa restaurar a volemia.[37,38]

As perdas sanguíneas devem ser repostas prontamente, a fim de manter a estabilidade hemodinâmica e assegurar a perfusão tecidual e a entrega de oxigênio. A ressuscitação volêmica deve ser realizada rapidamente, em geral com administração de cristaloides,[8,19] sabendo-se que não existe benefício comprovado quanto ao uso de coloides em comparação ao uso de cristaloides neste contexto clínico.[39] O concentrado de hemácias é utilizado para melhorar a entrega de oxigênio aos tecidos em caso de anemia severa, ou seja, se hemoglobina menor do que 7 g/dL, objetivando-se, após a transfusão, níveis de 7 a 9 g/dL.[40] Esses objetivos podem ser maiores caso o paciente apresente hemorragia massiva ou ainda outras condições clínicas que impossibilitem uma resposta fisiológica adequada à anemia aguda.[39,40]

Considerações gerais sobre a infusão de fluidos endovenosos de manutenção em pacientes pediátricos com cirrose descompensada

Sempre que possível, devemos priorizar, em qualquer indivíduo, a ingesta hídrica e calórica pelas vias fisiológicas mais viáveis, como a oral, a gástrica ou a enteral. Todavia, por conta de algumas particularidades dos pacientes pediátricos, em especial os mais jovens, algumas situações exigem infusão de fluido endovenoso contínuo, a fim de assegurar a glicemia e o *status* volêmico. Isso ocorre naqueles sem condições de alimentação por via oral e sem outra via de alimentação temporária ou definitiva, nos gravemente enfermos, em especial com comprometimento cardiorrespiratório ou, ainda, naqueles com outras condições que justifiquem o jejum (p. ex., para exames e cirurgias). Além disso, pode ser necessária a infusão de fluidos na própria ressuscitação volêmica dos pacientes críticos.[40,41]

Sabe-se ainda que os pacientes gravemente enfermos em ambiente hospitalar apresentam diversos estímulos para a secreção aumentada de ADH, responsável pela regulação da homeostase de sódio e água, e que o excesso desse hormônio gera retenção de água livre, aumentando o risco de hiponatremia. Os estímulos para maior secreção de ADH, neste perfil de paciente, podem ser hemodinâmicos (depleção de volume, hipotensão e estados edematosos, como cirrose descompensada, insuficiência cardíaca congestiva e síndrome nefrótica) e não hemodinâmicos (dor, estresse, náuseas, vômito, hipoxemia, hipercapnia, hipoglicemia, medicações, estado perioperatório, inflamação, câncer, doença pulmonar e doenças do sistema nervoso central).[41]

No contexto de pacientes graves internados, diversos estudos já comprovaram e estabeleceram que o uso de fluido endovenoso contínuo hipotônico (concentração de Na < 125 mEq/L) está associado a maior morbidade e mortalidade. Isso decorre da consequente hiponatremia devido à hipersecreção de ADH, com possível comprometimento neurológico pela encefalopatia hiponatrêmica resultante, que costuma ser aguda (< 48 horas), uma vez instalada a hiponatremia. Portanto, é bem determinado na literatura que a infusão de fluido contínuo isotônico (concentração de sódio próxima a do plasma: 125 a 160 meq/L), nos pacientes criticamente enfermos, de modo geral, é mais segura.[42-46]

É conhecido ainda que um dos maiores desafios da soroterapia contínua se encontra justamente em pacientes com estados edematosos e com aumento de líquido extravascular, como as patologias mencionadas anteriormente, nos estados hemodinâmicos de maior estímulo à secreção de ADH; entre estas, a

Hidratação em Pediatria

própria cirrose hepática descompensada. Sabe-se também que a vasta maioria dos estudos comparando a administração de fluidos endovenosos contínuos isotônicos *versus* hipotônicos com objetivo de avaliar a ocorrência ou não de hiponatremia e suas complicações em pacientes criticamente enfermos é de curto prazo (< 72 horas de duração) e não inclui justamente a população-alvo: o cirrótico descompensado.[47-51]

Esses grupos de pacientes com estados edematosos descompensados apresentam, em geral, tendência à hiponatremia dilucional ou mesmo hiponatremia dilucional já estabelecida, em consequência da hipersecreção de ADH. Sabe-se que, uma vez restabelecido o equilíbrio de fluidos entre o intra e o extracelular desses pacientes, o sódio sérico tende a se normalizar, conforme discutido no manejo da hiponatremia anterior. Percebe-se, portanto, que, nesses contextos de pacientes com estados edematosos, a fluidoterapia endovenosa contínua permanece no campo das recomendações de especialistas e mais estudos controlados nestas populações são ainda necessários.[2,14,22,41]

Em decorrência da falta de ensaios clínicos randomizados que comparem a reposição de fluidos na população de pacientes pediátricos cirróticos utilizando soluções isotônica *versus* hipotônica, bem como em decorrência do fato de a maioria dos estudos mais recentes em população pediátrica enferma ter evidenciando maior segurança e menos complicações com uso de soluções isotônicas, os autores deste capítulo sugerem a reposição de fluidos com soro isotônico no contexto do paciente pediátrico cirrótico descompensado, ou seja, com concentração plasmática de sódio entre 125 e 160 mEq/L. Além disso, os autores sugerem reduzir a oferta hídrica em cerca de 60% do habitual, ou conforme a restrição hídrica desejada para pacientes cirróticos descompensados, sem necessidade de reposição eletrolítica específica. Em termos práticos, sugere-se preparar uma solução com soro glicosado 5% = 1.000 mL, NaCl 20% = 40 mL e KCl 19,1% = 10 mL, obtendo-se uma solução com osmolaridade de 570 mOsm/L, glicose de 50 g/L e concentrações de eletrólitos de Na = 136 mEq/L, K = 25 mEq/L e Cl = 136 mEq/L. Mais estudos clínicos, com ensaios clínicos randomizados, são necessários para validação da concentração ideal de sódio, em especial, e da osmolaridade necessária nas soluções neste contexto clínico específico.

■ Referências bibliográficas

1. D'Amico G, Garcia-Tsao G, Pagliaro L. Natural history and prognostic indicators of survival in cirrhosis: a systematic review of 118 studies. J Hepatol. 2006;44(1):217-31. doi:10.1016/j.jhep.2005.10.013.
2. European Association for the Study of the Liver, European Association for the Study of the Liver. EASL Clinical Practice Guidelines for the management of patients with decompensated cirrhosis. J Hepatol. 2018;69(2):406-460. doi:10.1016/j.jhep.2018.03.024.
3. Bernardi M, Moreau R, Angeli P, Schnabl B, Arroyo V. Mechanisms of descompensation and organ failure in cirrhosis: from peripheral arterial vasodilation to systemic inflammation hypothesis. J. Hepatol. 2015:63(5):1272-84.

Hidratação na Criança com Cirrose Hepática

4. Jalan R, Fernandez J, Wiest R, Schhnabl B, Moreau R, Angeli P, et al. Bacterial infections in cirrhosis: a position statement based on the EASL Special Conference 2013. J Hepatolol. 2014;60(6):1310-24.
5. Schrier RW, Arroyo V, Bernardi M, Epstein M, Henriksen JH, Rodes J. Peripheral arterial vasodilation hypothesis: a proposal for the initiation of renal sodium and water retention in cirrhosis. Hepatology. 1988;8(5):1151-7.
6. Wiese S, Hove JD, Bendtsen F, Moller S. Cirrhotic cardiomyopathy: pathogenesis and clinical relevance. Nat Rev Gastroenterol Hepatol. 2014;11(3):177-86.
7. Erin Maynard. Decompensated cirrhosis and fluid resuscitation. Surg Clin North Am. 2017;97(6):1419-24.
8. Claria J, Stauber RE, Coenraad MJ, Moreau R, Jalan R, Pavesi M, et al. Systemic inflammation in decompensated cirrhosis: characterization and role in acute-on-chronic liver failure. Hepatology. 2016;64(4):1249-64.
9. Davenport A, Argawal B, Wright G, et al. Can non-invasive measurements aid clinical assessment of volume in patients with cirrhosis? World J Hepatol. 2013;5(8):433-8.
10. Valerio C, Theocharidou E, Davenport, et al. Human albumin solution for patients with cirrhosis and acute on chronic liver failure: beyond simple volume expansion. World J Hepatol. 2016;8(7):345-54.
11. Spinella R, Sawhney R, Jalan R. Albumin in chronic liver disease: structure, functions and therapeutic implications. Hepatol Int. 2016;10(1):124-32. doi:10.1007/s12072-015-9665-6. Epub 2015 Sep 29. PMID: 26420218.
12. Baran D, Hutchinson TA. The outcome of hyponatremia in a general hospital population. Clin Nephrol. 1984;22(2):72-6. PMID: 6478674.
13. Ginés P, Berl T, Bernardi M, Bichet DG, Hamon G, Jiménez W, et al. Hyponatremia in cirrhosis: From pathogenesis to treatment. Hepatology. 1998;28(3)851-64. doi:10.1002/hep.510280337.
14. John S, Thuluvath PJ. Hyponatremia in cirrhosis: Pathophysiology and management. World J Gastroenterol. 2015;21(11):3197-205. [2022 Nov. 09]. Disponível em: http://www.wjgnet.com/1007-9327/full/v21/i11/3197.htm.
15. Jiménez JV, Carrillo-Pérez DL, Rosado-Canto R, García-Juárez I, Torre A, Kershenobich D, et al. Electrolyte and acid-base disturbances in end-stage liver disease: A physiopathological approach. Dig Dis Sciences. 2017;62(8):1855-71. doi:10.1007/s10620-017-4597-8.
16. Fortgens P, Pillay TS. Pseudohyponatremia revisited: a modernday pitfall. Arch Pathol Lab Med. 2011;135(4):516-9.
17. Spasovski G, Vanholder R, Allolio B, et al. Clinical practice guideline on diagnosis and treatment of hyponatraemia. Nephrol Dial Transplant. 2014;29(2):i1-i39.
18. Xiao HY, Wang YX, Xu TD, et al. Evaluation and treatment of altered mental status patients in the emergency department: life in the fast lane. World J Emerg Med. 2012;3(4):270-7.
19. Filippatos TD, Liamis G, Elisaf MS. Ten pitfalls in the proper management of patients with hyponatremia. Postgrad Med. 2016;128(5):516-22.
20. Adrogue' HJ, Madias NE. The challenge of hyponatremia. J Am Soc Nephrol. 2012;23(7):1140-8.
21. Liamis G, Milionis H, Elisaf M. A review of drug-induced hyponatremia. Am J Kidney Dis. 2008;52(1):144-53.

Capítulo 19

Hidratação em Pediatria

22. Rose BD. New approach to disturbances in the plasma sodium concentration. Am J Med. 1986;81(6):1033-40. PMID: 3799631. doi:10.1016/0002-9343(86)90401-8.
23. McCormick PA, Mistry P, Kaye G, Burroughs AK, McIntyre N. Intravenous albumin infusion is an effective therapy for hyponatraemia in cirrhotic patients with ascites. Gut. 1990;31(2):204-7. PMID: 2311979. doi:10.1136/gut.31.2.204.
24. Kennedy M, Liacouras CA. Ascitis. In: Kliegman RM, Stanton BF, Geme JW, Schor NF, Behrman RE. Nelson textbook of pediatrics. New Delhi: Elsevier Saunders, 2012; p.5041-4.
25. Bavdekar A, Thakur N. Ascites in Children. Indian J Pediatr. 2016;83(11):1334-40. doi:10.1007/s12098-016-2168-1.
26. Shepherd R. Complications and management of chronic liver disease. In: Kelly D. Diseases of the liver and biliary system in children. Birmingham: Wiley-Blackwell; 2008;351-78.
27. Narula N, Tsoi K, Marshall JK. Should albumin be used in all patients with spontaneous bacterial peritonitis? Can J Gastroenterol. 2011;25(7):373-6.
28. Gines P, Tito L, Arroyo V, Planas R, Panes J, Viver J, et al. Randomized comparative study of therapeutic paracentesis with and without intravenous albumin in cirrhosis. Gastroenterology. 1988;94(6):1493-502.
29. Angeli P, Ginès P, Wong F, et al. Diagnosis and management of acute kidney injury in patients with cirrhosis: revised consensus recommendations of the International Club of Ascites. J Hepatol. 2015;62(4):968-974. Disponível em: http://dx.doi.org/10.1016/j.jhep.2014.12.029.
30. Durand F, Graupera I, Gines P, Olson JC, Nadim MK. Pathogenesis of hepatorenal syndrome: implications for therapy. Am J Kidney Dis. 2016;67(2):318-28.
31. Moreau R, Durand F, Poynard T, Duhamel C, Cervoni JP, Ichai P, et al. Terlipressin in patients with cirrhosis and type 1 hepatorenal syndrome: a retrospective multicenter study. Gastroenterology. 2002;122(4):923-30.
32. Ortega R, Gines P, Uriz J, et al. Terlipressin therapy with and without albumin for patients with hepatorenal syndrome: results of a prospective, nonrandomized study. Hepatology. 2002;36:941-8.
33. Boyer TD, Sanyal AJ, Wong F, Frederick RT, Lake JR, O'Leary JG, et al. Terlipressin plus albumin is more effective than albumin alone in improving renal function in patients with cirrhosis and hepatorenal syndrome type 1. Gastroenterology. 2016;150(7):1579-89.
34. Cavallin M, Kamath PS, Merli M, Fasolato S, Toniutto P, Salerno F, et al. Terlipressin plus albumin vs. midodrine and octreotide plus albumin in the treatment of hepatorenal syndrome: a randomized trial. Hepatology. 2015;62(2):567-74.
35. Cavallin M, Piano S, Romano A, Fasolato S, Frigo AC, Benetti G, et al. Terlipressin given by continuous intravenous infusion vs. intravenous boluses in the treatment of hepatorenal syndrome: a randomized controlled study. Hepatology. 2016;63(3):983-92.
36. Angeli P, Garcia-Tsao G, Nadim MK, Parikh CR. News in pathophysiology, definition and classification of hepatorenal syndrome: a step beyond the International Club of Ascites (ICA) Consensus document. J Hepatology. 2019;71(4):811-22. doi.org/10.1016/j.jhep.2019.07.002.
37. Garcia-Tsao G, Bosch J. Management of varices and variceal hemorrhage in cirrhosis. N Engl J Med. 2010;362(9):823-32.

Hidratação na Criança com Cirrose Hepática

38. Villanueva C, Escorsell A. Optimizing general management of acute variceal bleeding in cirrhosis. Curr Hepatol Rep. 2014;13:198-207.
39. Myburgh JA. Fluid resuscitation in acute illness – time to reappraise the basics. N Engl J Med. 2011;364(26):2543-4.
40. Villanueva C, Colomo A, Bosch A, Concepcion M, Hernandez-Gea V, Aracil C, et al. Transfusion strategies for acute upper gastrointestinal bleeding. N Engl J Med. 2013;368(1):11-21.
41. Moritz ML, Ayus JC. Maintenance Intravenous Fluids in Acutely Ill Patients. N Engl J Med. 2015;373(14):1350-60. doi:10.1056/nejmra1412877.
42. Ayus JC, Wheeler JM, Arieff AI. Postoperative hyponatremic encephalopathy in menstruant women. Ann Intern Med. 1992;117(11):891-7.
43. Halberthal M, Halperin ML, Bohn D. Lesson of the week: acute hyponatraemia in children admitted to hospital: retro-spective analysis of factors contributing to its development and resolution. BMJ. 2001;322(7289):780-2.
44. Arieff AI, Ayus JC, Fraser CL. Hypona-traemia and death or permanent brain damage in healthy children. BMJ. 1992;304(6836):1218-22.
45. Moritz ML, Ayus JC. Preventing neuro-logical complications from dysnatremias in children. Pediatr Nephrol. 2005;20(12):1687-700.
46. Moritz ML, Ayus JC. Hospital-acquired hyponatremia – why are hypotonic parenteral fluids still being used? Nat Clin Pract Nephrol. 2007;3(7):374-82.
47. Holliday MA, Ray PE, Friedman AL. Fluid therapy for children: facts, fashions and questions. Arch Dis Child. 2007;92(6):546-50.
48. Foster BA, Tom D, Hill V. Hypotonic versus isotonic fluids in hospitalized children: a systematic review and meta-analysis. J Pediatr. 2014;165(1):163-9.e2.
49. McNab S, Duke T, South M, Babl FE, Lee KJ, Arnup SJ, et al. 140 mmol/L of sodium versus 77 mmol/L of sodium in maintenance intravenous fluid therapy for children in hospital (PIMS): a randomised controlled double-blind trial. Lancet. 2015;385(9974):1190-7. doi:10.1016/s0140-6736(14)61459-8.
50. McNab S, Ware RS, Neville KA, et al. Isotonic versus hypotonic solutions for maintenance intravenous fluid administration in children. Cochrane Database Syst Rev. 2014;(12):CD009457.
51. Friedman JN, Beck CE, DeGroot J, Geary DF, Sklansky DJ, Freedman SB. Comparison of isotonic and hypotonic intravenous maintenance fluids: a randomized clinical trial. JAMA Pediatr. 2015;169(5):445-51.

Capítulo 19

20

Hidratação na Criança com Glomerulopatias

Sumara Zuanazi Pinto Rigatto

O rim normal desempenha papel fundamental nos controles hidroeletrolítico e acidobásico do organismo.

O volume urinário correlaciona-se com a quantidade de solutos a ser excretada e os rins são capazes de diluir ou concentrar a urina às custas de variações de osmolaridade de 75 a 1.200 mOsm/L, sendo possível excretar 1 mOsm com 0,8 a 13,5 mL de água.[1] Assim, o rim é capaz de aumentar ou reduzir o volume urinário, bem como a excreção de sódio e outros solutos, conforme a respectiva ingestão diária, com o objetivo de manter balanço zero em condições fisiológicas normais de hidratação e equilíbrio metabólico.

Pacientes com doença renal aguda ou crônica apresentam menor habilidade para concentrar ou diluir a urina e podem sofrer consequências mais sérias nas situações de baixa ou excessiva hidratação.

Na criança com patologia renal crônica, há que se verificar de forma individual, informações sobre o volume urinário habitual em suas condições basais de hidratação e euvolemia. A partir dessa informação, torna-se mais fácil a programação da prescrição hidroeletrolítica adequada à manutenção de seu equilíbrio, sem desencadear desidratação, hipervolemia ou distúrbios eletrolíticos. Se o volume urinário de 24 horas for desconhecido e o paciente estiver clinicamente hidratado, vale medir rigorosamente o débito urinário, mesmo que de poucas horas, para estimar a necessidade hídrica diária.

Holliday e Segar,[1] em 1957, estudando crianças saudáveis em pré-operatório de cirurgia eletiva, conseguiram determinar as necessidades hidroeletrolíticas com base nas perdas hídricas como função do gasto energético, considerando consumo de 40 mL a 50 mL de água a cada 100 calorias e o volume de diurese adequado à carga osmolar e à oferta hídrica. Assim, o cálculo do soro basal de manutenção por meio da clássica fórmula de Holliday e Segar, utilizada amplamente até hoje, permite que a criança normal mantenha o equilíbrio hidroeletrolítico e glicêmico durante o jejum. Deve-se compreender

Hidratação em Pediatria

que, desse volume calculado pela fórmula citada, 25% a 40% representam as perdas insensíveis e o restante, o volume urinário normal diário.

Assim, de modo geral, se a criança está hidratada e euvolêmica, sem intercorrências agudas, sua necessidade hídrica será a soma das perdas insensíveis com a diurese de 24 horas.

Na doença renal anúrica, a necessidade hídrica será somente o volume das perdas insensíveis, geralmente estimada em 400 mL/m^2/dia.

Já a criança com doença renal poliúrica, certamente sofrerá desidratação durante o jejum, pois não terá capacidade de concentração urinária, podendo desidratar até mesmo em vigência de soro no volume basal, já que o volume basal não contemplará a perda do volume excedente de diurese. Neste caso, deve-se calcular a oferta hídrica, somando-se as perdas insensíveis e a diurese estimada de 24 horas. Na criança poliúrica, pode ser útil dosar o sódio urinário para propor uma solução de manutenção com quantidade de sódio adequada à perda, lembrando que a solução estimada pela fórmula de Holliday e Segar é hipotônica, na qual a oferta salina é de 30 mEq/L, o que pode ser insuficiente nas poliúrias perdedoras de sal.

Da mesma forma, como já discutido em capítulos anteriores, a terapia de manutenção estimada pela fórmula de Holliday e Segar pode não ser adequada para situações críticas de pacientes em unidade de terapia intensiva (UTI), principalmente pela sua hipotonicidade, hoje optando-se preferencialmente pelo emprego de fluidoterapia de manutenção mais isotônica.[2]

Nas intercorrências agudas de qualquer nefropata, se houver perdas adicionais, como vômitos, diarreia ou outras, o volume dessas perdas deverá fazer parte da oferta como se faz para crianças normais, porém reavaliações frequentes e alíquotas mais fracionadas de hidratação são recomendadas, principalmente nas nefropatias oligoanúricas. A composição salina do soro de reposição desse volume adicional de perdas deverá ser o mais próximo possível da composição salina do fluido de perda, como preconizado para crianças normais.

■ Glomerulopatias na infância

As glomerulopatias na infância apresentam as seguintes expressões clínicas predominantes: hematúria oligossintomática; hematúria associada à proteinúria; síndrome nefrótica e síndrome nefrítica, ou a associação de ambas; e, a depender da patologia, esses pacientes podem evoluir para perda progressiva da função renal.

Neste capítulo, será abordada a hidratação de crianças com síndrome nefrótica e síndrome nefrítica, apresentando-se um referencial teórico previamente à discussão do tratamento hídrico propriamente.

Síndrome nefrótica da infância

A síndrome nefrótica (SN) é definida segundo os critérios do *International Study of Kidney Disease in Childhood* (ISKDC) pela presença de edema, hipoalbuminemia menor ou igual a 2,5 g/Dl e proteinúria maior ou igual a 50 mg/kg peso/

Hidratação na Criança com Glomerulopatias

dia ou 40 mg/m²/dia em urina de 24 horas ou relação proteína/creatinina ≥ 2 g/g em amostra de urina isolada na primeira urina da manhã.[3-7] É a doença glomerular mais frequente em crianças, com uma incidência em torno de 1 a 16 por 100 mil crianças e prevalência estimada em 10 a 50 casos/100 mil crianças.[3,7] Normalmente, ocorre entre 2 e 10 anos de idade, com média de início de 3,1 (0,3 a 14,9) anos.[8]

A SN é classificada de acordo com a idade de diagnóstico e com base nas distintas patologias renais subjacentes: em SN congênita, quando aparece até os 3 meses de idade; SN infantil, de 3 meses a 12 meses de idade; e SN da infância, nos maiores de 1 ano de idade.

Na SN da infância, a entidade nosológica mais prevalente, diferentemente do que se verifica no adulto, é a doença de lesões mínimas (DLM), seguida pela glomeruloesclerose segmentar e focal (GESF) e raramente pela glomerulopatia membranosa.[3,8] As características clínicas, laboratoriais e histopatológicas da DLM foram definidas pelo ISKDC e essa patologia corresponde a 76% das causas de SN idiopática da infância. A incidência de DLM é estimada entre 2 e 7 novos casos/100 mil crianças/ano.[3]

O prognóstico da SN na infância, segundo o ISKDC, pode ser previsto de melhor forma, pela resposta do paciente ao tratamento inicial e a frequência de recidivas durante o 1º ano de tratamento.[7]

A DLM caracteriza-se por apresentar proteinúria altamente seletiva, em que predomina a perda de albumina e pela excelente resposta à corticosteroideterapia, tratamento padronizado desde 1970. Denominada "síndrome nefrótica corticossensível", apresenta excelente prognóstico de longo prazo com relação à manutenção de função renal; contudo, 75% das crianças terão recidivas e 50% serão recidivantes frequentes ou corticodependentes.

Por sua vez, a GESF, seja de causa primária, seja de causa genética, figura entre as glomerulopatias que mais frequentemente podem evoluir como SN corticodependente ou corticorresistente e progredir para doença renal crônica terminal com necessidade de terapia de substituição renal.

A patogênese ainda é incerta e heterogênea e identificam-se três grupos predominantes: podocitopatia, por mutação de genes que expressam proteínas da estrutura da barreira; doença associada às células T, em que há disfunção ou desregulação dos linfócitos T e possivelmente também de linfócitos B (dada a resposta terapêutica a drogas depletoras de células B, em alguns casos); e doença associada à circulação de fatores sistêmicos ainda não totalmente esclarecidos. O grupo denominado "podocitopatias" apresenta anormalidades da barreira podocitária, que afetam a barreira de filtração glomerular e ocasionam perdas maciças de proteínas na urina.[3,4,7,9]

Caracterização da barreira de filtração glomerular e proteinúria

A barreira de filtração glomerular é uma estrutura complexa e altamente especializada, com o objetivo de garantir o controle adequado da ultrafiltração por meio de diversos parâmetros; entre eles, tamanho, configuração e carga das moléculas. Sua estrutura apresenta três camadas: a de célula endotelial do capilar glomerular; a membrana basal com as três lâminas (a rara interna, a

Hidratação em Pediatria

densa e a rara externa); e, por último, a camada podocitária, com suas interdigitações formadas por pedicelos e fendas diafragmáticas (Figura 20.1).

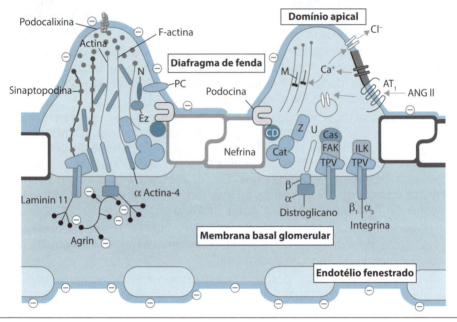

Figura 20.1 Barreira de filtração glomerular, com as três camadas (endotélio fenestrado, membrana basal glomerular e camada podocitária, com sua complexa estrutura).

Fonte: Adaptada de Joshi et al., 2013

A camada endotelial do capilar glomerular apresenta uma estrutura com aparência de "peneira" com fenestrações de 60 nm a 80 nm (600 A a 800 A), cujos densidade e tamanho contribuem para a enorme condutividade hidráulica da parede do capilar glomerular. Estudos demonstram que essas fenestrações são ocupadas por matriz aniônica como o glicocálice, com bandas de proteoglicans ancoradas pela célula endotelial e também têm um papel para manter a albumina no capilar.[10]

Por sua vez, a estrutura podocitária apresenta uma construção peculiar e muito desenvolvida, na qual um conjunto de proteínas codificadas por cerca 58 genes já identificados forma uma barreira fundamental contra a perda de proteínas.

Cálculos demonstram que, em adultos em condições normais, caso não houvesse uma barreira de filtração de macromoléculas, a carga filtrada potencial de albumina seria 3 a 5 g/min (4 a 7 g/kg/d), em vez de 30 mg/dia. Até mesmo na síndrome nefrótica grave, a proteinúria representa menos de 1% desta carga potencial, permitindo imaginar o incrível mecanismo existente para poupar as perdas de albumina e outras macromoléculas.[10]

A albumina é sintetizada no fígado a uma taxa de 10 g/dia, tem meia-vida de cerca de 20 dias e, em condições fisiológicas, é carregada negativamente, podendo assumir configurações não esféricas dependendo do pH. Em

Hidratação na Criança com Glomerulopatias

condições normais, a filtração da albumina é baixa pelo seu tamanho molecular (45 A a 50 A) e por sua carga negativa, sendo repelida já que a barreira de filtração glomerular é negativa. Na DLM, aventa-se que uma alteração de carga elétrica da barreira de filtração glomerular possa ser um mecanismo importante para a proteinúria observada.

A criança com SN apresenta, geralmente alguns dias após uma infecção viral da via aérea superior, edema, inicialmente periorbital, muitas vezes confundido com quadro alérgico, evoluindo para anasarca, que pode chegar a grandes proporções, complicações como infecções graves, peritonite bacteriana espontânea, dislipidemias, fenômenos tromboembólicos e insuficiência renal aguda, que podem ter incidência e gravidade aumentada por medidas terapêuticas inadequadas, conforme discutido mais adiante.[3-6]

Na fase descompensada da SN, além da albuminúria e hipoalbuminemia, também ocorrem perda urinária de diversas substâncias proteicas, ou ligadas às proteínas circulantes, e alteração de síntese de outras substâncias. Do ponto de vista imunológico, crianças com SN devem ser consideradas imunossuprimidas, não só pela terapêutica imunossupressora, mas também porque podem apresentar baixos níveis séricos de IgG, além de redução de fatores importantes para a opsonização de bactérias, como fator B, sendo principalmente susceptíveis a infecções por germes encapsulados, como pneumococo, Haemophilus e meningococo. Desta forma, a vacinação e o alto grau de alerta para suspeição de infecção devem guiar a prática no atendimento às intercorrências desses pacientes.

Além disso, sabe-se que o paciente com SN apresenta diversos fatores de risco para fenômenos tromboembólicos; entre eles, perda de antitrombina III, aumento de fatores de coagulação, dislipidemia e, muitas vezes, hemoconcentração.

Além dessas complicações, as crianças com SN recidivante frequente podem ter qualidade de vida prejudicada por maior número de hospitalizações e efeitos adversos da terapêutica associada à corticosteroideterapia, como baixa estatura, síndrome de Cushing, catarata, além de efeitos adversos de outros imunossupressores muitas vezes necessários.[3]

■ Tratamento

O tratamento dessas crianças exige todo o cuidado, conhecimento e experiência para evitar que as complicações citadas se potencializem. O tratamento da DLM envolve o uso de imunossupressores (corticosteroideterapia), tratamento das intercorrências clínicas e o tratamento do edema. A indicação de internação hospitalar deve levar em conta a intensidade do edema, as complicações infecciosas e as anormalidades laboratoriais.

Neste capítulo, serão apresentados somente o tratamento do edema e o manuseio volêmico dessas crianças.

Tratamento de edema

A compreensão da fisiopatologia da formação do edema é fundamental para uma programação terapêutica mais assertiva.

Capítulo 20

243

Hidratação em Pediatria

Fisiopatologia da formação do edema

A fisiopatologia da formação do edema na SN é complexa e ainda não totalmente esclarecida, mas são aceitas duas hipóteses principais: a de "subpreenchimento" (*underfill*), em que há contração de volemia; e a de "preenchimento" (*overfill*), em que há expansão de volemia (Figura 20.2).

A hipótese de subpreenchimento (*underfill*) baseia-se na ideia de que a hipoalbuminemia grave e, portanto, a baixa pressão oncótica plasmática, resulta em desvio de fluido do plasma para o interstício e, consequentemente, em hipovolemia.

Por sua vez, a hipótese de preenchimento (*overfill*) leva em conta a possibilidade de defeito renal primário cursando com retenção de sódio, em que predomina, além da expansão do volume extracelular, a expansão do volume intravascular. Estudos sugerem que o segmento dos túbulos distais e de coletores está envolvido na retenção primária de sódio, por aumento da atividade da bomba de NA/K ATPase basolateral e pela descoberta de que a proteinúria pode ativar os canais de sódio (ENaC) das células principais dos ductos coletores.[11] Acredita-se que esses mecanismos estão presentes em toda SN descompensada, independentemente do estado volêmico, já que a síndrome apresenta fração de excreção de sódio (FeNa) baixa (< 1%)[6] (Quadro 20.1).

A variabilidade clínica do edema na SN pode ser mais compreendida à luz dos inúmeros mecanismos potencialmente presentes que vêm sendo descritos.

Na avaliação da distribuição corporal de fluidos, como visto em capítulos anteriores, considerando-se a água constitutiva do organismo do adulto como 60% do seu peso corporal, o volume intracelular, em condições normais, representa 40% desse peso e o volume extracelular, apenas 20%. Por sua vez, do volume extracelular, 12% estão no compartimento intersticial e 8% do peso corresponde ao volume intravascular. Na SN, ocorre importante aumento predominantemente do compartimento intersticial.

O balanço de forças que afetam o movimento de fluidos entre os tecidos e a corrente sanguínea que ocorre pela ação das forças de Starling, descritas em 1896 e atualmente revisitadas, leva em conta a diferença de pressão hidrostática e pressão oncótica entre o capilar e o interstício, bem como o fator de coeficiente de reflexão para proteína e a constante de permeabilidade de filtração[6] (ver Capítulo 3 – "Conceitos Essenciais em Fluidoterapia").

Além disso, a formação do edema vem ganhando explicações também a nível celular, e que se demonstra a existência de um sistema complexo, no qual diferenças de concentração de proteínas por meio dos glicocálices podem alterar o movimento de fluidos.[12] Ainda, outros fatores relacionados à formação do edema são a pressão oncótica intersticial baixa em paralelo à plasmática e as alterações em sistemas hormonais (renina, angiotensina, sistema nervoso simpático, vasopressina e peptídeo natriurético atrial) que aumentam a retenção de sódio.[6]

244

Capítulo 20

Hidratação na Criança com Glomerulopatias

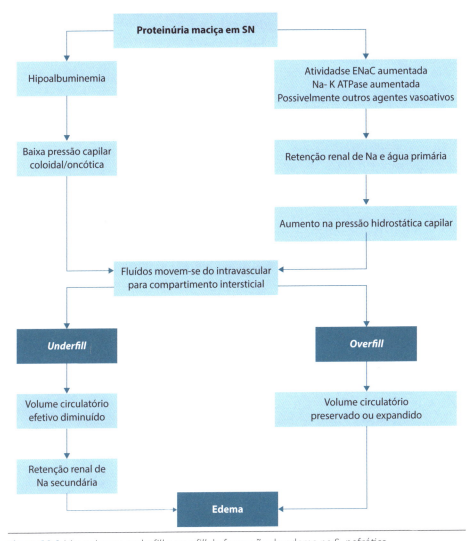

Figura 20.2 Mecanismos *underfill* e *overfill* de formação do edema na S. nefrótica.

Fonte: Modificada de Kallash M, Mahan JD, 2021.

Mecanismos compensatórios da fase de subpreenchimento

O volume intravascular contraído gera diversos estímulos de mecanismos compensatórios, tendo sido demonstrado aumento de atividade de renina e dos níveis de aldosterona e do hormônio antidiurético. Esses mecanismos causam retenção de sal e água e manutenção e agravamento do edema. Provavelmente por baixa pressão oncótica intravascular, inadequada para garantir uma volemia sustentada, sobretudo quando a albuminemia é menor do que 1,5 g/L, o edema persiste predominantemente no compartimento intersticial.

Hidratação em Pediatria

Desta forma, em decorrência de forças fisiopatológicas diversas, as crianças com SN descompensadas podem estar em franca anasarca, mas em diferentes estados volêmicos, como hipovolemia, normovolemia ou hipervolemia.[5]

Distinguir essas diferentes situações é um desafio, pois pode ser muito difícil com as ferramentas disponíveis, porém esse entendimento é fundamental para programar a melhor condução terapêutica e minimizar riscos. Como é um processo dinâmico, em que ocorrem inúmeros mecanismos compensatórios, bem como até mesmo o esgotamento desses mecanismos, se faz necessário o discernimento clínico, rigoroso e frequente.

De acordo com diversos estudos, cerca de metade dos pacientes com SN[5] ou a maioria dos pacientes das crianças com DLM descompensadas chega com volume intravascular contraído.[6] Essa condição clínica se faz presente em especial na hipoalbuminemia grave (menor que 1,5 mg/dL).[6]

Caracterização clínica da fase underfill × overfill

De acordo com diversos autores,[3,5] crianças com SN que se apresentam com náuseas, vômitos, dor abdominal, câimbras, tontura, perfusão periférica lentificada, extremidades frias, taquicardia e hipotensão postural provavelmente estão em hipovolemia. Mais raramente, pode haver quadro ainda mais grave, como choque, definido quando PA menor do que o percentil 5 na presença de algum outro sinal de hipovolemia.[5] Entretanto, pode haver hipovolemia, mesmo na ausência desses achados.[13]

Ao contrário, pacientes com hipertensão, edema refratário ou dispneia podem estar no mecanismo *overfill*, com volume intravascular expandido.[5] Essa condição apresenta maior probabilidade de ocorrência em situações de hipoalbuminemia menos grave (maior do que 2 mg/dL), em que a pressão oncótica é capaz de manter líquido intravascular, ou em situações de insuficiência renal aguda.

A interpretação clínica desses diferentes estados volêmicos apresenta muitos elementos de confusão, como a hipertensão arterial, que pode também estar presente no estado hipovolêmico, principalmente por ativação de sistema renina-angiotensina. Dessa forma, é importante associar dados clínicos e avaliação laboratorial.

Investigação laboratorial

A FeNa pode ser muito útil na diferenciação dessas situações distintas. É interessante observar que a fração de excreção de sódio na síndrome nefrótica em anasarca é sabidamente baixa (geralmente < 1%), mas quando se encontram na situação *underfill* apresentam FeNa ainda muito mais baixa (entre 0,2% e 0,5%). Keenswijk et al.[14] definiram, por meio de vários parâmetros, que a FeNa menor do que 0,6% indica atividade aumentada de aldosterona no túbulo distal e, então, contração de volume intravascular. Kapur et al.[13] (2009), em estudo com 20 crianças nefróticas, demonstraram que pacientes com FeNa menor ou igual a 0,2% tinham valores de ureia, relação ureia/creatinina plasmática, renina, aldosterona e peptídeo natriurético atrial mais altos quando comparados com os que tinham FeNa maior do que 0,2%, sugerindo que FeNa menor do que 0,2% esteja relacionada com hipovolemia, ou seja, mecanismo *underfill* (Tabela 20.1).

Quadro 20.1 Dados clínicos e laboratoriais para auxiliar a presença dos mecanismos *underfill* ou *overfill* na criança com síndrome nefrótica.

Mecanismo *Underfill*	Mecanismo *Overfill*
Características clínicas:	**Características clínicas:**
• Fraqueza, palidez, extemidades frias, taquicardia, hipotensão ortostática, dor abdominal (edema de parede intestinal, isquemia), perfusão capilar lenta • Oligúria	• PA normal ou elevada sem taquicardia ou mudanças ortostáticas, extremidades mornas • Falta de oligúria
Características laboratoriais:	**Características laboratoriais:**
• Ausência de hematúria/cilindros (apontam contra GN) • FENa < 0,2% • UK/UK + Na > 60% (índice TTKG aumentado) • Albumina sérica muito baixa (< 2,0 g/dL) • Função renal estimada > 75 mL/min/1,73 m² • Peptídeo natriurético atrial baixo • Alto nível de renina, aldosterona e vasopressina	• Hematúria/cilindros (apontam para GN) • FEnA > 0,2% a 0,5% • UK/UK + Na < 60% (índice TTKG diminuído) • Albumina sérica baixa (> 2,0 g/dL) • Função renal estimada < = 75 mL/min/1,73 m² • Peptídeo natriurético atrial alto • Baixo nível de renina, aldosterona e vasopressina

Fonte: Adaptado de Kallash M, Mahan JD, 2021.

Em casos de uso de drogas que alteram a excreção de sódio, como diuréticos, a avaliação em conjunto da fração de excreção de ureia pode melhorar a interpretação dos dados. Outro marcador é o índice de potássio (Uk/Uk+Una), que, elevado, sugere atividade aumentada de aldosterona e, portanto, mecanismo *underfill*. As definições para esses marcadores estão sumarizadas na Quadro 20.2.

Quadro 20.2 Fórmulas para obtenção da fração de excreção de sódio, fração de excreção de ureia e índice de potássio.

Fórmulas
FeNa (fração de excreção de sódio):
$$\frac{\text{Sódio urinário} \times \text{creatinina sérica} \times 100}{\text{Sódio sérico} \times \text{creatinina urinária}}$$
FeUreia (fração de excreção de ureia):
$$\frac{\text{Ureia urinária} \times \text{creatinina sérica} \times 100}{\text{Ureia sérica} \times \text{creatinina urinária}}$$
Índice de potássio:
$$\frac{\text{Potássio urinário}}{(\text{Sódio urinário} + \text{potássio urinário})}$$

Fonte: Desenvolvido pela autoria.

Hidratação em Pediatria

A elevação do hematócrito em 8% a 10% acima dos valores basais do paciente, demonstrando hemoconcentração, o aumento desproporcional da ureia, com relação $P_{ureia}/P_{creatinina}$ elevada e a presença de hiponatremia também podem sugerir hipovolemia.

Outros dados que também podem auxiliar na caracterização da volemia são: osmolaridade urinária e relação osmolaridade urinária/plasmática; avaliação de atividade de renina plasmática e aldosterona; e a avaliação de hormônio antidiurético e do hormônio natriurético atrial.[5,6]

Outros recursos, atualmente um pouco mais disponíveis, principalmente em UTI, como a ultrassonografia de veia cava para assegurar o volume intravascular, não têm sido validados nos poucos estudos com pacientes nefróticos e casuística pequena. A avaliação do fluido corporal por intermédio da impedância bioelétrica parece ter um papel, mas mais estudos são necessários.[5,6]

De modo mais simplificado e mais disponível na prática clínica, um protocolo de conduta na SN descompensada poderia incluir os seguintes parâmetros laboratoriais na admissão do paciente:

- Avaliação de hematócrito e hemoglobina.
- Avaliação da fração de excreção de sódio.
- Avaliação da excreção de ureia.
- Nível da albuminemia.
- Avaliação de atividade de renina plasmática e aldosterona (em alguns casos).

Tratamento do edema

Na criança em estado *underfill* (com contração da volemia), uma programação controlada de hidratação com cristaloides e uso de albumina humana intravenosa pode melhorar o líquido intravascular, reduzir a hemoconcentração e permitir melhor fluxo sanguíneo renal, com queda de escórias nitrogenadas, que já podem estar levemente alteradas (Figura 20.3).

Sabe-se que o uso de cristaloides pode aumentar a anasarca, porém, de acordo com a avaliação clínica e laboratorial inicial, se há hipovolemia, a expansão pontual com cristaloides geralmente é benéfica para a correção volêmica, associada à infusão de albumina intravenosa.[3,5,6]

Obviamente, essas medidas devem ser realizadas sob monitorização, com medidas frequentes de pressão arterial, frequência cardíaca e frequência respiratória para pronta interrupção da expansão caso surjam indícios de hipervolemia, o que seria evento raro, desde que a avaliação inicial tenha sido interpretada adequadamente.

A continuidade destas medidas dependerá da resposta diurética, sabendo-se que inicialmente a diurese pode não ser muito expressiva, mas deverá estar presente se a criança não estiver em insuficiência renal e tende a aumentar nos dias seguintes. Neste sentido, a experiência pessoal do autor é de que, se há diurese com estas medidas iniciais e a pressão arterial está controlada, o uso de albumina humana a 20% intravenosa lenta (em 3 horas) e

248

Capítulo 20

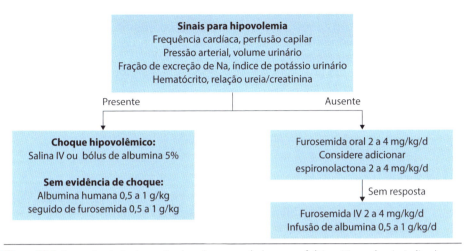

Figura 20.3 Proposta de tratamento do edema na síndrome nefrótica. Hipovolemia indicada por índice de potássio (> 0,6), FeNa (< 0,2%), hematócrito (> 10% do basal) na presença de evidência clínica de hipovolemia.

Fonte: Adaptada de Meena J, Bagga A, 2020.

com monitorização cardiorrespiratória é bastante segura e auxilia no controle da anasarca e na melhoria da volemia, aspectos fundamentais principalmente em situações infecciosas mais graves, como peritonite bacteriana espontânea, pois essas crianças são mais susceptíveis à instabilidade hemodinâmica por baixa pressão oncótica intravascular.

Assim, se a avaliação inicial demonstra uma criança em anasarca com volemia contraída, otimiza-se a hidratação com expansão com cristaloide (soro fisiológico ou Ringer-lactato) no volume inicial de 10 a 15 mL/kg em 1 a 2 horas, enquanto é providenciada a administração lenta de albumina humana 0,5 g/kg/dose em 3 horas (máximo de 1 a 2 frascos de 10 g por dose), uma ou duas vezes ao dia. A expansão com cristaloides pode ser repetida se houver sinais de má perfusão periférica.

Associado à manutenção da infusão de albumina, o uso de diuréticos se inicia quando há melhora dos sinais de hipovolemia, da hemoconcentração e da insuficiência pré-renal, geralmente em torno de 12 a 24 horas da internação. Se a aceitação hídrica está baixa, institui-se também o soro de manutenção (Holliday & Segar), com aporte total diário de líquidos em torno de 70% a 100% das necessidades basais a depender do quadro clínico e com reavaliações frequentes do volume de diurese, condições hemodinâmicas e de função renal.

Se houver outras perdas hídricas significativas por vômito ou diarreia, será necessário reajustar a oferta hídrica com solução salina adequada à perda, como em crianças normais, bem como suspender o uso de diuréticos e drogas nefrotóxicas.

Em geral, após estas medidas, o paciente estará com melhora da volemia, da hemoconcentração e da função renal, sendo mais oportuno e seguro,

Hidratação em Pediatria

então, iniciar terapêutica diurética. O uso da espironolactona, diurético fraco, na dose de 3 mg/kg/d, pode auxiliar no controle do edema e deve fazer parte da terapêutica, salvo contraindicações e com controle de potassemia. Ainda, a depender da intensidade da anasarca e da diurese, associa-se furosemida 1 mg/kg/dose (máximo 20 mg/dose) logo após a infusão da albumina, mensurando-se a resposta diurética.

A reavaliação clínica rigorosa e frequente por si só e, algumas vezes, associada à reavaliação laboratorial, permitirá uma interpretação apropriada do estado volêmico para redefinição diária da terapêutica.

Uso da albumina

Nos estados edematosos associados à hipoalbuminemia significativa, a capacidade da infusão de albumina hiperoncótica para desviar fluido do interstício para o espaço intravascular pode ser bastante útil.

Em uma revisão sistemática realizada por Jacob *et al.* (2008)[15] para avaliar o efeito da infusão de albumina hiperoncótica em diferentes indicações clínicas, três estudos randomizados de SN incluídos indicaram que a albumina hiperoncótica é capaz de promover diurese e em um deles também foi possível evidenciar redução do edema. Outro estudo não randomizado[16] que incluiu 14 crianças com DLM extremamente edemaciadas, a infusão lenta de albumina a 20% na dose de 0,5 g/kg seguida de furosemida reduziu o edema pretibial e o peso corporal, e esses efeitos persistiram por pelo menos 24 horas.

A revisão sistematizada de 25 ensaios clínicos adultos e pediátricos em diversas patologias realizada por Jacob *et al.* (2008) documenta os benefícios do uso de albumina hiperoncótica, como redução de morbidade, redução da piora de função renal e do edema, embora não modifique a sobrevida total.[15]

Segurança da albumina

A possibilidade de precipitar ou aumentar edema pulmonar existe nas situações de sobrecarga fluida e, por isso, a avaliação criteriosa do estado volêmico é importante, da mesma forma que evitar altas doses.[15] As reações alérgicas são raras.

Associação de albumina e furosemida

A furosemida tem alta ligação proteica (90%) e, na hipoalbuminemia, há aumento de droga livre e menor disponibilidade para secreção da droga para a luz do túbulo proximal, o que reduz a quantidade de droga livre na alça espessa de Henle, seu local de atuação diurética. Além disso, ainda haverá menor disponibilidade de droga livre intratubular por ligação com a albumina presente na luz tubular em razão da proteinúria. Juntos, esses fatores reduzem a eficácia terapêutica da furosemida na SN. Assim, embora ainda controverso, pode ser indicado para os casos refratários, o uso de furosemida endovenoso durante ou no fim da infusão de albumina para aumentar a quantidade de droga secretada na luz tubular.

250

Capítulo 20

A eficácia da albumina e furosemida na SN de adultos e crianças foi avaliada em revisão sistemática recente, sendo observado aumento do volume de diurese maior com associação de albumina e furosemida do que com furosemida, porém sem diferença significativa na excreção de sódio. Entretanto, de 525 publicações, somente cinco (uma delas com alto risco de viés) foram incluídas na revisão sistemática e, entre estas, quatro foram incluídas na metanálise, e os autores concluíram que ainda não há evidência suficiente para se estabelecer uma conclusão definitiva sobre o papel da albumina no tratamento do edema na SN, sendo necessários mais trabalhos randomizados de qualidade e com maior casuística.[17]

Uma preocupação que deve estar sempre presente em relação ao uso de diuréticos, principalmente diuréticos potentes, como furosemida, é o risco de induzir ou piorar a insuficiência renal aguda,[6] sendo recomendada a monitorização da função renal.

Nas crianças com mecanismo *overfill*, a terapia diurética já está indicada no início do manejo terapêutico, associada ou não à infusão de albumina, a depender principalmente do nível de albuminemia e da intensidade do edema.

No Consenso Italiano,[4] as seguintes propostas são sugeridas para o tratamento do edema e para a hipovolemia:

a. **Edema leve (definido como ganho de peso menor que 7% a 10%):** tratamento com restrição de sal (menor 1 a 2 g/dia ou menor do que 35 mg/kg/d) e restrição moderada de líquidos (ingesta de líquidos equivalente às perdas insensíveis mais a diurese).

b. **Edema moderado (edema persistente e ganho de peso de 7% a 10%):** recomenda-se diurético de alça, como furosemida (1 a 3 mg/kg/d), associado à restrição de sal e de água e ao tratamento adicional com espironolactona (1 a 3 mg/kg/d) para pacientes que necessitem de doses mais altas ou de tempo mais prolongado de furosemida. Os autores também enfatizam que diuréticos deveriam ser evitados em pacientes com diarreia, vômitos ou hipovolemia.

c. **Edema grave (ganho de peso maior que 10% e edema grave que não responde às doses máximas orais de furosemida e espironolactona),** a coadministração de diurético tiazídico (p. ex., hidroclorotiazida) pode ser indicada; furosemida deve ser mais bem administrado por via endovenosa em bólus, sob monitorização cuidadosa. Para pacientes com edema refratário, infusões de albumina 20%, 0,5 a 1 g/kg, em 3 a 4 horas com furosemida intravenosa (IV) em bólus 1 mg/kg durante ou no fim da infusão da albumina são indicados; e, como o efeito destas infusões é transitório, os pacientes com edema grave requerem infusões repetidas. O Consenso alerta ainda que todos os pacientes recebendo albumina devem ser observados para insuficiência respiratória, hipertensão arterial e insuficiência cardíaca congestiva. Albumina deve ser administrada com cuidado em pacientes com insuficiência renal e contraindicados em pacientes com edema pulmonar.

Se houver hipovolemia, a terapia diurética deve ser imediatamente suspensa. Quando sinais de hipovolemia estão ausentes, o aumento da ingesta de

Hidratação em Pediatria

líquidos via oral deve ser suficiente; quando os sinais clínicos de hipovolemia são evidentes, os pacientes necessitam de hospitalização e de pronta e cuidadosa correção intravenosa.

Em resumo, a DLM se caracteriza frequentemente por hipoalbuminemia muito grave, em geral menor do que 1,5 g/dL, anasarca exuberante, com derrames cavitários, como derrame pleural, ascite, edema genital e até exsudação de fluidos pela pele, de modo que, face à grande intensidade do edema, essas crianças são frequentemente submetidas à restrição hídrica e à terapêutica diurética indiscriminadas, o que pode elevar o risco de complicações potenciais, como fenômenos trombóticos e insuficiência renal aguda. O tratamento do edema se faz com restrição de sódio e, de forma bem individualizada, administração de albumina e diuréticos, adaptada às necessidades de acordo com a gravidade da apresentação clínica e laboratorial. A restrição hídrica é usualmente não recomendada por piorar o mecanismo *underfill* e o risco de insuficiência renal aguda, devendo ser ponderada de forma individual. Não infrequentemente, apesar da preocupação com a anasarca, pode ser necessário corrigir o estado volêmico por meio da hidratação oral ou parenteral, bem como pela suspensão temporária de diuréticos. Além disso, de modo a minimizar efeitos adversos e reduzir risco de insuficiência renal aguda, os pacientes podem se beneficiar da suspensão temporária, até melhor controle volêmico, de algumas drogas que possam estar em uso, como inibidores da enzima de conversão de angiotensina (IECA) ou dos bloqueadores do receptor de angiotensina (BRA) e drogas nefrotóxicas, como os inibidores de calcineurina. Nos pacientes em mecanismo *overfill*, a terapia diurética já está indicada no início do manejo terapêutico, associada ou não à infusão de albumina, a depender principalmente do nível de albuminemia e da intensidade do edema.

■ Síndrome nefrítica na infância

Caracteriza-se por um quadro agudo, com presença da tríade clínica de edema, hematúria e hipertensão arterial. Trata-se de uma das expressões clínicas das glomerulopatias, geralmente proliferativas, como glomerulonefrite difusa aguda (GNDA) pós-infecciosa, glomerulonefrite lúpica, entre outras. Na faixa etária pediátrica, a causa mais frequente de síndrome nefrítica no mundo é a GNDA pós-infecciosa ou também denominada GNDA pós-estreptocócica, por ser o estreptococo o agente infeccioso envolvido mais comum.[18]

A GNDA é endêmica em nosso meio e está comumente relacionada às condições sociais, representando 10% das glomerulonefrites nos Estados Unidos e Europa e 70% em países em desenvolvimento. A incidência anual varia de 9,5 a 28,5 por 100 mil indivíduos.[18,19] A GNDA acomete predominantemente as crianças em faixa etária escolar, sendo rara em menores de 2 anos e em maiores de 40 anos de idade. Acomete mais meninos, em uma relação de 2:1 e a maioria dos casos é assintomática, com uma relação de assintomáticos/sintomáticos de 4:1.[19]

Desde a segunda metade do século XIX, houve percepção da associação de "nefrite" e infecções. No século XX, descobriu-se a associação com estreptococos do grupo A, a descoberta da proteína M e a identificação das cepas

Hidratação na Criança com Glomerulopatias

nefritogênicas. Sabe-se que é doença mediada por imunocomplexo, mas até hoje especula-se a exata patogenia, ainda não completamente elucidada. Duas frações antigênicas do estreptococo, a *nephritis-associated plasmin receptor* e a *streptococcal pyrogenic exotoxin B*, são as mais citados para a formação do complexo antígeno-anticorpo. Observam-se elevação de IgG, ativação da via alternada do complemento e reação inflamatória glomerular.[18,20,21]

Na microscopia ótica, há proliferação mesangial endocapilar glomerular difusa, com afluxo de leucócitos, caracterizando uma glomerulonefrite proliferativa endocapilar exsudativa. Na imunofluorescência, predominam positividade forte para IgG e C3 e, na microscopia eletrônica, podem-se visualizar os imunocomplexos, geralmente subepiteliais, e a formação dos característicos *humps*.[18,19,21]

Na GNDA, a proliferação glomerular promove mudança estrutural na barreira de filtração glomerular, que, embora transitória, altera os determinantes dessa filtração, com redução da superfície capilar e da permeabilidade hidráulica da barreira de filtração e, assim, com redução do coeficiente de filtração (Kf). Essas alterações reduzem a formação de ultrafiltrado para o espaço de Bowman e elevam a reabsorção tubular de sódio e água, inadequada à manutenção do balanço hidrosalino. Assim, a retenção de sódio e de água aumenta o volume extracelular, incluindo o volume intravascular, gerando hipervolemia e hipertensão arterial.

Desta forma, diferente do observado na SN, temos mecanismo de formação do edema por aumento de pressão hidrostática dos capilares e extravasamento de fluidos para o meio extracelular, de acordo com as forças de Starling.

O quadro clínico, em geral, se inicia subitamente, após 7 a 20 dias de infecção estreptocócica, sendo recomendado buscar ativamente história de amigdalite recente, escarlatina ou sinais de piodermite ao exame físico. O antecedente infeccioso mais comum é a piodermite vista em cerca de dois terços dos casos, seguida pela amigdalite. O quadro clínico pode variar de formas subclínicas até quadros graves, como encefalopatia hipertensiva, muitas vezes manifestada com cefaleia, e quadro convulsivo ou amaurose transitória ou insuficiência cardíaca congestiva, caracterizada por dispneia, tosse, estase jugular e estertoração pulmonar, podendo culminar em edema agudo de pulmão.

Na forma clássica, observam-se hematúria microscópica (macroscópica em 50% casos na casuística da autora), oligúria, edema e hipertensão arterial. O edema, bem distribuído e com instalação mais abrupta, pode ser visto em região periorbitária e em membros inferiores, raramente evoluindo para edemas cavitários como observado na SN. O edema pode, inclusive, passar despercebido, somente sendo notado quando se constata a perda de peso na evolução do quadro.[18,20,21] Geralmente, o período de internação, quando necessário, é curto, com duração de 3 a 5 dias.

Investigação laboratorial

Quando se faz o exame de rotina de urina (urina I ou EAS), encontra-se hematúria em quase 100% dos casos, podendo haver presença de dismorfismo eritrocitário e algum grau de proteinúria, sendo menos frequente a proteinúria

Hidratação em Pediatria

de nível nefrótico (6% a 10% casos), mas, se houver, é transitória. A presença de cilindros hemáticos é pouco frequente e indica, com segurança, a hematúria de origem glomerular. Pode haver leucocitúria exuberante. Os níveis séricos de ureia e creatinina geralmente estão um pouco elevados, proporcionais à redução do ritmo de filtração glomerular.[18,21] As dosagens do complemento C3 e CH50 estão reduzidas e normalizam-se em até 8 semanas. A fração de excreção de sódio (FeNA) está reduzida.

A infecção estreptocócica pode ser documentada com a elevação da antiestreptolisina O (ASLO) e por exames menos disponíveis na prática clínica, como antiestreptoquinase e antinicotinamida adeninanucleotidase (anti-DNase).[18]

As complicações mais graves são a encefalopatia hipertensiva, a insuficiência cardíaca congestiva, o edema agudo de pulmão, a insuficiência renal aguda, em geral, por necrose tubular aguda ou glomerulonefrite crescêntica (rapidamente progressiva).

Tratamento

Por se tratar de patologia autolimitada e de excelente prognóstico, com resolução geralmente completa e espontânea, o tratamento envolve apenas a prevenção da disseminação da cepa estreptocócica nefritogência e o manuseio hidroeletrolítico para a correção da hipervolemia e melhora do edema.

A utilização de corticosteroideterapia somente está indicada nos casos que evoluem para insuficiência renal aguda com identificação de GN crescêntica na biópsia renal, indicada de urgência, nesta condição.

Com base no mecanismo de formação do edema na GNDA, já discutido, o tratamento envolve restrição de sódio (1 g/dia) e também restrição hídrica, além de terapia diurética.

A restrição hídrica na GNDA deve ser realizada da mesma forma que o preconizado na insuficiência renal aguda. Em geral, no 1º dia de admissão, a oferta hídrica deve ser limitada às perdas insensíveis, ou seja, 400 mL/m²/dia e nos dias subsequentes, após reavaliação do estado volêmico, considerando-se pressão arterial, peso e diurese, faz-se a readequação diária da oferta hídrica, calculada por meio da soma das perdas insensíveis e da diurese do dia anterior.

Em quaisquer situações de perdas hídricas anormais, como vômito ou diarreia, a hidratação deve ser aumentada em volume adequado às perdas.

É importante compreender que, na GNDA, por alteração proliferativa dos capilares glomerulares, o fluxo sanguíneo nas arteríolas eferentes pode estar reduzido em boa parte dos néfrons, o que pode comprometer o fluxo sanguíneo que chega nos capilares peritubulares e aumentar a suscetibilidade para necrose tubular aguda em eventos de desidratação, precipitando uma insuficiência renal aguda.

Assim, é recomendada a reavaliação diária do quadro clinico, programando-se aumento da oferta hídrica à medida que há melhora do edema e da hipervolemia, o que inclui, também, redução progressiva da terapêutica diurética que possa ter sido necessária inicialmente.

A terapia diurética potente está indicada se houver hipertensão arterial ou sinais de complicações da hipervolemia listadas anteriormente. Geralmente, utiliza-se furosemida, via oral ou venosa, a depender da gravidade do caso.

Na encefalopatia hipertensiva, o paciente deve ser prontamente encaminhado a uma UTI para controle pressórico rigoroso, sendo geralmente utilizado com sucesso nesta condição, o nitroprussiato de sódio em bomba de infusão, titulado cuidadosamente para se evitar hipotensão arterial. Concomitantemente, é importante manter a furosemida via endovenosa, podendo-se associar outro anti-hipertensivo, como amlodipina ou hidralazina, para reduzir o tempo necessário de nitroprussiato de sódio. É importante compreender que a redução inicial da pressão arterial é aquela necessária para reduzir o risco de eventos vasculares no sistema nervoso central, sendo recomendado reduzir um terço do planejado nas primeiras 6 horas, um terço em 24 a 36 horas e o restante em 48 a 72 horas até a obtenção da pressão arterial (PA) normal. Assim, é importante salientar que uma redução muito intensa e abrupta de PA pode aumentar o risco de evento isquêmico cerebral em decorrência de alterações nos mecanismos autorreguladores do fluxo sanguíneo cerebral que ocorrem durante a hipertensão arterial grave.

O prognóstico da GNDA em crianças sem doença prévia é excelente, pois, geralmente, há resolução completa do quadro.[18,22] A hematúria microscópica pode persistir por até 1 ano. A persistência de proteinúria não deve ocorrer e é alerta para outros diagnósticos diferenciais. A evolução para doença renal crônica pode ocorrer em 1% dos casos.[23] A mortalidade é menor que 1% na fase aguda.

■ Referências bibliográficas

1. Holliday MA, Segar WE. The maintenance need for water in parenteral fluid therapy. Pediatrics. 1957;19(5):823-32.
2. Foster BA, Tom D, Hill V. Hypotonic versus isotonic fluids in hospitalized children: a systematic review and meta-analysis. J. Pediatr. 2014;165(1):163-9. e2. doi:10.1016/j.jpeds.2014.01.040.
3. Vivarelli M, Massella L, Ruggiero B, Emma F. Minimal change disease. Clin J Am Soc Nephrol. 2017;12(2):332-45.
4. Pasini A, Benetti E, Conti G, Ghio L, Lepore M, Massella L, et al. The Italian Society for Pediatric Nephrology (SINePe) consensus document on the management of nephrotic syndrome in children: Part I – Diagnosis and treatment of the first episode and the first relapse. Italian J Pediatr. 2017;43(1):41.
5. Meena J, Bagga A. Current perspectives in management of edema in nephrotic syndrome. Indian J Pediatr. 2020;87(8):633-40.
6. Kallash M, Mahan JD. Mechanisms and management of edema in pediatric nephrotic syndrome. Pediatric Nephrology. 2021;36(7):1719-30. https://doi.org/10.1007/s00467-020-04779-x.
7. Kidney Disease: Improving Global Outcomes (KDIGO) Glomerular Diseases Work Group. KDIGO 2021 Clinical Practice Guideline for the Management of Glomerular Diseases. Kidney Int 2021;100(4S):S1-S276.
8. Feltran LS, Watanabe A, Guaragna M, Machado I, Casimiro FMS, Neves PDMM, et al. Brazilian Network of Pediatric Nephrotic Syndrome (REBRASNI). Kidney Int Rep. 2019;5(3):358-362.

Hidratação em Pediatria

9. Joshi S, Andersen R, Jespersen B, Rittig S. Genetics of steroid-resistant nephrotic syndrome: a review of mutation spectrum and suggested approach for genetic testing. Acta Paediatr. 2013;102(9):844-56.
10. Ballermann BJ, Nyström J, Haraldsson B. The glomerulum endothelium restricts albumin filtration. Frontiers in Medicine. 2021;8:766689. doi:10.3389/fmed.2021.766689. PMID: 34912827; PMCID: PMC8667033.
11. Ichikawa I, Rennke HG, Hoyer JR, Badr KF, Schor N, Troy JL, et al. Role for intrarenal mechanisms in the impaired salt excretion of experimental nephrotic syndrome. J Clin Invest. 1983;71(1):91-103.
12. Kottke MA, Walters, TJ. Where's the leak in vascular barriers? A Review. SHOCK. 2016;46(3 Suppl 1):20-36. doi:10.1097/SHK.0000000000000666.
13. Kapur G, Valentini RP, Imam AA, Mattoo T. Treatment of severe edema in children with nephrotic syndrome with diuretics alone – a prospective study. Clin J Am Soc Nephrol. 2009;4(5):907-13. doi:10.2215/CJN.04390808.
14. Keenswijk W, Ilias MI, Raes A, Donckerwolcke R, Walle JV. Urinary potassium to urinary potassium plus sodium ratio can accurately identify hypovolemia in nephrotic syndrome: a provisional study. Eur J Pediatr. 2018;177(1):79-84.
15. Jacob M, Chappell D, Conzen P, Wilkes MM, Becker BF, Rehm M. Small-volume resuscitation with hyperoncotic albumin: a systematic review of randomized clinical trials. Critical Care. 2008;12(2):R34. doi:10.1186/cc6812. Epub 2008 Mar 4. PMID: 18318896; PMCID: PMC2447554.
16. Bircan Z, Kervancioglu M, Katar S, Vitrinel A. Does albumin and furosemide therapy affect plasma volume in nephrotic children? Pediatr Nephrol. 2001;16(6):497-9.
17. Hedin E, Bijelic V, Barrowman N, Geier P. Furosemide and albumin for the treatment of nephrotic edema: a systematic review. Pediatric Nephrology. 2022;37(8):1747-57. https://doi.org/10.1007/s00467-021-05358-4.
18. Alhamoud MA, Salloot IZ, Mohiuddin SS, AlHarbi TM, Batouq F, Alfrayyan NY, et al. A Comprehensive Review Study on Glomerulonephritis Associated with Post-streptococcal Infection. Cureus. 2021;13(12):e20212.
19. VanDeVoorde RG. Acute poststreptococcal glomerulonephritis: the most common acute glomerulonephritis. Pediatr Rev. 2015;36(1):3-12. doi: 10.1542/pir.36-1-3.
20. Toporovski J. Glomerulonefrite difusa aguda pós-estreptocócica (GNPE). In: Toporovski J, Raposo de Melo V, Perrone HC, Martini Filho D. Nefrologia Pediátrica. São Paulo: Sarvier, 1991; p.199-215.
21. Rodriguez-Iturbe B, Haas M. Post-Streptococcal Glomerulonephritis. In: Ferretti JJ, Stevens DL, Fischetti VA, editors. Streptococcus pyogenes: Basic Biology to Clinical Manifestations [Internet]. Oklahoma City (OK): University of Oklahoma Health Sciences Center; 2016.
22. Kasahara T, Hayakawa H, Okubo S, et al. Prognosis of acute poststreptococcal glomerulonephritis (APSGN) is excellent in children adequately diagnosed. Pediatr Int. 2001;34(4):364-7.
23. Lamba P, Nam KH, Contractor J, Kim A. Nephritic Syndrome. Prim Care. 2020;47(4):615-29.

21

Hidratação na Criança com Cardiopatia

Paulo Henrique Manso

A hidratação de crianças com cardiopatia é um tema bastante importante para o pediatra geral. Com o avanço de técnicas cirúrgicas, anestésicas e de manejo pós-operatório, cada vez mais pacientes cardiopatas têm sobrevivido, de maneira que o pediatra geral certamente terá contato com vários pacientes cardiopatas durante seu trabalho rotineiro. Desta maneira, o profissional deve estar preparado para providenciar a hidratação desses pacientes nos mais diversos cenários.[1]

Não é o intuito deste capítulo discorrer sobre todas as cardiopatias, mas existe a percepção de que o pediatra geral, ao se deparar com um paciente portador de cardiopatia, associa essa condição à restrição de volume. A tentativa deste capítulo é desfazer essa associação inconsistente de cardiopatia e restrição de volume.

São vários os cenários possíveis nos quais o pediatra poderá encontrar um cardiopata. Dividem-se esses cenários em duas situações principais: o cardiopata fora do pós-operatório; e o período pós-operatório imediato.

■ Criança com cardiopatia fora do pós-operatório imediato

Quando se deve restringir o volume de uma criança com cardiopatia? De maneira geral, se o paciente apresenta alguma das características listadas a seguir, o soro inicial deve ser restrito. O grau da restrição deve levar em consideração o motivo pelo qual o soro está sendo prescrito (jejum pré-operatório, antecedendo algum exame, por desidratação ou outros motivos). Enfim, cabe ao pediatra avaliar o caso de maneira global para tentar oferecer o melhor plano terapêutico.

Deve-se ter cuidado ao se calcular um volume muito restrito para estes pacientes, pois é preciso lembrar que apresentam taquipneia, sudorese, com consequente aumento das perdas insensíveis. Se a prescrição de um soro for em decorrência de vômitos ou diarreia, deve-se ter maior cuidado ainda antes de se restringir muito o volume infundido.

No Hospital das Clínicas da Faculdade de Medicina de Ribeirão Preto (HC-FMRP), parte-se de um volume inicial de 80% do volume esperado pela fórmula de Holliday-Segar, com eletrólitos basais e glicose adicionados. Caso o paciente esteja em insuficiência cardíaca, a restrição é maior; caso esteja desidratado, corrige-se a desidratação e, na fluidoterapia de manutenção, há permissão de volume mais generoso.

O mais importante ao se pensar no cálculo de volume do soro a ser infundido é a reavaliação do paciente depois de algumas horas. Raramente nota-se que as prescrições iniciais tenham sido erradas, mas a falha em se reavaliar o paciente após algumas horas pode resultar em complicações como edema, insuficiência cardíaca, entre outras, ou o contrário: o paciente não se hidratou adequadamente.

Situações nas quais o soro de hidratação deve ser restrito:

- Pacientes com cardiopatias de hiperfluxo pulmonar não operados (comunicação interventricular, comunicação interatrial, persistência do canal arterial, defeito do septo atrioventricular, *truncus arteriosus*).
- Pacientes com obstrução de lado esquerdo (coarctação de aorta, estenose aórtica) não operados.
- Pacientes com miocardiopatia dilatada ou restritiva, com disfunção ventricular.
- Pacientes com estenose mitral ou estenose de veias pulmonares.
- Pacientes em uso de altas doses de diuréticos.

Situações nas quais o soro não deve ser restrito:

- De maneira geral, o paciente sem cardiopatia de hiperfluxo e sem disfunção ventricular está apto a lidar adequadamente com aporte hídrico esperado. Entretanto, ainda vale a regra da reavaliação após algumas horas da instalação do soro.
- Pacientes em pós-operatório tardio corretivo, sem disfunção miocárdica ou lesão residual significativa.
- Pacientes com cardiopatia de fluxo pulmonar restrito (tetralogia de Fallot não operada, estenose valvar pulmonar).
- Pacientes em pós-operatório de *shunt* tipo anastomose de Blalock-Taussig (pelo risco de trombose da anastomose).

■ Criança com cardiopatia no período pós-operatório imediato

O manejo hídrico no pós-operatório de cirurgia cardíaca é um desafio para os intensivistas pediátricos. Há evidências de que a sobrecarga hídrica no período pós-operatório está associada com piora da função pulmonar, cardíaca e renal, com piora na sobrevida e maior tempo de internação na unidade de terapia intensiva (UTI). Essa sobrecarga hídrica pode ser causada por uma reação inflamatória sistêmica com fragilidade capilar endotelial pós-circulação extracorpórea (CEC), associada ou não a excesso de líquidos administrados, baixa diurese por disfunção renal ou combinações entre esses fatores.[2]

Hidratação na Criança com Cardiopatia

É importante ressaltar que não existem diretrizes que especifiquem o volume e o tipo de fluido que devam ser oferecidos nesse período, de modo que serviços diferentes podem apresentar variação na forma e no volume.

No HCFMRP, utiliza-se volume restrito de 30% da fórmula de Holliday – Segar para cirurgias com CEC, e 50% após cirurgias sem CEC. Importante lembrar que outros serviços podem ser mais generosos, utilizando até 50% e 75% para as cirurgias com e sem CEC, respectivamente. Essa estimativa inicial restrita se deve ao fato de o paciente poder apresentar reação inflamatória sistêmica pós-CEC, associada ou não à disfunção renal, conforme explicitado anteriormente. Além disso, no pós-operatório, há que se manter infusões contínuas de drogas anestésicas, aminas vasoativas, soro para manutenção de cateteres e linhas arteriais, de maneira que, ao fim do dia, o paciente possa ter recebido um volume final muito maior do que aquele esperado. Assim, um soro com volume restrito é desejável.

Nos pacientes em pós-operatório com CEC, geralmente é utilizado soro sem sódio ou com pouco sódio (37,5 mEq/L de sódio). Pela fragilidade capilar, o soro infundido pode extravasar para espaço extracelular, promover edema e criar 3º espaço; por isso utiliza-se soro com pouco sódio. O ideal é que o paciente tenha os eletrólitos séricos dosados tão logo chegue à UTI, para que o restante do soro possa ser calculado com base nos níveis séricos recentes do paciente. Com os resultados em mãos, geralmente são prescritos 40 a 80 mEq/L de potássio, 1 a 2 g/kg/d de glicose e 4 mL/kg/dia de gluconato de cálcio a 10%, de acordo com as concentrações séricas apresentadas pelo paciente. Sabe-se que o potássio é indispensável para a despolarização miocárdica, e hipopotassemia pode predispor a arritmias e disfunção ventricular. O mesmo se aplica ao cálcio, fundamental na contração muscular cardíaca. Por isso, é recomendável que dosagens séricas de eletrólitos sejam feitas de maneira regular no período pós-operatório, e sempre que se suspeitar de algum distúrbio hidroeletrolítico ou acidobásico.

É preciso informar, entretanto, que há serviços que utilizam protocolo usando NaCl 0,9% ou NaCl 0,45% no soro inicial. Como se observa, há que se levar em conta a experiência do serviço.[3]

Nos dias subsequentes, dependendo da evolução clínica e do balanço hídrico, aumenta-se o volume infundido, caso as condições do paciente permitam. Os eletrólitos também são corrigidos de acordo com as dosagens séricas rotineiras.

■ Referências bibliográficas

1. Azeka E, Jatene MB, Jatene IB, et al. I diretriz de insuficiência cardíaca (IC) e transplante cardíaco, no feto, na criança e em adultos com cardiopatia congênita, da Sociedade Brasileira de Cardiologia. Arq Bras Cardiol. 2014;103(6 Suppl 2):1-126. doi:10.5935/abc.2014S005.
2. Hanot J, Dingankar AR, Ben Sivarajan V, Sheppard C, Cave D, Guerra GG. Fluid management practices after surgery for congenital heart disease: A worldwide survey. Pediatr Crit Care Med. 2019;20(4):357-64. doi:10.1097/PCC.0000000000001818.
3. Carlotti APCP, Carmona F, Manso PH. Pós-operatório de cirurgia cardíaca. Rotinas em terapia intensiva pediátrica. São Paulo: Blucher, 2015; p.101-16.

Capítulo 21

22

Hidratação na Criança com Doença Falciforme

Rosana Cipolotti

A doença falciforme (DF) é uma alteração genética caracterizada por um tipo de hemoglobina mutante, a hemoglobina S (Hb S), que provoca a distorção dos eritrócitos, os quais, em situação de desoxigenação, assumem reversivelmente o formato de foice, folha ou meia-lua. DF refere-se às hemoglobinopatias nas quais pelo menos uma das hemoglobinas é a Hb S. A DF mais frequente é a anemia falciforme (Hb SS), seguida pela S β-talassemia e pelas duplas heterozigoses Hb SC e Hb SD.

A incidência de pessoas com traço falciforme no Brasil é de 1:35 dos nascidos vivos. Estima-se o nascimento a cada ano de aproximadamente 3 mil crianças com DF e 200 mil com traço falciforme.

As complicações mais frequentes da DF são as crises dolorosas e, antes da inclusão das hemoglobinopatias no teste de triagem neonatal, costumavam ser a primeira manifestação da doença. Crises dolorosas decorrem de dano tecidual por obstrução do fluxo sanguíneo pelas hemácias falcizadas. Podem ser precipitadas por hipóxia, infecção, febre, acidose, desidratação e exposição ao frio. Os mais idosos citam a depressão e exaustão física entre os fatores precipitantes das crises. As dores ocorrem nas extremidades, no abdome e nas costas. A primeira manifestação de dor, na maioria das crianças, é a dactilite (síndrome mão-pé).

O tratamento consiste em eliminar os fatores precipitantes, com repouso, hidratação (oral nos casos leves, mas muitas vezes parenteral) e analgesia adequada.

■ Hidratação[1,2,3]

Em caso de dor moderada ou forte, a hidratação deve ser parenteral.

A fase de expansão está indicada apenas para os casos de desidratação. O volume deve ser estimado conforme o grau de desidratação, entre 50 e 100 mL/kg de soro fisiológico a 0,9%, a ser administrado em 2 a 4 horas.

Capítulo 22

Bicarbonato de sódio somente será utilizado em casos de acidose metabólica e/ou nefropatia comprovadas, inicialmente 1 a 2 mEq/kg/d (1 mL a 2 mL da solução de bicarbonato de sódio 8,4% kg/dia), em fluido não acrescido de cálcio. A solução de Ringer-lactato não está indicada rotineiramente como fluido para expansão em pacientes com DF e desidratados por conter potássio e cálcio.

Em consequência da incapacidade relativa ou absoluta de os pacientes com DF em concentrar adequadamente a urina em situação de desidratação, a densidade urinária não deve ser utilizada para avaliação da recuperação do paciente ao estado de euvolemia. Os sinais clássicos de desidratação extracelular devem ser pesquisados e, se identificados, devem ser monitorados até seu desaparecimento.

Deve ser feita a avaliação da concentração sérica de sódio, potássio, cálcio, magnésio e glicose após a correção da desidratação ou na admissão do paciente, caso não se encontre desidratado.

A fase de manutenção deve ser utilizada após a recuperação de pacientes desidratados, ou desde o início da abordagem da crise álgica daqueles que não apresentam desidratação.

Para adolescentes e adultos, a recomendação é de 3.000 mL a 5.000 mL por dia. Para crianças, utiliza-se o volume de 1,5 vezes a necessidade hídrica basal diária calculada a partir do peso calórico (regra de Holliday & Segar).[4]

A composição do fluido de hidratação venosa de manutenção deve ser soro fisiológico 0,9% + soro glicosado a 5% na proporção 1:1. O acréscimo de potássio, cálcio, magnésio e glicose ao soro de manutenção deve basear-se no resultado da dosagem sérica.

■ Considerações finais[5]

A hidratação intracelular é uma etapa importante na condução de pacientes com DF em crise álgica. A polimerização da HbS, evento que será determinante para a falcização das hemácias, ocorre quando a concentração dessa hemoglobina ultrapassa 70%. Dessa forma, a hidratação da célula colabora para reduzir a concentração de HbS e, consequentemente, reduz a intensidade e velocidade do processo de falcização.

A utilização de solução isotônica como fluido na fase de hidratação na ausência de distúrbio eletrolítico não está indicada pela alteração, em geral precoce, da função tubular renal. Assim, eventual osmolaridade plasmática mais elevada poderia acarretar desidratação celular e piora da falcização.

■ Referências bibliográficas

1. Okomo U, Meremikwu MM. Fluid replacement therapy for acute episodes of pain in people with sickle cell disease. Cochrane Database Syst Rev. 2017;7(7):CD005406. doi:10.1002/14651858.CD005406. Pub5. PMID: 28759112; PMCID: PMC6483538.
2. Lehtiranta S, Honkila M, Kallio M, Paalanne N, Peltoniemi O, Pokka T, et al. Risk of electrolyte disorders in acutely ill children receiving commercially

available plasmalike isotonic fluids: a randomized clinical trial. JAMA Pediatr. 2021;175(1):28-35. doi:10.1001/jamapediatrics.2020.3383. Erratum in: doi:10.1001/jamapediatrics.2020.5951. PMID: 33104176; PMCID: PMC7589076.

3. Carden MA, Patil P, Ahmad ME, Lam WA, Joiner CH, Morris CR. Variations in pediatric emergency medicine physician practices for intravenous fluid management in children with sickle cell disease and vaso-occlusive pain: a single institution experience. Pediatr Blood Cancer. 2018;65(1). doi:10.1002/pbc.26742. Epub 2017 Aug 2. PMID: 28766843.

4. Holliday MA, Segar WE. The maintenance need for water in parenteral fluid therapy. Pediatrics. 1957;19(5):823-32. PMID: 13431307.

5. McNab S, Ware RS, Neville KA, Choong K, Coulthard MG, Duke T, et al. Isotonic versus hypotonic solutions for maintenance intravenous fluid administration in children. Cochrane Database Syst Rev. 2014;(12):CD009457. doi:10.1002/14651858.CD009457. Pub2. PMID: 25519949.

23

Hidratação na Criança com Doença Oncológica

Rosana Cipolotti

O câncer, mesmo com os inúmeros avanços tecnológicos para sua detecção e tratamento, é causa importante de doença e de morte em todas as faixas etárias, com exceção do primeiro ano de vida.

Biologicamente, as neoplasias malignas em indivíduos jovens (crianças, adolescentes e adultos jovens até o final da 3ª década de vida) apresentam períodos de latência mais breves, em geral crescem rapidamente e são mais invasivas. Porém, e justamente por essas características, respondem melhor ao tratamento e são consideradas de bom prognóstico.

A sensibilidade à quimioterapia resulta em grande quantidade de substâncias oriundas da lise das células neoplásicas, o que pode superar a capacidade renal de promover o *clearance* dessas substâncias. Além disso, frequentemente o paciente já inicia o tratamento com algum agravo na função renal, por compressão extrínseca de ureteres ou bexiga, pela infiltração tumoral da pelve renal ou por se tratar-se de doença oncológica renal primária. Soma-se a esses fatores o tipo de quimioterapia empregado, uma vez que algumas classes de quimioterápicos têm elevado potencial nefrotóxico, o que pode ser agravado pela frequente presença de infecção, pois o risco de sepse e de choque séptico é elevado no paciente neutropênico, com consequente dano renal por isquemia, além da toxicidade direta de algumas classes de antibióticos.

Por essas razões, oferecer hidratação adequada ao paciente pediátrico oncológico é essencial para o sucesso terapêutico.

■ Peculiaridades da hidratação no paciente oncológico

Síndrome da lise tumoral (SLT)[1]

A SLT é caracterizada por uma série de anormalidades metabólicas que podem surgir da lise rápida e maciça de células neoplásicas e da liberação concomitante do conteúdo intracelular na corrente sanguínea. As anormalidades

Hidratação em Pediatria

metabólicas características da SLT incluem níveis séricos elevados do ácido úrico resultante da degradação de ácidos nucleicos, bem como de desequilíbrio eletrolítico importante, como hiperpotassemia, hiperfosfatemia e hipocalcemia. A SLT geralmente ocorre após o início do tratamento contra o câncer, incluindo drogas citotóxicas, agentes biológicos, corticosteroides, hormônios e radioterapia, mais frequentemente em pacientes com neoplasias hematológicas, mas também naqueles com tumores sólidos que sejam altamente sensíveis ao tratamento. É raro que a SLT surja de modo espontâneo como consequência do aumento da lise das células tumorais, antes mesmo que qualquer terapia antitumoral definitiva tenha sido iniciada.

Uma série de condições preexistentes, em particular aquelas relacionadas com insuficiência renal e redução na velocidade de eliminação do ácido úrico, também aumenta o risco de SLT. Essas condições incluem desidratação, oligúria/anúria, hiperuricemia preexistente e excreção de urina ácida, condição que reduz a solubilidade e a depuração do ácido úrico.

Consequências clínicas da síndrome de lise tumoral

As consequências clínicas da hiperuricemia, hiperpotassemia e hiperfosfatemia relacionadas à SLT são graves e incluem distúrbios gastrointestinais, efeitos neuromusculares, complicações cardiovasculares, insuficiência renal aguda e, frequentemente, culminam em morte. A SLT pode acarretar morbidade grave que pode ser prolongada, o que pode causar atrasos no tratamento e comprometer sua eficácia.

Fatores de risco para síndrome de lise tumoral

Algumas condições preexistentes ao início do tratamento aumentam o risco de desenvolver SLT, que são grandes massas tumorais ou celularidade elevada nas leucemias, níveis elevados de ácido úrico, dano renal, infiltração tumoral dos rins e obstrução de ureteres.

As drogas quimioterápicas mais frequentemente associadas à SLT são as que atuam especificamente na divisão celular (citosina arabinosido, etoposido e cisplatina). Os corticosteroides, cuja ação é citolítica, associam-se à SLT mais provavelmente porque são usados nas etapas iniciais do tratamento da leucemia linfoide aguda e do linfoma não Hodgkin, neoplasias linfoides com elevada atividade proliferativa. Menos frequentemente, a SLT pode ser relacionada à administração de metotrexato intratecal, de anticorpos monoclonais (rituximabe), radioterapia, interferon, hidroxiureia e imatinibe, assim como pode ocorrer como um evento espontâneo.

Fluidos e hidratação[2]

A repleção/expansão de volume é uma das intervenções mais importantes em pacientes com risco de SLT ou na vigência desta porque mantém o fluxo sanguíneo renal e urinário, promovendo a excreção urinária de potássio, ácido úrico e fosfato.

266

Capítulo 23

Hidratação na Criança com Doença Oncológica

Hidratação agressiva e garantia da diurese são fundamentais para a prevenção e o tratamento da SLT. A combinação de hidratação e o aumento do fluxo urinário promovem a excreção de ácido úrico e fosfato, melhorando o volume intravascular, o fluxo sanguíneo renal e a filtração glomerular. Diuréticos podem ser necessários para manter o débito urinário adequado, mas estão contraindicados em pacientes com hipovolemia ou uropatia obstrutiva.

Pacientes pediátricos devem receber 2 a 3 L/m²/dia ou 200 mL/kg/dia se o peso for igual ou inferior a 10 kg. A produção de urina deve ser monitorada de perto e mantida dentro da faixa de 80 a 100 mL/m²/hora (4 a 6 mL/kg/h se peso $\leq$ 10 kg). Se não houver evidência de uropatia obstrutiva aguda e/ou hipovolemia, diuréticos podem ser usados para manter o débito dentro dessa faixa, se necessário. Em virtude dos riscos simultâneos de hiperpotassemia, de hiperfosfatemia e de precipitação de fosfato de cálcio, o potássio, o cálcio e o fosfato não devem ser inicialmente acrescentados aos fluidos de hidratação.

Alcalinização urinária

Historicamente, a alcalinização urinária foi recomendada para prevenção e tratamento da SLT. Entretanto, atualmente sabe-se que a alcalinização urinária não melhora, de forma significativa, a solubilidade da xantina, que é um dos metabólitos dos ácidos nucleicos, a qual, juntamente com a hipoxantina, converte-se em ácido úrico. Além disso, o fosfato de cálcio é mais solúvel em pH ácido, portanto a alcalinização urinária pode aumentar a cristalização e a precipitação do fosfato de cálcio. Também existe o risco de o paciente desenvolver alcalose metabólica, especialmente se a taxa de filtração glomerular estiver comprometida. Assim, a recomendação atual é não utilizar a alcalinização urinária, a não ser em pacientes tratados com alopurinol que apresentam níveis apenas moderadamente elevados de ácido úrico sem hiperfosfatemia associada e nos protocolos que utilizam metotrexato (MTX) em dose elevada (HD-MTX).

Alopurinol

Uma abordagem para prevenir ou controlar a hiperuricemia associada à SLT é bloquear a conversão de xantina e de hipoxantina em ácido úrico. O alopurinol é um análogo da xantina que, quando convertido *in vivo* em oxipurinol, atua como um inibidor competitivo da xantinaoxidase, bloqueando, assim, a conversão dos metabólitos da purina em ácido úrico. O uso de alopurinol demonstrou reduzir a incidência de uropatia obstrutiva causada pela precipitação de ácido úrico em pacientes com risco de desenvolver SLT. Em pacientes pediátricos, o alopurinol é administrado na dose de 50 a 100 mg/m² a cada 8 horas por via oral (dose máxima 300 mg/m²/dia) ou 10 mg/kg/d dividido a cada 8 horas (dose máxima de 800 mg/dia).

Urato-oxidase recombinante (rasburicase)

Uma segunda estratégia para o tratamento de hiperuricemias é o uso de rasburicase, uma enzima recombinante, a urato-oxidase, que converte o ácido

Capítulo 23

Hidratação em Pediatria

úrico em um produto mais solúvel em água, a alantoína. A enzima é indicada para prevenção e tratamento da SLT em pacientes oncológicos, crianças e adultos, na dose de 0,2 mg/kg intravenosa (IV) em infusão de 30 minutos em dose única por até 5 dias.

Alcalinização urinária não é indicada em associação à rasburicase porque essa enzima converte o ácido úrico em alantoína, que é altamente solúvel e não depende do pH urinário.

■ Quimioterápicos e hidratação

Ciclofosfamida[3]

A ciclofosfamida (CTX) é um agente alquilante antineoplásico usado desde 1958. É usado em oncologia pediátrica como parte do tratamento-padrão para leucemia linfoblástica aguda (LLA), linfoma não Hodgkin e outros tumores sólidos não hematopoiéticos, como o tumor de Wilms e neoplasias de sistema nervoso central (SNC). A CTX pode desencadear lesões vesicais, causando disúria e hematúria. A acroleína, um dos metabólitos da CTX, é a substância responsável pelos danos, causando descamação, adelgaçamento e inflamação da parede da bexiga. Hidratação é indicada para prevenir cistite hemorrágica, entretanto o volume, o tempo e a duração da hidratação variam significativamente nos diversos protocolos e a depender da experiência de cada serviço.

Protocolos de pré-hidratação rápida foram indicados para reduzir a duração total da sessão de quimioterapia endovenosa, particularmente quando administrada em regime ambulatorial. Protocolos de pré-hidratação rápida para CTX, assim como para ifosfamida e cis/carboplatina, podem reduzir significativamente o tempo de pré-hidratação (6,75 horas para 1,57 horas), sem acarretar efeitos adversos.

Metotrexato[4-6]

O metotrexato (MTX) faz parte do tratamento da LLA e do linfoma não Hodgkin desde os primeiros protocolos cooperativos iniciados ainda nos anos 1960, na dose de 2000 mg/m^2. A partir dos anos 2000, o MTX vem sendo utilizado também para outros tumores sólidos, como osteossarcoma, sendo indicado para alguns subgrupos de pacientes em HD-MTX, o que corresponde a 5.000 a 12.000 mg/m^2. HD-MTX pode causar efeitos colaterais graves, incluindo nefrotoxicidade, mielotoxicidade, mucosite, hepatotoxicidade e toxicidade do SNC, o que exige a associação de medidas de suporte para diminuir esses efeitos colaterais. As principais medidas são a hidratação com alcalinização da urina, o resgate com ácido folínico 24 a 36 horas após a infusão do MTX e o monitoramento de seus níveis plasmáticos para definir quantas são as doses de ácido folínico necessárias para o decaimento da concentração sérica de MTX a níveis seguros (horas 24, 36, 42, 48 e 54 após o início da infusão). O nível sérico de MTX considerado seguro para interromper o resgate com ácido folínico é de 0,2 μMol a partir de 72 horas do início da infusão.

Hidratação na Criança com Doença Oncológica

Cis/carboplatina[7]

Cis e carboplatina são moléculas inorgânicas com um átomo central de platina, tendo o DNA como alvo biológico de sua potente ação antineoplásica. Estão indicadas em vários tipos de neoplasias não hematológicas especialmente em adultos, como tumores testiculares, de cabeça e pescoço, ovarianos, mamários e carcinoma pulmonar não pequenas células. Em crianças, fazem parte dos protocolos de tratamento de osteossarcoma, tumores de células germinativas, hepáticos e retinoblastoma.

São importantes e frequentes os efeitos colaterais da cis/carboplatina: nefro, oto, neuro e mielotoxicidade; e distúrbios eletrolíticos (hiponatremia, hipocalcemia, hipomagnesemia). Para prevenir os efeitos colaterais da cis/carboplastina, o protocolo de administração dessas drogas inclui pré-hidratação vigorosa, diluição da droga em solução salina com manitol, infusão lenta (4 a 6 horas), monitorização do débito urinário e da concentração sérica de sódio, cálcio e magnésio.

Recomendações de hidratação venosa para pacientes pediátricos em quimioterapia[8]

Recomendação para CTX

Recomenda-se a administração de pelo menos 3.000 mL/m²/dia de solução salina a 0,9% + glicose 5% (1:1) IV como hidratação pré e pós-quimioterapia para pacientes que receberão CTX. O objetivo é que a urina eliminada seja abundante (> 80 mL/m²/hora) e diluída (densidade urinária < 1,015) desde antes da administração de CTX. A infusão de fluidos deve ser mantida durante as 24 horas subsequentes.

Recomendação para MTX

Para os pacientes que receberão HD-MTX, recomenda-se a administração de 3.000 mL/m²/dia de líquido intravenoso com 77 mEq/L de sódio e 2,5% de glicose (solução salina a 0,9% + glicose 5% na proporção 1:1) + 60 mEq/L de bicarbonato de sódio. A administração deve ser iniciada 2 horas antes da infusão do MTX e deve ser mantida pelas 72 horas seguintes.

Observou-se que os pacientes que recebem fluidoterapia com carga maior de sódio têm níveis de MTX mais baixos, o que sugere que a concentração sérica de sódio pode afetar a filtração glomerular renal e/ou a secreção ativa de MTX pelos túbulos proximais, o que facilita a eliminação da droga.

Recomendação para cis/carboplatina

Pacientes que utilizarão quimioterápicos com platina, antes da administração da droga devem receber hidratação IV com no mínimo 1 litro de solução salina a 0,9% + glicose 5% (1:1). Quando o fluxo urinário for menor do que 80 mL/m²/hora, administram-se 100 mL a 200 mL de manitol a 15%. A dose de platina deve ser adicionada a 2 litros de solução salina a 0,9% + glicose

Hidratação em Pediatria

a 5% (1:1) e administrada por via IV lenta, em 6 a 8 horas; após a administração, deve-se manter a hidratação por 24 horas. Se houver comprometimento da função renal, a dose seguinte de platina não deve ser administrada até o seu restabelecimento.

Proposição de esquema de hidratação para pacientes pediátricos em quimioterapia:

a. **Volume:** para a maioria dos protocolos quimioterápicos, a recomendação é de 2.000 a 3.000 mL/m²/dia ou 200 mL/kg/dia se o peso for igual ou inferior a 10 kg. Para pacientes em uso de CTX ou MTX, deve-se utilizar no mínimo 3.000 mL/m²/dia. O volume deverá sempre ser adequado à função cardíaca e ao débito urinário.

b. **Composição:** o fluido recomendado constitui-se de solução salina 0,9% + solução de dextrose a 5% na proporção 1:1.

c. **Eletrólitos:** para a maioria dos protocolos quimioterápicos, recomenda-se 77 mEq/L de cloreto de sódio (concentração obtida com a composição 1:1 de soro fisiológico 0,9% + soro glicosado 5%). Para os ciclos iniciais e para protocolos com CTX, devem-se acrescentar 30 mEq/L de bicarbonato de sódio (o que corresponde a 30 mL/L de solução de bicarbonato de sódio a 8,4%). Para protocolos com HD-MTX, a recomendação é utilizar 60 mEq/L de bicarbonato de sódio.

O acréscimo de potássio ao soro de hidratação não é recomendado nas etapas iniciais do tratamento, assim como enquanto houver massa tumoral ou blastos detectáveis. Por ser um íon intracelular, o potássio é liberado para a circulação pela lise celular provocada pelas drogas quimioterápicas, podendo acarretar hiperpotassemia, em pacientes que frequentemente apresentam comprometimento da função renal. A avaliação subsequente do potássio sérico deve nortear quando e se a inclusão do potássio no soro de hidratação será necessária.

O monitoramento de cálcio, fosfato e magnésio sérico é necessário, especialmente em pacientes sob risco ou na vigência de SLT. Quando se utilizar protocolo com cis/carboplatina, a vigilância do magnésio sérico, e a reposição se necessário, é obrigatória.

■ Considerações finais

A adequada hidratação é condição indispensável para o pronto início da terapêutica antineoplásica. Ao lado do diagnóstico precoce, o início imediato do tratamento é a principal medida que impacta na sobrevida de pacientes jovens com câncer, por se tratar, diferentemente do câncer de adultos e idosos, de doença cujas medidas de prevenção primária são pouco efetivas.

Além da importância do pronto início do tratamento, medidas de prevenção de danos a órgãos e sistemas, em especial a nefrotoxicidade, são essenciais

Capítulo 23

para que se ofereça aos pacientes a possibilidade de sobrevida com a necessária qualidade de vida.

■ Referências bibliográficas

1. Tazi I, Nafl H, Elhoudzi J, Mahmal L, Harif M. Management of pediatric tumor lysis syndrome. Arab J Nephrol Transplant. 2011;4(3):147-54. doi:10.4314/ajnt. v4i3.71027. PMID: 22026339.

2. Coiffier B, Altman A, Pui CH, Younes A, Cairo MS. Guidelines for the management of pediatric and adult tumor lysis syndrome: an evidence-based review. J Clin Oncol. 2008;26(16):2767-78. doi:10.1200/JCO.2007.15.0177. Erratum in: J Clin Oncol. 2010;28(4):708. PMID: 18509186.

3. Robinson D, Schulz G, Langley R, Donze K, Winchester K, Rodgers C. Evidence-based practice recommendations for hydration in children and adolescents with cancer receiving intravenous cyclophosphamide. J Pediatr Oncol Nurs. 2014;31(4):191-9. doi:10.1177/1043454214532024. Epub 2014 May 5. PMID: 24799445; PMCID: PMC5206805.

4. Mangum R, Bernhardt MB, Cheng WS, Schafer ES, Berg SL, Foster JH. Do intravenous fluid substitutions influence methotrexate clearance? An unanticipated impact of an intravenous sodium bicarbonate drug shortage. Pediatr Blood Cancer. 2020;67(9):e28334. doi:10.1002/pbc.28334. Epub 2020 Jul 1. PMID: 32608575.

5. Kinoshita A, Kurosawa Y, Kondoh K, Suzuki T, Manabe A, Inukai T, et al. Effects of sodium in hydration solution on plasma methotrexate concentrations following high-dose methotrexate in children with acute lymphoblastic leukemia. Cancer Chemother Pharmacol. 2003;51(3):256-60. doi:10.1007/s00280-002-0565-9. Epub 2003 Jan 17. PMID: 12655445.

6. Karremann M, Sauerbier J, Meier C, Vetter C, Schneider H, Buchholz B, et al. The impact of prehydration on the clearance and toxicity of high-dose methotrexate for pediatric patients. Leuk Lymphoma. 2014;55(12):2874-8. doi:10.3109/10428 194.2014.898143. Epub 2014 Apr 2. PMID: 24576168.

7. Crona DJ, Faso A, Nishijima TF, McGraw KA, Galsky MD, Milowsky MI. A systematic review of strategies to prevent cisplatin-induced nephrotoxicity. Oncologist. 2017;22(5):609-19. doi:10.1634/theoncologist.2016-0319. Epub 2017 Apr 24. PMID: 28438887; PMCID: PMC5423518.

8. Miller LH, Keller F, Mertens A, Klein M, Allen K, Castellino S, et al. Impact of fluid overload and infection on respiratory adverse event development during induction therapy for childhood acute myeloid leukemia. Pediatr Blood Cancer. 2019;66(12):e27975. doi:10.1002/pbc.27975. Epub 2019 Sep 10. PMID: 31502412; PMCID: PMC6803045.

24

História da Fluidoterapia

Fernando de Almeida Machado • Emannuelly Juliani Souza Izidoro

Pouco se sabe a respeito da história da fluidoterapia em tempos que antecedem o século XIX. A literatura traz poucas informações consistentes referentes àquela época e é provável que isso se explique por um caráter pouco ou nada científico da medicina até então e pela pouca atenção e pelas evidentes limitações nas publicações impressas. Em tempos mais antigos e por longos anos, a saúde se baseou em noções voltadas para o bem-estar individual e práticas de saúde pública incipientes, comparadas aos padrões atuais. O surgimento da chamada "medicina científica", na segunda metade do século XIX, contribuiu muito para que estudos e pesquisas na fluidoterapia fossem introduzidos. Assim, pouco se dispõe sobre a história da terapia hídrica antes dos anos 1800 e muito do que se sabe vem de informações fundamentadas em crenças religiosas e visões místicas, lendas, suposições e experimentações não científicas. As limitações instrumentais da época, a indisponibilidade de equipamentos apropriados para infusões intraperitoneais ou endovenosas e também o desconhecimento da microbiologia, comprometendo práticas adequadas de assepsia, foram fatores limitantes para a evolução da fluidoterapia naquela época.[1,2]

Durante séculos, o sangue e os fluidos corporais foram alvo de visão mística. Desde os tempos da Antiga Mesopotâmia, passando pelo Egito Antigo e pela medicina chinesa antiga, houve uma valorização do sangue e da circulação. Órgãos que à época eram entendidos como produtores de sangue como o fígado (para os antigos da Mesopotâmia e para Galeno) e o coração (assim entendia Aristóteles) eram valorizados como centros da vida. A sangria foi uma atitude médica praticada por séculos, desde os tempos pré-históricos, e mais descrita entre os séculos XIII a XVI por diferentes culturas. E a ingestão oral de sangue como terapêutica também foi feita por diferentes povos durante muitos séculos, adentrando a Idade Moderna.[3] Essa atenção à importância do sangue foi talvez o mais remoto estímulo ao futuro investimento na terapia hídrica. Contribuindo ainda para isso, o médico britânico William Harvey, no final do

Capítulo 24

273

Hidratação em Pediatria

século XVI e início do século XVII, descreveu sobre o sistema circulatório, o que o fez ser considerado pioneiro nesse estudo. Entretanto, ainda no século XIII, Ibn Al-Nafis já tinha apresentado estudos sobre veias e artérias e, bem antes, Galeno, médico italiano de origem grega, também havia feito várias determinações sobre os vasos sanguíneos. Mas, após William Harvey, ao longo dos séculos XVII e XVIII, praticamente nenhum dado histórico relevante para terapêutica endovenosa é apresentado. Talvez isso se deva à falta de equipamentos adequados para essa prática e pelas inevitáveis complicações infecciosas e não infecciosas dos procedimentos feitos àquela época.

Provavelmente, o primeiro dispositivo de infusão tenha sido criado por Sir Christopher Wren (1632 a 1723), que conseguiu infundir substâncias externas para a corrente sanguínea de animal de experimentação, embora outros dispositivos também sejam descritos como utilizáveis àquela época, até para práticas transfusionais.[4] Mas o grande impulso para o aprimoramento desses equipamentos veio mais de 1 século depois, com o desenvolvimento da fisiologia e com a importância epidemiológica do cólera. Ainda bem no início da Idade Moderna, o fisiologista e físico italiano Sanctorius de Padua (1561 a 1636), hoje identificado também por outras denominações (Sanctorius Sanctorius, Santorio Santorii, entre outras), é considerado o pai da experimentação quantitativa em medicina em razão dos muitos experimentos e do desenvolvimento de técnicas investigativas interessantes e avançadas para a sua época, o final do século XVI e começo do século XVII. Entre as muitas invenções atribuídas a ele, são historicamente reconhecidos o termoscópio, que deu origem, praticamente 1 século depois, ao termômetro com escala; e o pulsilogium, um instrumento para medir o pulso de pacientes, que foi usado ainda por muitos anos. Mas o estudo que mais o destacou foi a realização do primeiro experimento científico quantitativo que demonstrou a perda de água insensível.[5]

A pandemia de cólera nos anos 1830, na Europa e Ásia, definiu o que se pode considerar o início de um momento histórico no desenvolvimento da fluidoterapia. Ainda em 1830, R. Hermann, um químico de origem alemã, trabalhando em Moscou, reconheceu a hemoconcentração em pacientes com cólera, e seu colega médico Jachnichen realizou a injeção de água livre na circulação de um paciente com a doença, o que resultou em óbito.[6] No ano seguinte, na Inglaterra, chamam a atenção as observações de um jovem de 22 anos, recém-formado em medicina. Seu nome era William Brooke O'Shaughnessy. Sua percepção deu-se para a estagnação venosa presente no paciente com cólera e consequente prejuízo na arteriolização do sangue. Assim, propôs infusão de fluidos com sais oxigenados por via venosa com objetivo de restaurar a "gravidade específica do sangue" e repor a deficiência de sais, pois ele havia investigado o teor de minerais nas fezes e no sangue de pacientes com cólera e constatado suas perdas.[7,8] Portanto, suas deduções foram pioneiras para o que viria a ser a melhor terapêutica para combater a letalidade da doença: a reposição hidrossalina. Essas proposições deram impulso a estudos posteriores. Ainda na vigência da grave pandemia, o médico britânico Thomas Latta, contemporâneo de O'Shaughnessy, propôs a infusão de líquidos diretamente na circulação para tratar aqueles indivíduos que estavam morrendo por desidratação.

Até então, era prática infundir fluidos no cólon. Assim, em 1832, foi feita a primeira infusão bem-sucedida de uma solução cristaloide e baseada em dados quantitativos experimentais, com maior conteúdo de sódio e cloro, que viria a ser a solução que mais se aproximaria da concentração plasmática àquela época: 134 mEq Na/litro e 118 mEq Cl/litro.[9-11] Todas as soluções usadas à época eram hipotônicas. As denominações dos solutos àquela época eram diferentes das atuais: muriato de soda (hoje, cloreto de sódio); carbonato de soda (carbonato de sódio); subcarbonato de soda (bicarbonato de sódio).[8] Apesar desses experimentos, a prática não se difundiu, possivelmente pelo falecimento de Thomas Latta no ano seguinte (1833), já que ele era um grande incentivador e pesquisador na área e também pelas dificuldades tecnológicas da época e carência de instrumentos como equipamentos, seringas e agulhas, dificultando a infusão e gerando complicações diversas, como sérias infecções por insuficiente esterilização das soluções e dos materiais.[5,12] Também é preciso considerar que a forma de infusão das soluções eram preferencialmente pelas vias retal e peritoneal, contribuindo para o insucesso da prática, e o conceito de gotejamento endovenoso apareceu somente nos anos 1920.[8,13] De certo modo, a hidratação para cólera entrou em um período de descrédito, reemergindo depois de muitos anos, já mais ao final do século XIX.

Na segunda metade do século XIX, Claude Bernard (1813-1878) fez importantíssimos estudos e publicações dentro da fisiologia e determinou os princípios básicos da homeostase. Embora seus estudos não tenham sido diretamente com fluidos, evidentemente os resultados de suas investigações contribuíram muito para uma terapêutica fluídica mais racional. Em 1864, sabendo-se mais sobre fisiologia circulatória, a fluidoterapia foi retomada em casos de hemorragia intensa e alguns autores determinaram, em animais, os efeitos da expansão vascular com uso de solução cristaloide no choque hemorrágico.[14]

Após exatos 50 anos dos procedimentos de Thomas Latta, o fisiologista e farmacologista britânico Sydney Ringer (1835 a 1910) desenvolveu um fluido com composição comparável à do plasma e que era capaz de manter os batimentos cardíacos de rãs fora do corpo.[15,16] Em seus estudos, publicou que a concentração salina de 0,75% era a ideal para manter a contratilidade miocárdica de seus animais de experimentação. Futuramente, já no século XX, essa solução de Ringer seria modificada por Hartmann, por meio de acréscimo de lactato.

Na virada do século XIX para XX, o fisiologista alemão Hartog Jacob Hamburger desenvolveu a solução salina a 0,9%. Embora tivesse sido chamada de solução salina fisiológica ou solução salina normal, nomenclatura utilizada até hoje, esses nomes não são corretos, uma vez que a concentração de cloreto da solução supera muito a do plasma (respectivamente, 154×107 mMol/L).[8] Na realidade, a primeira vez que o adjetivo "fisiológico" foi empregado a uma solução data de meados do século XIX, por Hermann, ao constatar que a concentração de 0,6% na solução salina era ideal para a preservação tecidual em animais de experimentação e, em 1888, a expressão "salina normal" foi usada em uma publicação.[8] Nessa época, a solução era considerada "fisiológica" ou "indiferente" por ser isotônica com o soro dos animais de experimentação (rãs). Concentrações a 0,8% também foram usadas por Blackfan e Maxcy, no começo

Hidratação em Pediatria

do século XX, por meio de infusão intraperitoneal.[17] Foi H. J. Hamburger quem propôs de maneira mais clara que a isotonicidade da solução salina com relação ao sangue humano era obtida na concentração a 0,9%, e não a 0,6% como até então se considerava.[8]

Nesse período da virada do século XIX para o século XX, houve um grande número de investigações sobre as situações de hemorragia e os efeitos da infusão de volume fluídico, embora ainda não houvesse um consenso a respeito da definição de choque. Paralelamente, nesse mesmo período, houve um avanço no desenvolvimento da tecnologia médica, como a idealização do esfigmomanômetro, em 1903, o que contribuiu um pouco mais para objetivar resultados.

Outro dado marcante na história da medicina na virada dos séculos XIX para o XX foi a explosão de conhecimentos adquiridos sobre microbiologia. Novamente aqui, embora esses conhecimentos não se referissem diretamente à hidratação, contribuíram muito para o reconhecimento das perdas hidroeletrolíticas e das necessidades individuais em situações de morbidades variadas. Como exemplo, em 1915, Holt, Courtney e Fales publicaram interessante estudo sobre a composição química fecal em crianças normais e com diarreia. Estratificaram os pacientes em grupos com fezes normais, fezes amolecidas e com fezes bem amolecidas. Demonstraram que a quantidade percentual relativa ao sódio (Na_2O) e ao potássio (K_2O) na matéria fecal seca era maior nas fezes mais liquefeitas do que nas fezes menos amolecidas, e maiores nestas do que nas fezes normais. Esse conhecimento é base até hoje para a fluidoterapia de reposição de perdas anormais.[18]

Nessa mesma época, dois grupos diferentes de pesquisadores determinaram a ocorrência de acidemia em crianças com diarreia. O primeiro grupo, da John Hopkins University, publicou seus resultados no periódico American Journal of Diseases of Children, em 1916, e o segundo grupo, do New York Nursery and Child's Hospital e The Children's Service at Bellevue Hospital publicou no mesmo periódico, em edição do ano seguinte.[19,20] Apesar dos conhecimentos adquiridos relativos à acidose metabólica em portadores de diarreia, a mortalidade não caiu entre esta população com as intervenções executadas, o que motivou esses e outros autores a valorizarem mais a depleção de volume. Nesta época, ainda eram utilizadas as vias hipodérmica e intraperitoneal para infusão de fluidos.[5]

Outro grande avanço no conhecimento da fisiopatologia de água e eletrólitos foi dada por J. L. Gamble e seus colegas, a partir de 1922. Esse grupo introduziu conceitos químicos de concentrações molares e eletroequivalentes em substituição às medidas de peso então utilizadas, clareando aspectos relacionados às características compartimentais. Estabeleceram a importância do meio extracelular na vida da célula e fizeram importantes considerações para a fisiologia renal. Na mesma linha de fisiologia eletrolítica, estão os estudos de Daniel Cody Darrow, no começo dos anos 1930. Influenciado por Gamble, seus estudos em distúrbios acidobásicos trouxeram muitas informações básicas e necessárias para se entender as alterações celulares em distúrbios hidroeletrolíticos. De maneira ainda mais abrangente, seus estudos contribuíram enormemente para a compreensão do movimento de água entre os compartimentos

História da Fluidoterapia

intracelular e extracelular e o papel do NaCl e do potássio neste equilíbrio, além de terem contribuído para que a desidratação fosse compreendida como uma depleção de água e de sais.[5,21,22]

Já havia, portanto, certo avanço nas investigações da fisiologia hidroeletrolítica e acidobásica e das diferenças compartimentais do intracelular e do extracelular quando a solução de Ringer foi modificada por um pediatra, o americano Alexis Hartmann, em 1932, que acrescentou lactato à solução, com objetivo tampão.[23] Essas soluções, hoje conhecidas como Ringer-lactato ou solução de Ringer ou solução de Hartmann, são consideradas as primeiras soluções balanceadas.

Todos esses fluidos propostos, que foram os primeiros fluidos utilizados por via endovenosa, são chamados de "cristaloides". A albumina, um coloide natural, foi uma das primeiras proteínas humanas a ser extraída do plasma para uso clínico. Foi cristalizada em 1934 e pronta para uso clínico nos anos 1940. Com isso, foi bastante utilizada e estudada em pacientes traumatizados e queimados durante a Segunda Guerra Mundial, principalmente após o ataque a Pearl Harbor. Com resultados satisfatórios, seu uso foi difundido, inicialmente em hospitais militares e, depois, para uso em serviços de emergência.[24,25] A albumina, a gamaglobulina e o fibrinogênio foram isolados pelo americano Edwin Joseph Cohn (1892 a 1953), químico especializado em proteínas, em 1940, utilizando técnica de fracionamento por álcool frio.[26] Posteriormente, outros processos foram desenvolvidos, resultando em um produto mais purificado.[27]

Da mesma forma que a albumina, outros coloides também foram identificados e, posteriormente, aplicados na clínica na década 1940. O dextran, carboidrato descoberto por Pasteur, em 1861, e nomeado por Scheibler, em 1874, teve sua fonte produtora natural reconhecida por Van Tieghem, em 1878: o microorganismo *Leuconostoc mesenteroides*, época do apogeu da microbiologia. Já nos anos 1940, esses micro-organismos passaram a ser cultivados em meios de cultura livres de contaminação celular. Na década seguinte, foram identificadas diferentes cepas de *Leuconostoc mesenteroides*, com produção de dextran com algumas características diferentes.[28]

Malcolm Holliday e William Segar, em 1957, publicaram aquele que seria o mais clássico dos estudos em fluidoterapia em crianças. Os autores propuseram uma forma simples de estimar a necessidade hídrica das crianças hospitalizadas ao associá-la à taxa metabólica diária média dispendida pelas crianças em diferentes faixas etárias e o valor desta taxa relacionada apenas ao peso da criança. A facilidade de empregar a fórmula proposta e os resultados geralmente bem satisfatórios fizeram que a soroterapia de manutenção proposta por Holliday e Segar prevalecesse até os dias atuais.[29] Mais recentemente, entretanto, essas orientações vêm perdendo força pela demonstração de alta incidência de hiponatremia como consequência de a solução ser muito hipotônica.[22,30]

A partir dos anos 1970 e 1980, novas propostas contribuíram significativamente para diminuir a letalidade da doença diarreica entre crianças, sobretudo nos países pouco desenvolvidos. Uma dessas propostas foi a demonstração de

Capítulo 24

Hidratação em Pediatria

que a mortalidade infantil por diarreia era inversamente proporcional à oferta de sódio no 1º dia de tratamento, o que estimulou a conduta de hidratar em uma fase rápida, em poucas horas. Outra atitude que contribuiu muito para uma queda significativa dos óbitos infantis foi a retomada da soroterapia de hidratação oral, mais segura e mais eficiente do que a via endovenosa.[31]

História da terapia de reidratação oral

Quando a cólera chegou a Paris, no início do século XIX, Magendie a descreveu como "uma doença que começa onde outras doenças terminam, com a morte". A letalidade da doença encorajou a busca de maneiras eficientes e baratas de tratamento ao longo dos séculos.[32,33]

Datadas de prescrições de cerca de 3 mil anos, pelo médico indiano Sushruta, água de arroz, água de coco e sopa de cenoura foram utilizadas informalmente por séculos para o tratamento da diarreia. Neste mesmo longo período, a retirada de alimentos e fluidos da dieta foi recomendada. Ocasionalmente, a diarreia cessava, mas a maioria dos casos evoluía para óbito.[33,34] Apenas muito mais tarde, já em 1829, quando a pandemia de cólera atingiu a Rússia e outros países, é que a desidratação foi reconhecida como causa da morte, e tratamentos menos empíricos passaram a ser desenvolvidos.[33]

Conforme apresentado anteriormente neste capítulo, os estudos de O'Shaughnessy, em 1831, concluíram que a morte por cólera era causada pela perda de água e sal, propondo-se uma terapia de reposição de fluidos por meio de injeção de sais intravenosos. Esta foi a motivação para Thomas Latta ter usado uma solução salina por via IV para tratar a cólera, resultando em recuperação de alguns pacientes. Apesar dos discretos avanços, a taxa de letalidade da cólera excedia 70%.[32,33]

Quase 1 século depois, após um período de pouco investimento na hidratação endovenosa (EV), já em meados da década de 1920, houve a retomada da valorização da reidratação com soluções IV para os pacientes desidratados por cólera, mas este procedimento era caro e exclusivamente administrado em hospitais, restringindo acesso da população mais pobre.[32] Nos anos 1940, cuidadosos estudos de equilíbrio eletrolítico enfatizaram a necessidade da reposição de sódio, potássio e bases para corrigir a acidose causada pela diarreia.[32,34]

Nessa época, Harold Harrison, no Baltimore City Hospital, e Daniel Darrow, em Yale, formularam compostos de eletrólitos e glicose para reidratação oral, notavelmente semelhantes às soluções atualmente disponíveis.[34] Daniel Darrow iniciou estudos inovadores sobre eletrólitos que repercutiram na comunidade científica. Darrow começou a defender soluções de reidratação que incluíam potássio, cloreto de sódio e glicose com base em observações e princípios fisiológicos sólidos. Seus estudos descreveram quais eletrólitos eram perdidos e em quais quantidades eles deveriam ser repostos. Concluiu que uma solução oral de potássio, lactato e glicose poderia ajudar a restaurar a perda de água e eletrólitos e, assim, evitar terapia parenteral prolongada. O uso de glicose para Darrow estava vinculado ao aumento da oferta calórica para os pacientes desidratados.[32]

História da Fluidoterapia

O tratamento intravenoso e oral de Darrow reduziu a taxa de letalidade de bebês com desidratação moderada a grave abaixo de 5% e lançou as bases para pesquisas futuras.[32] Diante dessas descobertas, o Conselho de Pesquisa Médica da Grã-Bretanha recomendou uma solução de eletrólitos com glicose para reidratação oral. A justificativa para adicionar glicose era por razões nutricionais associadas à diarreia.[34]

Nos anos 1950, estudos ilustraram o transporte de sódio e glicose e forneceram os fundamentos fisiológicos para o uso clínico da TRO.[33] Em 1953, Hemendra Nath Chatterjee, trabalhando em hospital de Calcutá, tratou casos de cólera leve ou moderada usando um antiemético e liberando livremente a ingestão oral ou aplicação retal de uma solução salina de glicose, sem recorrer a fluidos intravenosos.[35] No mesmo ano, RB Fisher e DS Parsons, fisiologistas da Universidade de Oxford, descobriram parte do mecanismo para o transporte de glicose através da parede do intestino delgado de ratos. Embora já fosse conhecido que muitas células eram permeáveis à glicose no intestino delgado, Fisher e Parsons descobriram que a glicose era transportada pelo intestino apenas por algumas células e que poderia haver receptores específicos para a glicose.[32] Apesar disso, não houve ligação óbvia entre o trabalho de Fisher e Parsons e uma solução de reidratação. Eles eram estritamente fisiologistas: não mencionavam soluções de reidratação e experimentavam apenas *in vitro*. Na falta de evidência *in vivo*, os fisiologistas acreditavam que a absorção de glicose estava paralisada durante a diarreia e defendiam o "descanso do intestino" para o tratamento.[32] Tanto que, contemporaneamente a essas pesquisas nos anos 1950, o médico sueco Per Selander defendeu o uso de sopa de cenoura e alguns médicos americanos divulgaram os atributos da farinha de alfarroba e das bananas desidratadas no tratamento da diarreia. Esses tratamentos refletiam a falta de informações que os médicos tinham sobre os mecanismos fisiopatológicos da diarreia.[32]

Em pouco tempo, felizmente, estabeleceu-se que os transportes de sódio e glicose estavam acoplados. Os fisiologistas Riklis e Quastel, em 1958, foram os primeiros a demonstrar que a absorção ativa de glicose no intestino de porquinhos-da-india era dependente da presença de íons sódio, cujo mecanismo foi determinado posteriormente por Robert Crane.[32] Crane apresentou a hipótese do mecanismo de cotransporte de Na^+/glicose em 1960 no Simpósio sobre Transporte de Membrana e Metabolismo, em Praga. Nessa mesma época, Curran, Zalusky e Schultz, pesquisadores de Harvard, forneceram evidências da absorção de sódio estimulada por glicose e absorção de glicose dependente de sódio (e também aminoácidos) em uma série de experimentos. Entre os anos de 1960 e 1970, a hipótese do cotransporte do sódio foi consistentemente testada e expandida, incluindo-se o transporte ativo de outras moléculas e íons e, posteriormente, o conhecimento biológico desses transportadores foi detalhado.[36]

Em 1960, demonstrou-se que a histologia da mucosa intestinal estava preservada na vigência da cólera, completando, assim, as condições para a identificação de um tratamento que envolvesse a via entérica.[33]

Essas informações da fisiologia e da patologia foram aos poucos incorporadas à prática clínica e muitos serviços passaram a contar com resultados

Hidratação em Pediatria

satisfatórios, com queda da letalidade, quando se administravam soluções eletrolíticas associadas à glicose. Essa experiência com base científica foi vivida por Robert A. Phillips e Craig Wallace durante o processo epidêmico nas Filipinas no início da década de 1960.[32] Os trabalhos executados pelo grupo de Robert Phillips mostraram a viabilidade da terapia de hidratação oral nesses pacientes com diarreia por cólera. Os resultados de Phillips e Wallace foram posteriormente corroborados por outros dois grupos, um trabalhando no Laboratório de Pesquisa de Cólera Paquistão-SEATO, em Dacca, e outro no Centro de Pesquisa Médica da Universidade John Hopkins, em Calcutá.[32,34]

Em Dacca, o pesquisador e fisiologista especializado nos estudos sobre cólera Greenough e sua equipe, frente a uma situação epidemiológica desfavorável com alta mortalidade e morbidade, estudaram possíveis problemas de transporte epitelial associados à cólera, monitoraram de perto a ingestão e saída de líquidos dos pacientes com cólera e tentaram implementar e modificar a solução parenteral de Phillips. Em 1 ano, Greenough e sua equipe reduziram a taxa de letalidade da região, que chegara a 40%, para menos de 1%.[32]

Os trabalhos desenvolvidos em Daca foram reforçados com a chegada de outros estudiosos da área; entre os quais, o Dr. Hirschhorn, o Dr. David Sachar e o próprio Dr. Robert Phillips, que assumiu o laboratório de pesquisa. Tendo por fundamento estudos feitos àquela época pelos fisiologistas britânicos RJC Barry e DH Smyth, demonstrando que o transporte ativo de açúcar em animais de experimentação aumentava o potencial elétrico negativo no intestino, o grupo de Daca demonstrou esses resultados também em humanos.[32] Esses achados da fisiologia em conjunto a outros resultados da prática clínica e a preocupação pelos elevados coeficientes de incidência de cólera na época acabaram por reforçar e induzir a terapia de hidratação oral para tratamento da doença. Exemplo disso é o estudo de Hirschhorn, realizado entre novembro de 1966 e março de 1967, que mostrou que uma solução de glicose sempre reduzia a produção líquida de fezes (indicando absorção resultante) e que uma solução sem glicose a aumentava invariavelmente, confirmando o trabalho que Phillips havia feito quatro anos antes.[32,33]

Hirschhorn não estava sozinho em seus estudos de equilíbrio eletrolítico. Estudos simultâneos em Calcutá confirmaram a eficácia da solução de glicose fornecida oralmente. O Centro John Hopkins de Pesquisa e Treinamento Médico em Calcutá, que havia sido estabelecido aproximadamente na mesma época do Laboratório de Pesquisa da Cólera em Dacca, estava trabalhando em questões semelhantes.[32,33] As conclusões alcançadas por diferentes grupos de estudo na década de 1960 a 1970 foram reforçadas por seus resultados independentemente concordantes e corroboraram a observação de Phillips.[32]

Em 1968, Richard Cash, David Nalin e colaboradores mostraram que a solução de eletrólitos com glicose administrada por via oral poderia reduzir as necessidades de fluidos intravenosos em 80%. Esses pesquisadores escreveram um protocolo de terapia de reidratação oral a ser realizado em campo, em Matlab Bazaar, zona rural do leste do Paquistão.[32,34] Com o estudo de Matlab completo, a TRO teve um uso cientificamente comprovado para o tratamento de pacientes adultos com cólera. Uma série de pesquisadores reconheceu,

Capítulo 24

no entanto, que o potencial se estendia muito além da cólera em adultos.[32] Nalin, Cash e seus colegas mostraram que a solução de reidratação oral era tão eficaz em pacientes com diarreia sem cólera quanto na cólera, tanto em adultos como em crianças e que a TRO sozinha podia ser usada para tratar desidratação moderada a grave. Esses resultados corroboraram a eficácia da administração oral e contribuíram para a viabilidade do uso da TRO em áreas rurais remotas.[32,33]

Em pouco tempo, soluções de eletrólitos com glicose estavam sendo amplamente utilizadas para outras doenças diarreicas com sucesso. No entanto, a implementação mundial da TRO teve um início relativamente lento. No início da década de 1970, menos de 1% das crianças com diarreia no mundo em desenvolvimento estavam recebendo TRO.[34] O mais importante feito para a rápida aceitação da TRO no tratamento da diarreia aguda foi seu uso extensivo em condições de campo durante a guerra de independência de Bangladesh. no início dos anos 1970. O uso nos campos de refugiados demonstrou sua efetividade para fornecer reidratação no curso de doenças diarreicas agudas. Durante esse período, em razão da elevada incidência de doenças diarreicas, o uso da TRO estabeleceu-se como base do tratamento da diarreia aguda.[37]

Em 1971 e 1972, Hirschhorn retomou a pesquisa da TRO, desta vez no Arizona. Sob a influência de Bob Gordon, que 6 anos antes enviara Sachar ao laboratório de Dacca, Hirschhorn trabalhou com crianças Apache que sofriam de diarreia de várias etiologias. Ele alcançou excelentes resultados implementando a alimentação precoce junto com a terapia. Entre suas descobertas, demonstrou que crianças até 1 mês de idade poderiam ser tratadas com terapia oral. Mais importante, seu estudo indicou que crianças desidratadas beberiam a solução até se hidratarem, pois saberiam instintivamente de quanto precisavam.[32] Ainda no início da década de 1970, o maior uso da TRO continuou sendo nos casos de cólera nos países em desenvolvimento. O Fundo Internacional de Emergência das Nações Unidas para a Infância (Unicef) e a Organização Mundial da Saúde (OMS) produziram grande número de pacotes de soluções de reidratação oral e mantiveram esses suprimentos em locais estratégicos ao redor do mundo.[32]

Desde então, várias estratégias para aumentar o consumo de soro de hidratação oral entre os pacientes com diarreia têm sido aplicadas pela OMS. Essas estratégias envolvem diferentes variáveis; entre as quais, a composição e a osmolalidade da solução no sentido de otimizar seu efeito, e a educação do profissional e da população para entender o papel terapêutico da TRO.

Considerando-se a elevada incidência da síndrome diarreica de qualquer etiologia em todo o mundo, principalmente nas populações mais carentes, e também levando-se em conta que a prevenção primária da desidratação com uso da TRO diminuiu bastante as taxas de mortalidade infantil e de mortalidade de crianças, procedimento simples e de alta eficácia e eficiência, a TRO é considerada o maior avanço terapêutico do século XX.[37]

O Quadro 24.1 apresenta um sumário dos eventos historicamente associados à fluidoterapia.

Hidratação em Pediatria

Quadro 24.1 Sumário dos eventos históricos relativos à fluidoterapia.

Egito Antigo	Antiguidade	Consumo oral de ervas e de sangue e banhos corporais com sangue para fins terapêuticos
Claudio Galeno	129 a ?	Estudos em diversas áreas da medicina, incluindo descrições sobre vasos sanguíneos
Ibn Al-Nafis	Século XIII	Estudos sobre as veias e artérias
Visão coletiva	Idade Média e Idade Moderna	Visão mística do sangue e fluidos Conhecimentos sobre circulação, vasos sanguíneos. Valorização da sangria como terapêutica
Sanctorius de Padua	1561 a 1636	Demonstração de perda de água insensível. Pioneiro na experimentação quantitativa
William Harvey	1578 a 1657	Descrição sobre o sistema circulatório, em publicação de 1616
Sir Christopher Wren	1632-1723	Elaboração de um dispositivo de infusão EV, em 1656
Johann D. Major	1662	Primeira injeção endovenosa em humanos Paciente evoluiu para óbito, interrompendo novos investimentos nesta área
Philip Syng Physick	1795	Médico americano que realizou a primeira transfusão sanguínea com doador humano, mas não fez publicação do ato
Williams Blundell	1790 a 1878	Primeira transfusão sanguínea documentada, em 1829. Evoluiu para óbito. Primeira transfusão sanguínea bem-sucedida, em 1830
René Joachim Henri de Dutrochet	1776 a 1847	Criação do primeiro osmômetro, em 1828
R Hermann e Jachnichen	1830	Administração de água livre em pacientes com cólera em virtude de hemoconcentração
Wilhelm Friedrich Philipp Pfeffer	1845 a 1935	Estudos pioneiros sobre a pressão desenvolvida pelo fluxo passivo de água através de membrana semipermeável, em 1877, conceito previamente postulado por Moritz Traube
Hartog Jakob Hamburger	1859 a 1924	Diversos estudos em fisiologia química e em comportamentos iônicos no soro humano Em 1883, documentou o efeito do movimento da água para o eritrócito com variação da pressão osmótica: teoria da isotonicidade
Jacobus Henricus Van't Hoff	1852 a 1911	Determinação da influência da temperatura, do volume e da pressão na difusão gasosa. Base para posterior equilíbrio de Gibbs-Donnan

(*Continua*)

História da Fluidoterapia

Quadro 24.1 Sumário dos eventos históricos relativos à fluidoterapia. (*Continuação*)

William Brooke O'Shaughnessy	1831	Infusão de fluidos com sais para reposição de perdas constatadas e melhorar "arteriolização" do sangue em cólera
Thomas Latta	1832	Infusão bem-sucedida de uma solução salina em paciente com cólera baseada em dados quantitativos experimentais
Claude Bernard		Importantes estudos em homeostase
Goltz	1864	Perda do volume intravascular como causa de morte por hemorragia
Sidney Ringer	1835 a 1910	Fluido com composição comparável à do plasma
LE Holt, AM Courtney e HL Fales	1915	Publicação de estudo sobre a composição química e determinação eletrolítica em fezes de crianças com e sem diarreia
AW Sellards	1912	Descrição de acidose em paciente com cólera, com uso de solução alcalinizante
	1915	Primeiras considerações sobre possibilidade de uso de colágeno extraído do boi como expansor de volume
J Howland e WM Marriot	1916	Determinação da ocorrência de acidemia em crianças com diarreia
OM Schloss, RE Stetson	1917	Outro grupo que determina a ocorrência de acidemia em crianças com diarreia
Hartog Jakob Hamburger	1859 a 1924	Diversos estudos em fisiologia química e em comportamentos iônicos no soro humano. Em 1883, documentou o efeito do movimento da água para o eritrócito com variação da pressão osmótica: teoria da isotonicidade
Jacobus Henricus Van't Hoff	1852 a 1911	Determinação da influência da temperatura, do volume e da pressão na difusão gasosa. Base para posterior equilíbrio de Gibbs-Donnan
JL Gamble	1922	Vários estudos em fisiologia e reconhecimento nas características dos espaços compartimentais
Alex Hartmann	1932	Modificação da solução de Ringer acrescentando lactato, denominada "Ringer-lactato"
Edwin Joseph Cohn	1892 a 1953	Isolamento da albumina, gamaglobulina e fibrinogênio possibilitando uso clínico, 1940
Karl Landsteiner, Alex Wiener, Philip Levine, RE Stetson	1940	Identificação do sistema Rh como grupo sanguíneo

(*Continua*)

Capítulo 24

Hidratação em Pediatria

Quadro 24.1 Sumário dos eventos históricos relativos à fluidoterapia. (*Continuação*)		
Daniel C Darrow	1895 a 1965	Estudos em fisiologia eletrolítica e distúrbios acidobásicos (ênfase em alcalose metabólica). Equilíbrio entre espaços intra e extracelular. Proposta de soluções com NaCl, K e glicose
Isodor Ravidin	1941	Médico americano, o primeiro a usar albumina em um paciente com choque em decorrência de queimadura
Vários pesquisadores	1940 em diante	Uso de gelatina extraída do colágeno do boi como expansor de volume
RB Fisher e DS Parsons (1953)/E Riklis e JH Quastel (1958)/ PF Curran (1960)/ RK Crane (1962)	Anos 1950 a 1960	Documentação do cotransporte de Na e glicose. Fundamentação para TRO
RB Fisher e DS Parsons	1953	Especificidades celulares (receptores) para transporte de glicose no intestino delgado
Malcolm Holliday e William Segar	1957	Proposição da clássica fluidoterapia de manutenção para crianças
E Riklis e JH Quastel	1958	Absorção de glicose na dependência de íons Na (trabalho experimental)
Robert Crane	1960	Apresentação do mecanismo acoplado de Na^+/glicose pelas células intestinais
	Anos 1960	Reconhecimento histológico em diarreia por cólera e possibilidade de sucesso por TRO
Vários pesquisadores	Anos 1960-70	Cotransporte de Na^+/glicose consistentemente testado e expandido para outras moléculas. Estudo de transportador
Norbert Hirschhorn	1967	Solução oral com glicose mais eficaz para promover uma absorção hídrica intestinal
Vários pesquisadores	Final dos anos 1960 e início dos anos 1970	Estudos mostram eficácia da TRO em adultos e crianças com diarreia por cólera ou outras causas
	Anos 1970	Retomada da soroterapia de hidratação oral
	1970 a 1980	Valorização do tratamento da desidratação em uma fase rápida, em poucas horas
Organização Mundial de Saúde	1978	Programa de controle global da diarreia com soro oral para combater a mortalidade por diarreia
Organização Mundial de Saúde	2001	Soro oral com menor conteúdo de Na (75 mEq/L) e de glicose, com menor osmolalidade

Fonte: Adaptado de Hirschhorn N, 1980; Barsoum N, Kleeman C, 2002; Kleinman RE, Barness LA, Finberg L, 2003; Awad S, Allison SP, Lobo DN, 2008; The measurement of serum osmolality and its application to clinical practice and laboratory: literature review, 2017; AABB Advancing Transfusion and Cellular Therapies Worldwide. Highlights of Transfusion Medicine History. Disponível em: <http://www.aabb.org/tm/Pages/highlights.aspx#>.

Referências bibliográficas

1. Carmichael A. History of public health and sanitation in the west before 1700. In: Kiple K. The cambridge world history of human disease, Cambridge: Cambridge University Press, 1993;192-200. doi:10.1017/CHOL9780521332866.022.
2. Numbers R. Medical science before scientific medicine: reflections on the history of medical geography. Medical History. 2000;44(20):217-20. doi:10.1017/S0025727300073361.
3. Barsoum N, Kleeman C. Now and then, the history of parenteral administration. Am J Nephrol. 2002;22(2-3):284-9.
4. Marinozzi S, Gazzaniga V, Iorio S. The Earliest Blood Transfusions in 17th-Century in Italy (1667-1668). Transfus Med Rev. 2018;32(1):1-5. doi.org/10.1016/j.tmrv.2017.09.003.
5. Kleinman RE, Barness LA, Finberg L. History of pediatric nutrition and fluid therapy. Pediatric Research. 2003;54(5):762-72.
6. Byrne L, Van Haren F. Fluid Resuscitation in human sepsis: time to rewrite history? Ann Intensive Care. 2017;7(1):4. doi:10.1186/s13613-016-0231-8.
7. O'Shaughnessy W. Experiments on the blood in cholera. Lancet 1831;17(435):490.
8. Awad S, Allison SP, Lobo DN. The history of 0,9% saline. Clin Nutr. 2008;27(2):179-88.
9. Latta T. Saline venous injections in cases of malignant cholera performed while in the vapour-bath. Part I. Lancet. 1832;19(479):173-176.
10. Latta T. Saline venous injections in cases of malignant cholera performed while in the vapour-bath. Part II. Lancet. 1832;19(480):208-209.
11. Latta TA. Malignant cholera. Documents communicated by the Central Board of Health, London, relative to the treatment of cholera by the copious injection of aqueous and saline fluids into the veins. Lancet 1832;18(457):274-80.
12. Cosnett J. The origins of intravenous fluid therapy. Lancet 1989;333(8641):768-71.
13. Matas R. The continued intravenous "drip": with remarks on the value of continued gastric drainage and irrigation by nasal intubation with a gastroduodenal tube (jutte) in surgical practice. Ann Surg. 1924;79(5):643-61.
14. Foëx B. How the cholera epidemic of 1831 resulted in a new technique for fluid resuscitation. Emerg Med J. 2003;20(4):316-8.
15. Ringer S. Regarding the action of the hydrate of soda, hydrate of ammonia, and the hydrate of potash on the ventricle of the frog's heart. J Physiol. 1882;3(3-4):195-202.6.
16. Miller DJ. Sydney Ringer: physiological saline, calcium and the contraction of the heart. J Physiol. 2004;555(Pt 3):585-7.
17. Blackfan KD, Maxcy KF. Intraperitoneal injection of saline. Am J Dis Child. 1918;XV(1):19-28. doi:10.1001/archpedi.1918.04110190022002.
18. Holt LE, Courtney AM, Fales HL. The chemical composition of diarrheal as compared with normal stools in infants. Am J Dis Chil. 1915;9(3):23-29.
19. Howland J, Marriot WM. Acidosis occurring with diarrhea. Am J Dis Child 1916;11(5):309-325.
20. Schloss OM, Stetson RE. Occurrence of acidosis with diarrhea. Am J Dis Child. 1917;13(3):218-224.
21. Schloerb PR, Holder TM. The surgeon's debt to Daniel C. Darrow. Am J Dis Child. 1966;112(4):280-2.
22. Holliday MA, Ray PE, Friedman AL. Fluid therapy for children: facts, fashions and questions. Arch Dis Child. 2007;92(6):546-50.

Hidratação em Pediatria

23. Hartmann AF, Senn MJ. Studies in the metabolism of sodium R-lactate. I. Response of normal human subjects to the intravenous injection of sodium r-lactate. J Clin Invest. 1932;11(2):327-35.
24. Caironi P, Gattiononi L. The clinical use of albumin: the point of view of a specialist in intensive care. Blood Transfus. 2009;7(4):259-67.
25. Fanali G, di Masi A, Trezza V, Marino M, Fasano M, Ascenzi P. Human sérum albumin: from bench to bedside. Mol Aspects Med. 2012;33(3):209-90.
26. Simoni RD, Hill RL, Vaughan M. The Beginning of Protein Physical Chemistry. Determinations of Protein Molecular Weights. The Work of Edwin Joseph Cohn. J Biol Chem. 2002;277(30):40-41.
27. Matejtschuk P, Dash CH, Gascoigne EW. Production of human albumin solution: a continually developing colloid. Br J Anaesth. 2000;85(6):887-95.
28. Vettorli MHPB, Blanco KC, Cortezi M, Lima CJB, Contiero J. Dextran: effect of process parameters on production, purification and molecular weight and recent applications. Diálogos & Ciência, 2012. doi:10.7447/dc.2012.018.
29. Holliday MA, Segar WE. The maintenance need for water in parenteral fluid therapy. Pediatrics. 1957;19(5): 823-32.
30. Holliday MA, Friedman A, Segar WE et al. Acute hospital-induced hyponatremia: a physiological approach. J Pediatr. 2004;145(5):584-7.
31. Hirschhorn N. The treatment of acute diarrhea in children: an historical and physiological perspective. Am J Clin Nutr. 1980;33(3):637-63.
32. Ruxin JN. Magic bullet: the history of oral rehydration therapy. Med Hist. 1994;38(4):363-97.
33. Guerrant RL, Carneiro-Filho BA, Dillingham RA. cholera, diarrhea, and oral rehydration therapy: triumph and indictment. Clin Infect Dis. 2003;37(3):398-405.
34. Farthing MJG. History and rationale of oral rehydration and recent developments in formulating an optimal solution. Drugs. 1988;36(4):80-90.
35. Chatterjee HN. Control of vomiting in cholera and oral replacement of fluid. Lancet, 1953;265(6795):1063.
36. Wright EM, Loo DD, Hirayama BA. Biology of human sodium glucose transporters. Physiol Rev. 2011;91(2):733-94.
37. Binder HJ, Brown I, Ramakrishna BS, Young GP. Oral rehydration therapy in the second decade of the twenty-first century. Curr Gastroenterol Rep. 2014;16:376-383.

Índice Remissivo

A

Absorção de sódio e água, 79

Acesso venoso central, 217

Acidose

    hiperclorêmica, 211

    lática, 36

    metabólica, 36, 37, 52, 58, 145, 151

        com ânion *gap*

            aumentado, 152

            normal, 155

                caso clínico, 157

                diagnóstico, 155

                manifestações clínicas, 156

                tratamento, 156

        definição, 151

        etiologias, 151

        no paciente que chega desidratado, 69

        resposta fisiológica, 151

    normoclorêmica, 36

Acute on chronic liver failure (ACLF), 225

Água, 1

    corporal, 168

        total, 14, 15

            como porcentagem do peso corporal, 2

        na saúde humana, 1

Albumina, 113

    no paciente cirrótico, 227

    segurança da, 250

    uso da, 250

Alça de Henle, 21

Alcalinização urinária, 267

Aldosterona, 20

Alopurinol, 267

Alterações

    do nível sérico de sódio no paciente que chega desidratado, 71

    hemodinâmicas, 207

    sistêmicas das queimaduras, 207

Angiotensina II, 20

Angiotensinogênio, 20

Ânion(s), 36

    gap, 35

Arginina vasopressina, 3

Ascite, 229

Hidratação em Pediatria

Associação de albumina e furosemida, 250

Avaliação

bioquímica, 174

da integridade do glicocálice, 42

do grau de desidratação, 63

do paciente desnutrido, 181

gasométrica, 57

B

Balanço hídrico, 4

fatores que interferem no, 170

Barreira de filtração glomerular, 241

Bicarbonato, 199

Bioquímica, 174

C

Cálcio, 107, 199

Cardiopatia, 257

fora do pós-operatório imediato, 257

no período pós-operatório imediato, 258

Cateter central de inserção periférica, 217

Cátions, 36

Cetoacidose diabética, 193

correção dos distúrbios hidroeletrolíticos e acidobásico, 198

fisiopatologia, 194

hidratação, 196

laboratório, 195

prevenção da, 201

Choque hipovolêmico, 207

Ciclofosfamida, 268

Circulação hiperdinâmica do cirrótico, 226

Cirrose hepática, 225

descompensada, 225

status volêmico do doente com, 226

Cis/carboplatina, 269

Citrato, 106

Cloreto, 105

Coeficiente

de filtração da parede capilar, 38

osmótico de alguns solutos, 28

Coloides, 111

Compartimentos hídricos, 13

Composição

corporal, 2

das soluções de reidratação oral, 80

química dos compartimentos, 15

Concentração efetiva de albumina, 227

Condutividade hidráulica, 38

Conteúdo de água em alguns alimentos, 5

Contração do volume extracelular, 19

Contraindicações de soroterapia oral, 64

Correção

da depleção de volume, 63

dos distúrbios hidroeletrolíticos e acidobásico, 198

Creatinina, 58

D

Débito urinário, 175, 209

Dengue, 111

Densidade urinária, 175

Depleção de volume, 47, 48, 57

de 1º grau, leve, 50

de 2º grau, 50

de 3º grau grave, 51

isonatrêmica, 53

hipernatrêmica, 53, 56

hiponatrêmica, 55, 56

Índice Remissivo

Desidratação, 17, 47, 48

  isonatrêmica, 53

Desnutrição infantil, 179

  diagnóstico e classificação da, 180

  manejo da desidratação, 181

    com choque, 186

    em pacientes desnutridos e com cólera ou diarreia secretora, 189

    sem choque, 182

Dextranos, 117

Dextrose, 219

Diabetes

  insípido, 159, 160

    central, 160

    nefrogênico, 161

      controle de diabetes insípido pós-operatório, 163

      diagnóstico, 162

      quadro clínico, 161

      tratamento, 163

  mellitus do tipo 1, 193

Diarreia

  aguda ou persistente, 47

    diretrizes para manejo do paciente com, 84

  secretora, 97

Diferença de íons fortes, 35

Disnatremia, 125

Distribuição da água corporal total, 14

Distúrbios

  do potássio, 137

  do sódio, 123

Doença

  de lesões mínimas (DLM), 241

  falciforme, 261

  oncológica, 265

E

Edema

  cerebral, 200

  grave, 251

  leve, 251

  moderado, 251

  tratamento do, 248

Eletrólitos, 169

Enoftalmia, 52

Enzima

  conversora da angiotensina, 20

  Na-K-ATPase, 21

Equilíbrio

  acidobásico

    na cetoacidose, 154

    abordagem inicial do, 147

  de Donnan, 34

  de Gibbs Donnan, 33

  hidroeletrolítico, 168

Equivalentes (Eq), 26

Escala

  de desidratação clínica de Freedman (CDS), 49

  de Gorelick, 49

Esfingosina-1-fosfato, 113

Exame físico, 174

Expansão por via endovenosa, 67

F

Fase

  de adaptação no período neonatal, 169

  de expansão, 63

  underfill X *overfill*, 246

Fenômeno de Donnan, 33

Fibrinogênio, 32

Fisiologia da absorção de sódio e água, 79

Hidratação em Pediatria

Fisiopatologia

da formação do edema, 244

da hipertensão portal, 225

Fluidoterapia, 25

de manutenção e reposição, 91

de reposição de perdas anormais, 96

endovenosa, soluções utilizadas em, 101, 111

história da, 273

perioperatória, 213

Fluxo urinário, 218

Fórmula

de Brooke modificada, 208

de Carvajal, 208

de Galveston, 208

de Parkland, 208

Fosfato, 199

Função

renal, 170

tubular, 170

G

Gap osmolar, 31

Gelatinas, 117

Glicocálice, 38, 40, 42

Glicoproteínas, 41

Glicose, 173

Glomeruloesclerose segmentar e focal (GESF), 241

Glomerulonefrite difusa aguda

pós-estreptocócica, 252

pós-infecciosa, 252

Glomerulopatias, 239

na infância, 240

Gotejamento endovenoso, 275

H

Hemorragia digestiva alta secundária a varizes gastroesofágicas, 232

Hidratação, 261

e manejo eletrolítico no período neonatal, 167

e quimioterápicos, 268

na criança

com cardiopatia, 257

com cetoacidose diabética, 193

com cirrose hepática, 225

com desnutrição moderada ou grave, 179

com doença

falciforme, 261

oncológica, 265

com glomerulopatias, 239

com queimadura, 203

no período perioperatório, 213

no paciente oncológico, 265

em quimioterapia, 269, 270

Hidroxietilamido, 114

Hipercalemia, 141

manifestações clínicas, 142

tratamento, 143

Hipernatremia, 130

complicações, 135

euvolêmica, 132

exames laboratoriais, 133

hipervolêmica, 133

hipovolêmica, 132

manifestações clínicas, 131

tratamento, 133

Hiperpotassemia, 20

Hipertensão portal fisiopatologia da, 225

Índice Remissivo

Hipertonicidade, 55

Hipoalbuminemia, 37

Hipocalemia, 138, 188

    manifestações clínicas, 139

    tratamento, 140

Hiponatremia, 125, 228

    complicações, 130

    hipervolêmica, 127

    hipovolêmica, 126

    manifestações clínicas, 127

    normovolêmica, 127

    tratamento, 128

História

    da fluidoterapia, 273

    da terapia de reidratação oral, 278

Hormônio

    adenocorticotrófico, 20

    antidiurético, 18, 172

    arginina vasopressina, 18

I

Infusão de fluidos endovenosos de manutenção em pacientes pediátricos com cirrose descompensada, 233

Ingestão hídrica, 6

K

Kwashiorkor-marasmático, 180

L

Lacrimejamento ausente, 52

Lactato, 106

Lei da eletroneutralidade, 34, 35

Lesão renal aguda, 230

Líquido

    extracelular, 14

    intracelular, 14

M

Magnésio, 199

Manejo eletrolítico no período neonatal, 167

Marasmo, 180

Mecanismos compensatórios da fase de subpreenchimento, 245

Método de Holliday & Segar, 93

Metotrexato, 268

Miliequivalentes, 26

Mol, 26

Monitorização dos fluidos e eletrólitos, 174

N

Necessidade(s)

    de eletrólitos, 173

    de glicose, 173

    hídrica, 3, 172

    hidroeletrolíticas, 172

O

Osmolalidade, 27

    calculada, 29

    efetiva, 29

Osmolaridade, 27, 160

P

Paracentese de grande volume, 229

Perda(s)

    de água transepidérmica, 171

    hídricas, 6

Permeabilidade da parede capilar, 38

Peso, 174

    atômico, 25

    molecular, 25

Plasmalyte 148 (PL148), 107

Podocitopatias, 241

Hidratação em Pediatria

Potássio, 58, 107, 137, 173, 198

Pressão
coloidosmótica, 32
osmótica, 31
venosa central, 217

Prevenção
primária, 82
secundária, 85

Princípio de Starling, 40

Procedimentos cirúrgicos, 172

Projeto ERAS (*Enhanced Recovery After Surgery*), 216

Proteinúria, 241

Proteoglicanos, 41

Pseudo-hiponatremia, 125

Q

Queimadura(s), 203
1º grau, 206
2º grau, 206
classificação da, 206
de 3º grau, 206
elétrica, 211

Quimioterápicos, 268

R

Rasburicase, 267

Reanimação volêmica do paciente crítico, 232

Regulação do balanço hídrico corporal, 17

Relação C2/C6, 115

Reparação por via oral, 64

Reposição
de fluidos no paciente cirrótico, 227
hídrica, 175

Resomal®, 183

Ressecamento de mucosas, 52

Restrição hídrica, 176

Ritmo
de Cantani, 52
de Kussmaul, 52

S

Saúde humana, água na, 1

Sinal da prega, 51

Síndrome(s)
de desmielinização osmótica, 130
de lise tumoral, 265, 266
consequências clínicas da, 266
fatores de risco para, 266
fluidos e hidratação, 266
de secreção inapropriada do hormônio antidiurético, 95, 159, 163
diarreica, 111
do desconforto respiratório, 171
hepatorrenal, 230
nefrítica na infância, 252
nefrótica
corticossensível, 241
da infância, 240
perdedora de sal, 126

Sistema renina-angiotensina-aldosterona (SRAA), 19

Sódio, 21, 123, 173, 199

Solução(ões)
coloides, 102, 111
cristaloide, 101, 102, 103, 107
tamponada, 67
de albumina, 113, 114
de Darrow, 187, 188
de dextrose, 219
de Holliday & Segar, 95, 214
de reidratação oral, 80

Índice Remissivo

de resomal, 184

de Ringer com lactato, 106, 210

utilizadas em fluidoterapia endovenosa, 101, 111

Soro, 65

fisiológico, 27, 67

glicofisiológico, 105

Soroterapia de hidratação oral, 79

contraindicações de, 64

Status volêmico do doente com cirrose hepática, 226

T

Taxa de filtração glomerular, 170

Tempo de enchimento capilar, 51

Teoria de Starling clássica e revista, 38

Terapia

de fluidos guiada por metas, 214

de reidratação oral, 85

de reidratação oral história da, 278

Tonicidade, 29

Transição para fluidos orais, 199

Túbulo distal, 21

Turgor do tecido subcutâneo e da pele, 51

U

Urato-oxidase recombinante, 267

Ureia, 58

V

Volume

extracelular, 15

intracelular, 15

Vulnerabilidade à desidratação, 8

Z

Zona

de coagulação, 206

de estase, 206

de hiperemia, 206

Este livro foi impresso nas oficinas gráficas da Editora Vozes Ltda.,
Rua Frei Luís, 100 – Petrópolis, RJ.